55

新知
文库

XINZHI

The Other Side of Normal
How Biology Is Providing the Clues
to Unlock the Secrets of Normal and
Abnormal Behavior

U0258787

正常的另一面

美貌、信任与养育的生物学

〔美〕乔丹·斯莫勒 著　郑嬿 译

生活·讀書·新知 三联书店

The geography of the Big 5 personality traits：Peter J. Rentfrow, Samuel
D. Gosling, and Jeff Potter, *Perspectives on Psychological Science* (Vol.3,
no. 5)，p.31 ©2008 by SAGE Publications. Reprinted by Permission of
SAGE Publications.
Mike and Judy Bornstein with one of their daughters：Used with permission
of the Bornstein Family.
Examples from the "Before They Were Famous" test：Reprinted with
permission of Richard Russell, Brad Duchaine, and Ken Nakayama.
Hazda faces：Reprinted with permission of Antony Little and Coren Lee
Apicella.

图书在版编目（CIP）数据

正常的另一面：美貌、信任与养育的生物学／（美）斯莫勒著；
郑嬿译. —北京：生活·读书·新知三联书店，2015.7 （2019.1 重印）
（新知文库）
ISBN 978-7-108-05265-0

Ⅰ.①正…　Ⅱ.①斯…　Ⅲ.①精神病学－研究
Ⅳ.① R74

中国版本图书馆 CIP 数据核字（2015）第 043879 号

责任编辑　王　竞
装帧设计　薛　宇
责任印制　徐　方
出版发行　生活·讀書·新知 三联书店
　　　　　（北京市东城区美术馆东街 22 号 100010）
网　　址　www.sdxjpc.com
图　　字　01-2018-8062
经　　销　新华书店
印　　刷　北京新华印刷有限公司
版　　次　2015 年 7 月北京第 1 版
　　　　　2019 年 1 月北京第 4 次印刷
开　　本　635 毫米 × 965 毫米 1/16　印张 24.25
字　　数　300 千字
印　　数　18,001—23,000 册
定　　价　39.00 元
（印装查询：01064002715；邮购查询：01084010542）

新知文库

出版说明

在今天三联书店的前身——生活书店、读书出版社和新知书店的出版史上，介绍新知识和新观念的图书曾占有很大比重。熟悉三联的读者也都会记得，20世纪80年代后期，我们曾以"新知文库"的名义，出版过一批译介西方现代人文社会科学知识的图书。今年是生活·读书·新知三联书店恢复独立建制20周年，我们再次推出"新知文库"，正是为了接续这一传统。

近半个世纪以来，无论在自然科学方面，还是在人文社会科学方面，知识都在以前所未有的速度更新。涉及自然环境、社会文化等领域的新发现、新探索和新成果层出不穷，并以同样前所未有的深度和广度影响人类的社会和生活。了解这种知识成果的内容，思考其与我们生活的关系，固然是明了社会变迁趋势的必需，但更为重要的，乃是通过知识演进的背景和过程，领悟和体会隐藏其中的理性精神和科学规律。

"新知文库"拟选编一些介绍人文社会科学和自然科学新知识及其如何被发现和传播的图书，陆续出版。希望读者能在愉悦的阅读中获取新知，开阔视野，启迪思维，激发好奇心和想象力。

生活·读书·新知三联书店

2006 年 3 月

献给艾瓦

目 录

Contents

前　言

……这种视觉上的忽略，跟精神上缺乏辨察完全相似，凡是过于明显，过于触目，一看就明白的，有头脑的人反而不会去注意。

——埃德加·爱伦·坡，《失窃的信》

有些东西就在我们眼前，可我们总是"视而不见"。负责抓取视觉信息的视网膜，藏身于眼睛后方的一组血管之后。由于这片穹顶状的"窗帘"过于明显而仿佛无所不在，为了把它隐藏起来，大脑不得不在自己内部制造出一片隔栅，这就是我们所熟知的盲点（blind spot）。就像爱伦·坡故事里那封被偷走的信件，在我们的大脑中，许多最基本的特征隐藏在最显眼的地方。没有它们，就没有人类的所思、所做、所感，但我们却很少意识到它们的存在。时至今日，就连靠研究人类心灵为生的科学家也对其"视而不见"。

本书既讨论"模糊地带"，也研究显而易见之物。这些现象极为复杂，可能很难被清楚地解读；尽管我们每日生活其中，对其本应非常熟悉。本书试图阐释，大脑如何操纵心灵，以及心灵又是怎样据此作用于我们周围的点点滴滴。这本书不但关注普遍，也未放过特殊。我们与他人分享着过往经验和来自精神生活的"产品"：思想、感觉、欲望、彼此之间的关系；同时，每个人也有自己独一无二的心灵领地：由认知、情感和社会功能组成的奇特结构，这是一种前所未有的包含着遗传、个体经验、环境影响的组合。

自我意识是人类心灵的普遍特征之一，也是促使人类探寻自身"为何所为"以及"如何所为"的不息动力。具备如此震撼力量的事物少之又少。一个曾经在某重量级新闻周刊当编辑的朋友告诉我，有两种封面标题总能大卖，一是有关大脑，一是有关上帝。"多希望我们能做一期讨论上帝的大脑如何运转的封面！"她如此说。

古往今来，无数哲人和科学家试图探寻人类心灵的秘密。有时候，古人的智慧往往能展示出令人惊叹的现代性——古希腊人认定人体内四种体液的分布不均衡是影响性格和造成精神疾病的原因，这个观点与现代医学的内分泌失调理论不谋而合。而在刚刚过去的这个世纪里，有关"先天遗传／后天教养"、精神分析以及行为主义的争论和影响，一直起起落落，从未停歇。

阻止我们理解心灵的两个障碍，无论是技术限制意义上的还是心理学意义上的，目前都依然存在。首先，人类缺乏合适的工具。要想理解人的所思、所感、所为，必须从大脑入手；但直至20世纪晚期，那些研究大脑如何控制心灵的科学家不得不将就着材料便宜行事。他们要不研究动物（观察它们的行为，解剖它们的大脑），要不向人们提出问题或是观察他们的行动。在20世纪早期，随着脑电图（EEG）技术的发明，借助测量贴在头皮上电极中，电流在神经元中的流动状况，科学家才得以深入了解大脑的活动。可是，如果他们想探索一个活人的大脑结构，想测量大脑中的峰回路转，想实时观察大脑沟回的动态，那就完全无能为力。可现在，情况不一样了。

过去二十多年，技术的洪流滚滚向前。应用物理学和高性能

正常的另一面

计算机的结合创造出了令世人惊叹的可供观察人类大脑的各种先进设备。神经影像学领域的首个突破性进展——CAT扫描的发明产生于20世纪70年代初,到目前为止,我们已具备一系列极为精密的综合性人脑研究技术,包括针对大脑结构的CT、核磁共振成像(MRI)、多普勒组织成像(DTI),探索大脑功能的功能性核磁共振成像(fMRI)、正电子发射断层成像(PET)、动脉自旋标记技术(ASL)、脑成像技术(MEG)、单光子发射体层成像(SPECT)、近红外光谱(NIRS),甚至还有可以分析大脑化学结构的脑磁共振波谱成像(MRS)。而最新的分子神经科学甚至开始涉足大脑的纳米层级——神经元突触,以及细胞内部信息的传递。

很久以来,我们已经明确精神特质在家族内部的继承与传递。在人类认识到遗传基因的概念(更不用说具备研究基因的工具)之前,几个世纪以来,"先天遗传与后天教养究竟哪个更重要"在哲学家、神学家和科学家中引发了经久不息的争论。即便研究结果已经展示了遗传基因会影响大脑的发育和运行,但我们依然不能确认前者的工作原理。可现在,情况不一样了。

今天,我们掌握了人类所有基因的序列信息,也能判定基因组中可能产生的突变与神经或行为特征之间的关联。科学家研究后天教养对遗传基因的正负作用,而且还将这些发现与我们从分子神经科学和脑影像学方面得到的信息互相结合起来。前路依然漫长,但至少我们已有地图在手指引方向。

而解开大脑之谜的第二个障碍是心理学意义上的,它与上文提到的"失窃的信件"效应有关。有关正常的大脑如何运转的关键因素,直到最近一直被我们视而不见。因为它们与心智的关系是如此不言自明,以至于被轻易地忽视掉了。一个人怎样才能理解其他人的思想和感受?我们为什么会害怕这个而不是那个?我们对别人的信任能力从何而来?为什么你会被这个人吸引,对那个人却毫无感觉？感情给我们的记忆涂上了哪些本来不存在的色彩？这些问题并非新近才提出——但只有掌握了神经科学和遗传学的工具后，科学家才找到解答的门路。而他们得到的答案，向我们展示了隐藏在看似熟悉的心灵背后全新的生物学——有关"正常"的生物学。

本书源于我从事精神病学研究的亲身经历。在过去十五年里，我一直在研究精神失常（如抑郁、焦虑症、躁郁症、精神分裂症、物质依赖和人格障碍等）在基因遗传和大脑结构上的原因。随着对这些精神失常状态的理解越来越深入，我逐渐意识到，要想真正搞清楚人类的大脑和心智为何会走上歧途，必须首先弄明白它们的"设计初衷"。受困于心理功能障碍的前提是，这样的心理功能是切实存在的。因为人类大脑本身具备能感知并应对威胁的机能，我们才可能患上焦虑症；这种机能一旦被扭曲或夸大，恐惧和焦虑就可能完全占据某些人的生活。而且，这样一种与生俱来的机能在正常儿童的早期性格之中体现得非常明显：他们本能地不愿意接近不熟悉的环境和人。我的努力方向，从找到那些使某些人更容易受到焦虑症影响的基因，逐渐发展到去探寻能影响个体的性情，以及能调节正常恐惧反应的脑部回路的基因。

尽管公众对精神病学的批评集中于其倾向于将一切都病态化，但实际上专业人士认定失常的人类行为时自有一套严格标准。这是因为，为了人类自身的生存和种族繁衍的需要，我们的大脑要综合考虑很多事情：远离危险、形成人际交往圈子、评估风险、选择伴侣、获取资源——这还仅仅是其中最重要的几项。以上事项若处理不当，大脑就必须马上行动起来。我得说，谢天谢地，"运动技能障碍"不在失常的范围之内，因为熟练的运动技巧并非必备的正常功能。能否达到正常标准在某些领域非常重要，在其他领域则并不是必要条件。而判断是否"正常"的领地是精神病学以及其他需要根据人类行为进行决断的学科极为关键的组成部分，从心理学到经济学概莫能外。对于很多非正常表现的最恰当解读，是将其视为对正常系统和机制的扰动。随着该主题逐渐主导我的研究方向，我发现了一种令人惊叹的一致性现象：在社会交往、行为学和生物学研究领域的重叠部分，人类大脑的正常运转均起到了不容忽视的作用。结果是令人惊叹的。当然，这幅逐渐清晰的图景并不完善，但它所提出的解读"我们究竟为何这么做"的视角，具有很大的开创性意义。

在后面的章节里，我将细致介绍这一前景无限的领域：有关正常的生物学。在研究过程中，我逐渐吸收了来自多个学科领域的最新成果——心理学和精神科学、发展和认知神经科学、遗传学、分子生物学、经济学、流行病学、人种学、演化生物学，共同展示大脑如何工作。我衷心地希望，随着深入阅读本书，读者能领略到心智的各个复杂特征如何齐心协力，也愿您能从一个全新的角度思考我们应该怎样应对生活中的各种挑战。

我也要强调一下本书和哪些内容无关。首先，我的目的不是给出一幅有关正常的人类大脑如何工作的全景图——那是一个包罗万象过于庞大的计划，而且，我敢肯定你也不会对它有兴趣。相反，我要强调的是，遗传基因、生活经历甚至偶然因素怎样共同塑造了我们的情感特质和社会特征。这本书关注我们在意的人和事。其次，我也无意证明，任何与精神有关的重要因素都与生物学相关。如果每个精神现象都要和物质术语联系起来进行冗余的解释，岂非荒诞可笑？不错，精神来自大脑，但这并不意味着，神经细胞的每次律动与我们的精神之间必然存在一一对应的联系。正如毕加索的经典之作《格尔尼卡》中，作品本身摄人心魄的力量并不等于仅仅记录下每个色块所反射光波的总和一样，单纯从生物学意义上记录下爱、同情和其他人类情感是远远不够的。

同时，本书所强调的"正常"（normal）也不等于"正确"（right）——无论是从"正确"的原有含义还是其新近被赋予的含义角度。直到 19 世纪 20 年代左右，"正常"只是几何学上的专有名词，意为"成直角"或"垂直"。当代加拿大哲学家伊恩·哈金指出，"正常"随后获得了与正确相关的另一个含义："标准"（standard），也即"本该有的样子"（ought to be）。[1] 本书使用的"正常"的含义与以上两个概念迥异，更近似于 18 世纪法国生理学家弗朗索瓦-约瑟夫-维克多·布勒塞给出的有关正常的概念——各种可能性集合组成的连续谱。哈金认为，布勒塞相信，"从本性而言，病态与正常并无根本区别；人的天性不是呈跳跃式变化，从正常到病态是一个渐进的过程"。

简单地说，我提出的"正常的生物学"，是对大脑和心灵基础结构的简化表述。而对这一基础结构的完整诠释，则需要涵括多重视角和话语体系，这取决于我们究竟要说明什么：神经科学，心理学，演化生物学，文化人类学，以及社会经验。在本书后面的章节里，这些话语体系都将轮番登场。

人的本性、多样性以及生命轨迹

本书主要关注三个交织的主题。第一个为我们提供了探究正常的生物学的视角：每个人是人类的共性和独特的个性的结合。这两条线索——普遍与特殊——在科学意义上具有亲缘关系；而历史在这里开了个富有诗意的小玩笑，双方在学术领域的支持者是实实在在的亲戚！

查尔斯·达尔文的自然选择理论提出的"异端邪说"，声称人类的天性不是来自上帝的样子，而是祖先"生存竞争"的结果；而且，人类的大脑并非空白一片，而是通过神经回路保存了我们的祖先在进化过程中面对风险时得到的各种经验。正是因为具备这些共同的遗传特质，人类的大脑才有了解决问题的能力，才能判定祖先遗留给后人的东西究竟价值如何。总的来说，这份遗产也画下了"人类天性"的边界——这就是人类的心智用来应对生活中的挑战的那部分共通的功能。[2]

在达尔文确立对人性普遍组成部分的基础理论解释时，他的堂兄弗朗西斯·高尔顿也开始了对个人差异的开创性研究。* 是他最先提出了"先天特质/后天教养"（nature/nurture）之分，并发明了双胞胎研究法（twin studies），对其分别进行观察。在探究个人差异的原因的过程中，他确立了包括统计相关概念和生物统计学在内的统计学的基本方法和原则，也因为这些成就而至今广为人知。致力于探讨遗传变异和环境差异对人类和动物的行为造成的个体差异及其影响的现代科学——行为遗传学，正是直接源于高尔顿的创造性贡献。[3,4] 这些个体差异和其遗传基础是有关"正常"的另一个组成部分。它们共同造成了人类性格、个性和智力的差异。

第二个有关主题是揭示个体生命轨迹（trajectory）的真正含义。我们的大脑受两方面影响——全人类共享的进化禀赋，以及每个人通过遗传获得的基因差异。不过，每个人都是独一无二的。个人独特的生命轨迹是另外两种力量的结果：我们必须面对的前所未有的环境因素的集合，以及生物系统的随机特征使然；也即，经验与机会。在这个意义上，时机因素在这一方程式中具有重大意义。在人类的各种可能性发挥作用的领域里，每个人通过继承而得到的遗传因素汇成涓涓细流，沿着由一串串偶然事件构成的独特生活长河不停向前。初登舞台时，我们可能深受这几个人的影响：与自己关系疏远的母亲，爱欺负人的兄弟，与众不同的老师，或是初恋情人。这样的经历人人会遇到：初临人世，第一天走进学校，意外惊

---

* 尽管与他著名的表亲在科学研究的方向上有些微分歧，高尔顿仍然是达尔文理论的坚定支持者："达尔文有关自然选择理论的基础思想被科学家们了解吸收之缓慢，是展现人类愚蠢程度的明证。"

喜从天而降，来自他人的羞辱和伤害，等等。而且，我们的生活不仅取决于究竟发生了什么，更取决于这些事情在何时发生。正如我们所见，随着逐渐获得的经验帮助稳定或重新调整定位我们的人生历程，不断发展完善的大脑才能安然度过一个个敏感期。举个例子：一个人在人生的最初几年，是得到爱心呵护还是被漠然忽视，很可能决定了他未来是坚忍不拔还是脆弱不堪。

本书第三个多次重复的主题，探讨了对有关"正常"的生物学的深入理解将如何改变我们对精神疾病的认知。众多与精神病有关的谜团，会随着我们对心灵与大脑究竟如何完成预定任务的认识的逐步加深而逐渐解开。* 在每一章里，我们不仅考虑大脑在正常情况下应该怎么做，也描述了在它脱离常轨时有可能发生什么事。

前路通向何方

一本将"正常"一词纳入标题的书籍，无法回避的问题是："究竟什么才是正常？"本书即从这里出发。在第一章中，我们发现这真是一个非常复杂的问题——我们只能从试着找出什么是"不正常的"着手。精神病学与这一难题已纠缠许久，但结果往往不尽如人意。正常与非正常之间的界限很难把握；在很多情况下，关键的决定性因素往往是文化上的偏见，而不是科学的证据。本书对正常的界限的研究，将会涵盖从多重人格症状的泛滥、阴茎萎缩，到精神病学分类的有争议历史，再到有关心理功能障碍的心理学的演变过程的众多议题。

在讨论了究竟何为正常之后，我们将会讨论正常的生物学的相

---

* 这里的"预定任务"（designed to do），并不是指根据一个智能指令而行事；我是想说明精神系统和神经系统如何在自然选择、遗传变异和环境因素的共同影响下形成并发展。

关科学知识。紧随第二章讨论性格与气质的基因基础，第三章深入早期经历对于人格形成的基础性影响之争。而在其后的章节里，我们讨论在儿童期和成年后各种主要心理功能的发展过程，包括社会认知和同情（第四章）、依恋和信任的生物学（第五章）、性吸引力的起源（第六章），以及情绪和恐惧如何塑造学习行为和记忆（第七章）。同时，我们也关注这些领域的研究成果对心智失常研究的借鉴意义。最后，在第八章中，我们再次回到最初的问题：有关我们共同的人性，个体独特的生命轨迹，以及理解精神上的痛苦，"正常的生物学"到底能告诉我们哪些有用的东西。

如果你对本书的内容还有疑问，我必须声明，我对上帝的大脑一无所知。

最后要说明的是：在本书中，我使用了一些自己做临床医师所经历的案例，以说明正常的心灵如何在生物学和心理学的意义上偏离航向。为了保护患者隐私，这些案例均经过虚化处理，并不代表某个特定个人。

第一章
"我们这儿全都不正常"

    根据最新数据,超过一半的美国人一生中都或多或少达到过"心智失常"的标准[1];而当前用来判别"心智失常"的标准可能包含上百种不同的"标签",既有广为人知的精神分裂症,也包括公众不那么熟悉的性欲减退(HSDD)。那么,"心智失常"到底指的是一种什么样的状态呢?如果我们每个人的心灵或多或少都有些不正常因素,"正常"是否也就因此变得没有意义?正常与非正常的界限究竟在哪里?

    2007年的两份研究报告显示,原本被认为相对罕见的对儿童心理失常现象的确诊数字出现了值得警惕的增加。这两份报告均引发了公众的广泛抗议,但是抗议的内容却截然不同。

    第一份来自美国国家疾病控制中心(CDC)的报告检视了2002年度美国八岁儿童孤独症(autism)的流行趋势。根据从14个观测点得到的数据,美国国家疾病控制中心发现,约有0.66%的儿童(1/150)存在不同程度上的孤独症症状。这一比例是1980年代儿童孤独症发病率的十倍,它似乎验证了这样一种担心:美国这个国家正处于泛滥的焦虑之中。

可以想象，家庭、代表不同利益的社会组织和广大公众对此表现出了极大的关注和警惕。社会团体"孤独症之声"的女发言人艾莉森·辛格抓住了很多人心中的紧迫感："今天的这组数据说明，我们需要更多的早期干预措施和治疗师，而且联邦和州一级的立法机构也要采取行动，帮助这些家庭。"[2]辛格等人呼吁要大规模提高研究的自主水平，"这样我们才能找到真正的原因，由此了解如此高发病率背后的真实情况"。[3]

有些患者的家人以及知名人士坚持认为这都是注射疫苗带来的后果；有些人不那么肯定，但依然忧心环境污染可能造成了发病率的飙升。很多科学家和教育界人士也提醒公众，确诊率的明显提高也许仅仅是公众对这种病症的认知度以及孤独症定义外延（包括"孤独症范围"相对扩大）的直接后果。但是，没有人否认，必须马上行动起来，采取相应措施，帮助患病儿童及其家人。

第二份报告公布的结果同样令人震惊，但其基调与前一份有明显不同。这份发表于《普通精神病学文献》（*Archives of General Psychiatry*）的研究报告，使用的数据来自美国国家卫生统计中心所做的调查，检视了近年来儿童和青少年躁郁症（bipolar disorder）的相关情况。在1994～2003年这十年间，十九岁以下儿童和青少年的躁郁症确诊率狂涨了四十倍，从原来最初的0.025%上升至1%！而这一水平大约是成年人躁郁症确诊率（2%）的一半。[4]这一发病率的飙升并未被解读为公共卫生紧急事件，反而成了人人喊打的丑闻。很多人认为，这个发现进一步坐实了精神病学自己已经千疮百孔的怀疑。互联网上充斥着对"精神病学把正常人都当成病人看"的斥责之声，它不仅给健康的孩子喂药，甚至和制药公司勾结，把用药品毒害儿童当成了发财致富的金矿。很多医学界人士也怀疑，误诊的情况确实为数不少。

两组数据，两种截然不同的反响。对比来看的话，这种情况清楚地展示了"心智失常"这个概念复杂且充满张力的特性。请看这些引人注目的对比：同一年里，公众得知，原先被认为极为少见的儿童的两种精神疾病，目前实际的确诊率可能高达 1%。在这两个案例中，相同的部分在于，一是公众对情况的了解逐渐深入，二是对病症的诊断及涵盖范围不断扩大。新的孤独症估算发病率，将阿斯伯格综合征等多种病症都纳入了广义的孤独症范畴。同样的情况也适用于对躁郁症发病率的估计。自 1990 年代中期以来，部分研究人员和临床医学人士一直在呼吁，在典型的"躁狂性情绪高涨＋抑郁"症状之外，扩大躁郁症的症状范围，把那些周期性爆发强烈愤怒情绪的儿童涵盖进来，及早治疗。

但两者仍有明显的区别。孤独症长久以来一直是儿童经常罹患的精神疾病之一，而在 1990 年代之前，很多精神病专家认为，儿童不会受躁郁症的困扰。孤独症涵盖范围的延伸并未引发过多争论，因为这一概念早已深入人心。另一个主要差别在于：这两份报告发布之时，基本上还没有任何针对孤独症的药物治疗手段。相反，药物治疗是躁郁症的里程碑式进展。而很多治疗药物（或其主要成分）——锂、丙戊酸钠和抗精神病类药物都会产生严重的副作用。很多人认为，把这些药效强劲的药品给儿童服用，是一种非常值得警惕的做法。有些人将这种诊断的扩张视为"精神病帝国主义"和"疾病贩子"。和制药公司勾结的科学家被指责为利欲熏心，不择手段，暗示精神病学研究背后的动力是为了获得经济利益最大化。

我们尚未确切弄明白孤独症和躁郁症发病率迅速升高背后的真实原因，但这些争论迫使我们去面对这样一个问题：在涉及心智的功能这个领域时，正常与非常之间的界限究竟应该如何把握？若按照某些对精神医学持批评视角的人的标准，正常到病态的一步之遥在哪里跨出？要回答这些问题，我们必须先回答另一个问题："正常"的确切意义是什么？

判断"何为正常"的任务出乎意料的艰巨，这也从侧面解释了为何学界很少涉足这一论题。但是，对非正常（abnormal）的研究和讨论早已进行了一波又一波——部分原因可能在于，一个世纪以前，伟大的美国心理学家威廉·詹姆斯发出的著名论断："要想了解什么是正常，最好的办法是研究何为非常。"[5]

现代精神病学对"非正常"的定义并未过多参考"何为正常"的含义。正如我们所见，这种研究范式造成了不少问题。在大多数情况下，我们对失常行为的定义源自人类的边缘体验——从患者表现出来的惊人且强烈的症状中总结出各种具体病症的特征，并将其一一归类。沿着研究思路，从边缘向中心推进，"正常"就成了副产品——因为它"正常"，所以很难被定义。

但若不了解人类的心智和大脑如何正常地发挥功能，对正常与非正常的定义就会严重依赖单纯从行为角度来判定哪些是反常的、古怪的，或是可能带来问题的。这样的定义和判断很容易被文化风向、历史传统或是所谓"权威"意见所左右。

精神病学的进化过程

几年前，我的一个同事在精神医学系的一次午餐会上提出了这么个问题："你们觉得谁是过去五十年来最有影响力的精神病学家？"

答案显而易见：罗伯特·斯皮策。对普通老百姓来说，这个名字实在太陌生了；但是他彻底改变了我们看待精神疾病的方式。

一直到1970年代，精神医学界都没有一个统一且可靠的疾病诊断标准。一个声称自己有幻觉并因此行事古怪的患者，也许在一个精神科医生那里被诊断为精神分裂症，到了下一个医生那就成了边缘人格，再到第三个医生那就变成了躁郁症。同时，这一领域中的同人也逐渐承认，他们对人类精神失常行为的判断标准，还沿袭了看待人类行为的老一套观点。1973 年，美国精神病学协会的理事会通过投票，决定将同性恋从其官方精神失常行为诊断手册中清除出去。

就在同一年，自然科学杂志中的领军杂志《科学》（*Science*）发表文章，挑战区分理智（sane）与非理智（insane）的生理学基础。[6] 其作者，心理学家戴维·罗森汉邀请了另外七位同事，共同导演了一场"骗局"。他们每个人都前往精神病院，向医生自诉有幻听症状。这八个"冒牌病人"被收治入院，在医院里一待就是几个星期。他们的任务是想方设法离开。"每个人都要靠自己的努力才能离开医院，"罗森汉解释道，"特别是要让医护人员相信，他已经恢复理智，可以出院了。"（p.252）结果表明，这项任务极为困难，每个冒牌病人都花了差不多三周的时间才成功脱身。尽管住院期间他们从未表现出任何精神病症状，这八名被初诊医生确诊为精神分裂的患者，哪怕其行为完全正常，无懈可击，也会被解读成患病的依据。

1970 年代早期，针对精神病诊断的另一种指控强调要改变医生的治疗方式。对医院收治记录的研究表明，与伦敦被收治入院的病人相比，在纽约被收治入院的病人被诊断为精神分裂症的可能性，要远远高于被诊断为其他相对温和的精神疾病（如躁郁症和抑郁症）的可能性。[7] 美国的精神疾病和英国的精神疾病真有那么大区别吗？

要回答这个问题，最显而易见的办法是将同一病人交给英美两国的医生，再比较他们的诊断结果。作为美／英跨国计划的一部分，研究者请美国、英国和加拿大的多名精神科医生观看了病人的录像带。[7] 结果清楚显示，造成大西洋两岸在诊断上如此巨大差异的不是病人，而恰恰是做出诊断的医生们。相比其英国同行，美国的医生更容易做出精神分裂症的诊断。如果医生自身的文化差异能对症状判断产生这么大影响，那我们还有什么希望能确切定义正常与非正常之间的界限呢?

精神病诊断这种强烈的不真实感促使罗伯特·斯皮策和其同事开始采取行动,彻底重建整个精神医学系统。1980年,他们发布第三版《精神疾病诊断与统计手册》(*Diagnostic and Statistical Manual of Mental Disorders*),其简称DSMⅢ如今已广为人知。DSM的前两版均出版于1970年之前,深受弗洛伊德精神分析学说的影响,而且几乎没有给出任何关于定义精神疾病概念的细节。

第三版的DSM首次为精神病学领域提供了诊断精神失常行为的清晰而明确的判断标准。这一版的DSM还做了另一项重要工作:首次定义了很多现在已是流行文化一部分的精神问题,如注意力缺乏症(ADD)、恐慌症(PD)、创伤后应激障碍(PTSD),以及边缘人格(BPD)等。之后这一手册不断修订,每一次新版都在对各种精神疾病的定义和诊断进行复杂的排列组合。从1952年首版到1994年第四版,DSM确诊的精神疾病已经从最初的100余种达到了现在的350多种。

时至今日,DSM已经是精神病学领域中最具影响力的权威著作。在具备正式临床治疗的能力之前,每一个未来的精神病学医生都要多次仔细通读并研习这本参考书。在其他领域,保险公司会根据它的定义和分类标准来决定某些治疗费用能否报销。从很多方面来说,第三版和之后的DSM也促进了精神疾病药物的研发和临床使用。以精确定义的精神失常行为为参照,研究人员和医药企业可以不断开发新的药物,并反复检验它们对临床症状是否有效。实际上,医药企业将一种新药正式投放市场之前,都要发布其针对"DSM定义下"某种精神失常症状的效果。在引导公众重新审视精神疾病这个意义上,斯皮策(和他的同事们)的贡献无人能出其右。

但是,DSM也有其局限性和不足,这也不是秘密。这本手册开诚布公地承认,书中的"任何定义也不能百分百准确地指出'精神失常'这一概念的确切边界到底在哪里"。[8]

自 1980 年至今，各版 DSM 的首要目标就是为临床领域和研究人士提供一套兼具操作性和实用性的判断精神疾病的标准；换句话说，这也是这一学科通用的话语体系。从实质上讲，这是给各种精神综合征的一份说明书，也是权威专家达成的一致意见——精神上的痛苦、失能，以及"死亡、痛苦、失能或严重失去自由等负面事件风险因素的急剧上升"。但是，与某些批评者所持观点恰恰相反，DSM 从未将自己装扮成能断定何为正常与何为非常的权威。罗伯特·斯皮策本人坚持认为，"它可没打算亲自画下'正常'与'非常'之间的那条红线"。[9]

从其本意上来讲，DSM 也无意将各种精神失常行为与人类心灵和大脑的基本功能联系在一起。因此，尽管在为区分精神健康状态与疾病状态提供相对客观的标准上卓有建树，DSM 的分类随时会受到文化潮流的影响。这是当年的我，一个精神医学学生在研究与实践过程中曾多次亲身经历过的事。

从流行病到零星个案

"接下来你要处理的病人在 314 房间。"

在去往 314 房间的路上，我在护士站稍作停留，顺便拿了萨拉·克莱恩的资料。现在是凌晨 2:30，萨拉是我这天夜里的第四个病人。我必须对她的情况有个大致了解。我匆匆浏览了上个月曾接待过她的住院医师写下的病历，那上面的故事只是众多相似故事中的一个。

"你好，克莱恩女士。我是斯莫勒博士。"

一个二十八九岁的女人坐在接待室的角落里，眼神空洞，裹着深蓝色的羊毛毯。她没有回应我的目光。

"能不能告诉我，你今天夜里为什么要到医院来呢？"

"我的一个变身要杀掉我。"她回答道，非常郑重其事。

"要杀掉你？"

"是的。"

"谁要杀你？"

她没理我。

"克莱恩女士，谁要杀你？"

我们就这样一言不发地坐了两三分钟。

然后，她的眼睛忽然眯了起来，脸上的表情痛苦而扭曲；她张口了，声音又低又哑："我自己。"

在 1980 年代末期，一种非常危险但过去不曾被清晰界定的精神疾患在美国大规模爆发。为了安置和治疗这一病症的患者，资源本已非常缺乏的精神病院还要为他们安排单独的病区。多重人格障碍（multiple personality disorder，MPD）自此广为人知；它的病因被确定为患者早年曾遭受创伤性性虐待，且直到那时公众才惊觉，它的数量要远比人们曾经认为的多得多。

更令人震惊的是，MPD 不仅在美国呈爆发之势，它还发生在个体层面，人人都有可能遇到。伊甸园里的夏娃有三副面孔，而一个现代人身上可能隐藏着一百个不同的分身，每个都有自己的名字、性格、口音和完整的记忆。在 1970 年以前，多重人格病例仅有两百多个；但从 1980 年代中期开始的十多年里，确诊病例一下子蹿升至两万个以上。[10] 1994 年，第四版 DSM 将多重人格障碍从其行为标签分类中移除。

取代它位置的是反社会性身份障碍（dissociative identity disorder，DID）。对 MPD 和 DID 的诊断标准几乎完全一致，但是疾病名称的变化表明，精神医学界对几乎带有超自然色彩的多重人格共存的现象不太认可。在 MPD 从精神医学的正式疾病名单上消失之前，它已引发了女权主义者、为各种受害者呼吁权利的社会组织、立法者以及精神医学专业人士的长时间广泛争论。

在多重人格和创伤后应激障碍等精神疾病中，"恢复的记忆"扮演了关键性角色。而有些半吊子的治疗师，甚至以"善于"帮助那些因童年时的性经历和身体虐待而饱受煎熬的病人"重建"其回忆为卖点；这种家庭作坊式的治疗方法，实在很不正规。

1970年代，一个叫西比尔的女孩的故事是多重人格障碍的代表：童年时，在一次次遭受性侵犯和身体虐待的痛苦之后，她"创造"出了许多不同的人格来掩盖内心的伤痛。也许是受这一案例的启发，在MPD的发病原因中，被广泛认可的是：经历过严重伤害的受害者，通过发展各自独立的多个人格来摆脱那些无法忍受的回忆，并将它们深埋在意识的最底层。接受过训练的治疗师要引导患者唤醒记忆，有时候通过催眠，有时候则是在患者服用了俗称"真相液"的阿米妥（Amytal，一种巴比妥酸盐药物）后的访谈过程中。突然之间，对曾经受到的虐待毫不知情的患者发现，原来自己是一名可怜的受害者。

家庭分崩离析，在越来越多的例子里，患者要追究所谓加害者（通常都是家庭成员）的法律责任。被唤醒的记忆作为一种社会现象，引发了全社会对1980年代儿童受虐现象的文化恐慌；在一部分受害者对曾经就读的学前班和日托机构工作人员提起诉讼时，这一社会现象终于达到了其巅峰。仿佛是要给这一针对往昔虐待的起诉风潮推波助澜，立法机构的公职人员和治疗师又从受害者那里挖出了不少与宗教仪式和盲信相关的虐待行为。在小淘气日托中心(the Little Rascals Day Care Center) 的案子里，根据曾经在此就读儿童的证词，该中心前负责人被判处12次终身监禁，据说他曾经在日托中心的玩具宇宙飞船里举行过残杀婴儿的仪式！

随着深入的研究表明，即便有一定的真实性和可信度，将过去严重创伤的记忆重新唤醒也是极为少见的；舆论的风向随即转变：从立法角度限制并严厉打击那些鼓励甚至引诱患者"编造"有关性行为和性虐待仪式的治疗师。时任约翰·霍普金斯大学精神医学系主任的保罗·麦克休认为，当时美国社会那种把被压抑而后又释放出来的记忆与多重人格精神失常联系起来的狂热，与 17 世纪晚期对萨勒姆女巫的审判极为类似。对此持怀疑态度的精神医学研究人员向那些"压抑记忆"论的支持者们发起了挑战。[10]哈佛大学心理学家哈里森·"船长"·蒲柏（Harrison "Skip" Pope）和他在麦克林医院的同事提出，如果它（指多重人格障碍）是大脑在面对严重伤害时的一种自然选择或本能反应，为什么在 20 世纪之前，很难在医学史上找到明确的有关被压抑的记忆的例子呢？

他们仔细梳理了文学作品和非虚构纪实类作品，没有找到将创伤性记忆深埋心底的描写。而且，他们还采取了一种在科学界不同寻常的做法："任何在 1800 年之前的文学或非虚构类作品中，描写'用选择性遗忘来处理创伤性记忆'的例子，无论该作品用哪种语言完成"，他们都将为第一个找到这样例子的人提供 1000 美元的奖励。他们把这项挑战以多种语言公布在传统媒体、社交网站以及遍布互联网的讨论小组里。对引发高度争论，且看起来似乎谁也说服不了谁的政治性话题来说，这种解决问题的方法颇为不寻常。

在麦克林医院的办公室里，我和蒲柏医生聊起了有关压抑记忆的挑战，当时他是生物精神实验室的主任。蒲柏医生说起话来长篇大论，身上那股孩子般的热情在哈佛大学的教授身上很是少见，他博学多才，不愧是大名鼎鼎的诗人亚历山大·蒲柏的后代。亚历山大·蒲柏对记忆和遗忘也有着很浓厚的兴趣："恋人承受的所有磨难，最难的莫过于去忘记！"

"我一直为一件事感到困惑，"他说，"那就是，我没有在莎士比亚、埃斯库罗斯、欧里庇得斯、索福克勒斯的任何作品中看到有关压抑的记忆的描写；《荷马史诗》里没有，古希腊史诗《奥德赛》里没有，《圣经》里也没有。是因为我掌握的文学知识不够全面吗？还是意味着这根本就不是一种客观存在的人类精神现象呢？"

1990年代，他求教于大学中英国文学系的教师，询问他们能否找到19世纪之前的文学作品中对压抑记忆现象的描写，而后者也对此爱莫能助。这个问题很有意思，但没有明确的定论。十年过去了，蒲柏意识到，技术的进步给他带来了不容错过的好机会。互联网的普及以及网络上浩如烟海的资源，让他能对自己早年提出的假设进行一次广泛而深入的检验。"我的研究的终极目的是对这一问题给出明确的否定答案，并且让这一声'不，没有！'广为人知；能解决这一问题的技术以前并不存在，最近十年来人类才真正发明并使用了它。我的方法就是，去询问世界上的'每一个'人，如果没有'任何一个人'能回答这个问题，就说明这个问题是无解的。"

2006年，蒲柏和同事们将有关"压抑记忆"问题的挑战发布在30多个点击率很高的热门网站上，既有无所不包的"谷歌答案"（Google Answers），也包括更为专业化的网站如"伟大的书籍论坛"（Great Books Forum）。他们还将挑战的内容译为法语和德语，然后公布在使用这些语言的国家；同时鼓励看到这些内容的网友踊跃转发。

2007年，蒲柏和同事们在一本医学期刊上发表文章，公布了调查结果——不管是其团队成员，还是其他任何看到这一内容并有回应的人，谁也没找到有关压抑记忆的实例。[11] 他们由此总结出，被认定为多重人格障碍之核心概念的"选择性遗忘"，其实不过是精神病学医生口中的"文化综合征"之一：一种被特定时期的历史—文化结构所人为建构，且不具备脱离其背景而普遍存在可能性的现象；我们此处讨论问题的背景，仅限于20世纪的西方社会。

这个故事还有续集。这篇文章发表之后不久，居然出现了对这一挑战的回应——真的有人找到了1800年以前描写被压抑的记忆的文学作品。这个宝贵的例子来自尼古拉·德拉亚（Nicolas Dalayrac）创作的独幕歌剧《尼娜》（*Nina*）中的一个场景。该剧首演于1786年。剧中，尼娜看到她的真爱热梅尔倒在血泊中，显然是被她父亲选中的女婿杀害了；她不堪悲痛，晕了过去。当父亲把尼娜交给她未来的丈夫、也是伤害她意中人的凶手准备结婚时，尼娜陷入精神错乱。尼娜被送到乡下的别墅里等待复原，而看上去她完全忘记了热梅尔已死这个事实，相信他只是出门远行，很快就会回来。当热梅尔奇迹般地挺过了重伤，再次出现在尼娜面前，她才一点点重拾对爱人的记忆。严格来说，这个例子并不能完全满足蒲柏的挑战：尼娜的失忆与其精神错乱有关，也不能看出尼娜此后重新找回了对创伤性事件的记忆。尽管如此，蒲柏的团队还是兑现诺言，给出了奖励，但"压抑的记忆"之起源也仅仅是从原先设定的1800年向前推进了十四年而已。

压抑的记忆是多重人格障碍病理学上的核心所在；如果这一概念的出现不早于1786年，那么，历史上首次有明确记载的双重人格出现于1791年，就完全不足为怪了。德国医生艾伯哈德·格姆林记录了这样一个病例：一名当地妇女在某种传染病病愈后的恢复期里，忽然得了不停点头的怪毛病；更令人吃惊的是，某次发作之后，一个活泼、唠叨的法国女子突然"钻进"了她的身体，她用流利的法语复述了身为法国大革命难民逃到德国的经历。[12]在以法国人的身份出现时，她对自己在德国的一切全无印象；但突然之间回到真实身份后，她对自己的法国"分身"同样毫不知情。第二例多重人格的例子更加有名，那就是1816年纽约医生S. L. 米切尔的病人玛丽·雷诺兹。与第一个例子相似，雷诺兹的第二个身份比她的本性更加外向、话多，且这个分身也是在她大病一场、多次发作后出现的。[13] 这些记录都显示，人类性格的神经意义上的变化，往往出现在一系列严重的脑部损伤之后。

现代意义上的多重人格障碍概念，更强调压抑的记忆，而它的出现不早于 19 世纪末期到 20 世纪初期。

多重人格障碍也是精神医学诊断领域的标准随着整个社会对"何为正常/何为病态"的理解不断变化而起起落落的典型例证之一。多重人格障碍也经历了从爆发式流行到零星出现的历程，这一点与之前的歇斯底里症和漫游症非常相似。[14] 而需要注意的在于，即使在短短的一个时代（几十年间），对精神失常行为的定义也可能发生变化，且这些变化背后的原因很可能是特定社会—文化的力量，而非科学的标准。在此我还想强调的是，出现这种情况的原因很可能是我们在建构疾病的标准时，尚未明确其与头脑、心智运作机制的关系，而这就是有关"正常"的心理学和生物学。

文化导向

有些对精神医学领域将多重人格取向用作区分"正常"与"非正常"标准持批评态度的人认为，这种做法恰恰表明这个领域过于强调文化的作用，且不但在社会学意义上依赖，还将整个学科都建构于西方的精神医学模型之上。对某些精神失常行为来说，这种论调不免有些言过其实了。比如，西方精神科学界统称为"精神错乱"的精神失常在全世界范围内普遍存在，且在各个文化类型中的发病率基本保持稳定，维持在千分之二到千分之五之间。[15]

但我们不能否认，社会因素和文化因素确实会影响人们表达痛苦、忍受病痛以及参与治疗的方式。另外，所有对精神疾病的定义都包含了对"何为正常"之边界的价值判断。也就是说，确认"非正常"（abnormal）与"失常"（disorder）王国的领土取决于一定群体（如一个社会或某种职业的从业者）如何判断正常的边界以及他们如何理解失常行为的含义。

在那本发人深省的著作《疯狂如我》（*Crazy Like Us*）中，记者伊森·沃特斯提醒公众注意这样一个事实，即西方的精神医学作为一个整体的从业群体，已经将其所理解的心理疾病和精神失常概念"出口"到了全世界，从根本上影响了非西方文化在这方面的根本认识；更重要的是，把很多从《精神疾病诊断与统计手册》（DSM）中直接"走下来"的疾病生搬硬套地硬塞给了这些从未听说过这些名词的人们。他指出，很多被定义的精神失常行为——厌食症、创伤后应激障碍、抑郁症在全世界范围内广泛流行，实际上是西方文化傲慢自大的直接后果，是有意故作无知，甚至只是西方医药企业操纵市场获取利益的手段。

同时，在全世界范围内，每个文化共同体都建构了各自文化中所认定的精神疾病的概念，许多在西方人看来不正常的行为，一旦走出这个范围，就完全够不上 DSM 的任何一条标准。

缩短的阴茎

请思考下面这段记录，它是由一位中国台湾精神科医师在 1965 年留下的：

> T. H. 杨，一位三十二岁的中国厨师，老家是中部重镇湖北省武汉市的汉口。1957 年 8 月前来精神科诊所就诊，自诉症状包括精神上的恐慌，以及躯体不适，如心悸、呼吸不畅、四肢麻木和眩晕等。在他首次到精神科就诊前的几个月里，已经辗转于好几个中医。这些大夫说他"肾亏"（精力不足），给他开出的药方是

喝童子尿、吃胎盘来补"气"或是补"血"。同时患者发现，在他和街边拉客的妓女发生性行为之后的一两天里，他的阴茎时常缩小，有时候甚至缩到肚子里。这样的情况让他无法忍受，而且他常常被突如其来的饥饿感击中，不停地吃。只要感觉稍微好一点儿，他就会有控制不住的性欲，而在性行为过程当中，他又觉得自己的腹部有种无法解释的"空虚感"。病人自诉说，在发现阴茎缩回腹部的时候，他在万分恐惧中抓住它不放，然后会感到头晕目眩，心脏怦怦乱跳，偶尔陷入昏迷。在四个月的时间里，他每天早晨都要喝一杯童子尿，觉得效果相当不错。他觉得自己的肛门也会时不时地缩到肚子里。夜里，他发现阴茎越缩越小，只剩 1 厘米长；只有把它拉回到正常长度之后，他才能放松下来入睡。[16]

相信大部分人看到这段描写，都会觉得这"很不正常"——如果这个中国厨师走进一家唯 DSM 马首是瞻的西方精神科医生的办公室，几顶严重精神失常的帽子是跑不了的：恐慌症（焦虑性失常）、有精神病特质的抑郁症（情绪失常）、妄想症、漫游症（精神障碍）、癔症（身心性疾病）……从 DSM 的标准来看，每一种都很可怕。然而，这位患者的确诊病症的历史，比 DSM 上任何一个标签都要久远。他患上了缩阳症（Koro）。

对缩阳症的确认在中国已经有几百年的历史[17]，但西方文献中的首次出现只能追溯到 19 世纪晚期。[18]缩阳症患者都为男性，典型症状是：他们坚信自己的阴茎正在迅速缩小甚至消失，而阴茎完全消失也就意味着他们生命的终结。这种想法让他们极为恐惧。[18]不难想象，早期西方心理学家将缩阳症纳入了弗洛伊德体系中对"阉割焦虑"的表达。但是，该症的另一个特征使它与典型的神经症有了明显区别——它常常大规模爆发。

1967 年 10～11 月，新加坡华裔人口中的缩阳症病例大规模出现。有流言称，这是因为病人们都吃过被注射了猪流感疫苗的猪肉。[19,20] 受到媒体不恰当报道的影响后，数百名担心自己会死于阴茎收缩的患者挤满了当地的急诊室和诊所。实际上，这次恐慌爆发背后的真正原因，是餐桌上离不开猪肉的华人感觉受到了不吃猪肉的马来西亚穆斯林的威胁。[18] 此后的另一次爆发是在1976年的泰国，规模更大，涉及两千多人，包括男性、女性和儿童：有人造谣说，来自越南的移民用一种能使阴茎回缩的药粉污染了泰国的食物和香烟。[18,20] 种族之间的冲突张力再一次成为导火索：对越南侵略泰国的担心。

尽管普遍认为缩阳症是与亚洲文化相关的精神疾病，但类似的病例也在欧洲、非洲和美国出现过。

在苏丹首都喀土穆，本地居民奔走相告，称外国人将劫掠本城，且会通过握手让男人的阴茎消失。[21] 1996年，同样的恐慌最初出现在非洲的尼日利亚和喀麦隆，随后几年席卷了多个国家。[22] 在西方文化背景下，近年来同样报告了多个阴茎回缩恐惧的病例，且呈不断增长之势。其中有些病例中病人的症状不仅有精神方面的，还包括身体方面的，其也被称为"次级缩阳症"。这些与缩阳症相似、相关但又不完全相同的疾病既包括脑瘤、癫痫、中风，也包括尿道系统疾病、艾滋病，甚至是药物滥用。[20]

在讨论与种族差异有关的精神疾病的文献中，对如何分类缩阳症存有争论。零星出现的只影响特定个体的病例与焦虑和神经官能症的表现类似，那么问题来了：它与那些经常因地方迷信和种族张力而起的大规模发作是一回事儿吗？"次级缩阳症"与"周期性缩阳症"之间又有什么关系？阴茎回缩综合征与其他文化中的现象——如印度文化中特有的早泄不举滑精（Dhat），以及中国传统文化中对"肾亏"（损失精液）的焦虑和恐慌又有哪些区别与联系？[23] 我们大可尽情想象，且精神科学领域也给出了对阴茎回缩综合征的精确分类。不过，在阅读本书的几分钟之前，你根本不知道世界上还有缩阳症这种疾病吧？从这个小小的例子里，你就能看出划分正常与非正常之间界限的复杂之处。如果我们将精神疾病的分类基础建立在对症状的描述而不是对人类的心智运作深入了解之上，那么就很容易陷入刚才讨论过的对不同精神失常症状的随意排列组合，而这也是很多人对前几版 DSM 提出的批评。

沙地中的一条直线？

根据我们的讨论，对正常和非正常的定义会随着时间与地点的变化而随时更改。在不同的历史时刻和文化语境下，"正常/非正常"的界限起起落落。确认心智的正常功能与非正常功能之间的关系，真的不可能完成吗？我写这本书的初衷之一，就是要对这种观点说"不"。但是，要想达成这一目的，必须将精神医学在过去一个世纪里所采取的策略完全推翻。与其说我们要通过贴标签的方法来建构一个有关"何为不正常极端行为"（例如，不能正常运作的心智，以及被彻底摧毁的大脑，等等）的体系，不如说我们的工作首先要从理解何为正常开始起步。心智和大脑究竟应该发挥哪些作用？精神和神经方面的功能如何发展？它们是如何组织起来的？通过仔细考察心智和大脑的基本结构以及它们处理周围环境和将生活经历归档的方式，我们就能一点点明白机能失常可能在何处出现，并且确认这些"失常行为"是如何从人类经验的正常范围中派生出来的。如此一来，对精神疾病的定义就不再那么武断了。这并不是说，文化的影响不再发挥作用。实际上，对心智基础结构了解越深，对文化如何形塑人类经验以及行为的判断也就越准确。

研究心智基础结构最富影响力的解读之一，是向进化论寻找答案。与身体的其他器官类似，大脑也会随着我们远古的祖先在生存和繁殖后代斗争中的需要而不断进化。我们的基础心理过程必须围绕这些最基本的挑战运行：规避伤害、做出计划和决定、选择配偶、各种讨价还价，等等。纽约大学社会工作和心理学系教授杰罗姆·威克菲尔德给精神失常下了一条虽然简单但解释力很强的定义：失常就是"能造成伤害的机能异常"。[24]当某种行为或心理状况能给一个人造成伤害，或显示在自然选择意义上的某种精神机制已经不能正常运转时，精神健康和精神异常之间的界限就被打破了。威克菲尔德为这一长达几十年斗争不休、谁也说服不了谁的争论给出了一个漂亮的答案。

争论的双方，一边坚持认为精神医学的诊断以及正常与非正常行为之间的区分在实质意义上秉持了一种价值判断。我们上文提到的罗森汉的"冒牌病人"实验，以及美国精神病学协会投票将同性恋行为排除在疾病之外，都是明显的例证：文化意义上的价值倾向是做出判断的基础。其极端版本以托马斯·萨斯和1960年代末期蓬勃发展的反精神病学运动为代表。萨斯1961年出版的《心理疾病的迷思》（*The Myth of Mental Illness*）是这方面观点的集大成者。在这本书中，他坚持认为，精神病学给患者贴上的诊断标签只是用来孤立、打击和贬低某些个体的手段！而不那么激进的观点认为，精神病诊断也许有一些用处，但说到底它们还是人为的社会建构物。争论的另外一方所持的观点即精神疾病是生物医学意义上的失常行为，与糖尿病、肝硬化这样的疾病没有什么区别。

但是，"价值判断论"和"生物医学论"都是不完整的。一方面，认为"精神失常只是虚构出来的社会建构物"的人，忽略了这样一个事实：很多精神疾病自有其生物学基础。虽然目前学界对精神失常行为的生物学机制尚未完全掌握，但数十年的研究表明，精神失常的患者确实有受到遗传风险影响的表现，其大脑结构与功能也与未达到患病"门槛"的人有区别——尽管这区别有时候并不非常明显。另外，作为一名精神科医生，我对那些饱受神经症、疯狂、抑郁症和恐慌症困扰的患者及其家庭遭受到的痛苦和绝望深有体会，也非常同情。我亲眼看到，有些被痛苦彻底击倒的患者，宁愿结束自己的生命，也不愿再继续面对将来的生活。我也曾目睹，服用有效的药物和接受精神分析疗法的治疗，的确能显著改善患者的境况，挽救他们的生命。将这种严重的病情轻率地认定为虚构出来的东西，是对那些忍受这种痛苦的人的不尊重。

同时，我们也不能轻易否定精神失常行为包含着强调正常的价值判断的观点。如果会损害正常功能的发挥（比如限制了对事业的追求），严重的害羞和社会抑制行为可能被诊断为精神失常（社交恐惧症）。但是发生这样的情况，部分原因是雇主和整个社会文化都低估了这种社会抑制行为。

威克菲尔德的观点——精神失常是"能造成伤害的机能异常"将价值论和生物论进行了有机的融合。[25] 要确诊精神失常的第一个必要条件是根据一定的社会规范，个体的精神状态或行为有可能造成伤害。精神分裂症、躁郁症、抑郁症等神经系统的综合性病症都满足这一标准。但是，只有"能造成伤害"是不足以定义精神失常的。很多行为都能引发伤害性后果，但我们不会将其定义为精神失常——比如拖延症和文盲。

确认精神失常的另一个条件是确认这些精神状态或行为与个人机体内在功能的失效有关。人类大脑存在的基本价值是履行某些功能。"自然选择"通过不断调适人类远古祖先中最能应对命运挑战那部分人的大脑，加强了大脑发挥功能的水平，使其繁衍后代的成功率也大大提高。有些非常明显——识别并远离危险，选择配偶和繁殖；有些则更精妙——怎样才能不被戴绿帽子，准确判断别人的目的，如何有效地合作与竞争，以及将已有的资源利益最大化。在现代社会，我们给这些功能起了更好听的名字——信任，吸引力，同情心，自我中心，等等。

抑郁症的正常一面

"能造成伤害的机能异常"模型背后隐含了一个重要假设：在没有明显的失常表现时，精神病学能依据 DSM 系统诊断出精神疾病。现代精神病学诊断几乎完全依赖症状的堆积，而不关注促成症状产生的条件。以抑郁症为例，第四版 DSM 对抑郁症（其正式官方表述为"重度抑郁性失常"）的诊断标准为：持续两个星期或以上的至少五个症状，其中包括持续的抑郁情绪和 / 或基本上每天都对任何活动毫无兴趣，且从中得不到快乐。其他症状包括体重飙升或骤降，睡眠过多或过少，行动过于迟缓或亢奋，精力严重流失，感到自己一无是处或强烈的负疚情绪，注意力和决断能力受损，以及经常有死亡或自杀的念头等。

一旦达到了这个标准，症状的集合一定会造成巨大的痛苦或机能受损，且其不是因为服用药物或是由其他生理疾病所引起。还有一件事要注意——这些症状不是由失去亲朋好友等生命中重要他人所致。这一排除法非常关键，因为丧失亲人后持续的悲痛情绪引发的不适与抑郁症的症状非常类似。试想一位孩子刚刚因为肺炎而夭折的妈妈，在一个月的时间里，她日夜哭泣，对性生活毫无兴趣，整夜无法入睡，且有三周左右完全无法集中精神工作。这位女士是得了抑郁症吗？当然没有。这只是她失去了生命中最重要的人之后，非常自然的悲痛反应而已。

不过，丧亲之痛是抑郁症状被认为正常的唯一情况吗？失去其他能让人感到痛苦的东西，严重的创伤，以及我们每个人一生中无时无刻不在面对的压力，这些又该如何解释呢？

在一次晚宴上，一个男人将我拉到一旁，想听听我的专业意见："我很为一个朋友担心。霍华德已经在我们的公司里工作二十五年了，三周以前公司开始裁员，他就在名单上。现在他五十九岁，工作就是他的一切。上周我见到了他，真是吓了一大跳。他彻底垮掉了——眼神空荡荡的，瘦了很多，那副样子就像一个星期没睡觉。我竭力邀他本周末去打高尔夫球——他本来很喜欢——但他只是说，'不了，以后再说吧。'他看上去完全迷失了方向；他的妻子说，霍华德在家里情绪消沉，无所事事。我认为他抑郁了。有没有能帮助他的药物呢？"

霍华德需要抑郁症的专业治疗吗？很明显，他的情绪进入了一段严重的抑郁期。我们知道，周期性抑郁经常发生在那些被某些高强度压力事件击垮的易感人群身上。这个男人成年后的全部生活都围绕他的工作展开，现在他自我概念的核心已经不存在了。对他来说，这是一次严重的损失。假如他的妻子去世了，我们很容易将霍华德的症状与丧失亲人联系在一起；他的朋友也压根儿不会对我提起什么药物治疗的事儿。为什么这两个都能给人带来伤害的损失如此不同？正常的伤心难过与抑郁症的区别在哪里呢？

借用一项针对精神失常在美国的发病率研究数据，威克菲尔德和他的同事们提出了这个问题。[26] 他们考察了那些周期性抑郁的被调查者，原因有两种，一是亲友去世（"亲友去世引起"），二是其他各种损失（"其他损失引起"）；接着，研究人员又将所有被调查对象分为"复杂组"和"非复杂组"。"复杂的丧亲或丧友之痛"是DSM 用来描述那些因为丧亲或丧友之痛而"真正地"患上抑郁症的病例。如果这一过程持续时间过长，或是伴随其他严重症状如机能受损、自杀企图以及情绪消沉、自我认知无意义，那么丧亲丧友之痛就跨过了从非复杂（正常的痛苦）到复杂（真正的抑郁）之间的界限。

威克菲尔德比较了"非复杂亲友去世组"与"非复杂其他损失组"在重度抑郁性失常方面的九个指标（包括症状总数、自杀企图、机能损伤，以及接受治疗情况等），发现两组之间没有明显的区别。另一方面，复杂组的病例在以上九个指标上的值均严重偏高，不管是由失去亲友还是失去其他重要东西所引起。换句话说，从与抑郁症的关系这个角度来看，丧失亲友在严重损失这个意义上与失去其他东西没有太大的区别。

那又怎么样呢？这说明，如果你已经有两周时间因为失业、离婚或者失去其他重要的东西而感到强烈的悲伤、失眠，以及整日毫无生趣，那么你已经够得上严重抑郁症了。威克菲尔德和他的同事判断，如果精神医学界像对待因失去亲友或其他分组中非复杂一类病例那样，将因其他损失引起的抑郁症视为正常的悲伤情绪流露，那么美国的抑郁症发病率将至少降低 25%。威克菲尔德并不是指责精神病学的诊断从根子上就错了——他只是建议，通过引入一个框架，将诊断置入正常的精神功能背景以及个体生活的具体场景中，就能改善诊断的效果。我们不能单靠宣布某些极端行为就是精神疾病之症状的方法来划分正常与失常。具体的环境必须纳入考虑之中。而且，我们的研究，要从探索这些行为来自何方，以及它们到底能在什么程度上与个体经历相契合之处开始。

换句话说，如果想深入理解精神疾病，就必须理解人类心智如何运作，为什么要这样运作。这个问题看似不言自明，但是，绝大多数定义精神机制失常的方法（包括 DSM 在内）都没有从这里开始阐述。让我们通过一个例子来看看，理解正常的功能会对我们理解失常有哪些帮助。

一脚踩爆？

显然，识别并规避风险的心理机能在生物漫长的进化过程中就已经形成了。没有这项本领的动物不会活到有能力去繁殖下一代。自然选择一再强调这些能预判并避开风险的心理机能。而如果正常的避险机制走了弯路，又会出现什么情况呢？如果它使我们在安全的地方感受到本不存在的风险，又会出现什么情况？

实际上，很多被精神医学界定义为恐慌性失常的综合征就是对潜在威胁的夸张且不当反应。举个例子，精神医学界将强迫症（obsessive-compulsive disorder，OCD）定义为个体不得不忍受自己大脑中赶不走的焦虑的念头（强迫的念头），以及不断重复那些旨在避免风险或减轻焦虑的行为（强迫的动作和行为）。但是，这些强迫观念和行为并不是随机的，它们有其特定的对象。

思想上和行为上的严重强迫症有四组主要症状：（1）认为被污染而不断清洗；（2）认为可能遭受攻击而不断检查；（3）要求对称，强调秩序；（4）囤积癖。[27]以上每组都或多或少与我们经历过的恐惧或仪式相关，且都能代表在进化过程中力求趋利避害而发展出来的精神系统的某些机能失常。

我们有何证据证明，这些避害的预警系统在每个人体内都存在？首先，在生命中的某个特定时刻，我们能眼睁睁地看到它浮出水面，来到眼前。童年时，我们的一切都要依靠父母，生活经历的缺乏让个体无力区分哪些是安全的、哪些是有害的，这个时候的我们无比脆弱。因此，幼儿时期最能体现害怕和仪式感。想想我们入睡前的经典一幕——爸爸妈妈离开了房间，让我们独自待在黑洞洞的屋子里，床底下的妖怪虎视眈眈，走来走去。天哪，这简直太可怕了！

入睡前的恐惧极为常见，很多孩子自己发明出了一套很复杂的仪式来战胜它：一次又一次检查床底，不断背诵萨满巫师的安全咒语，让妖怪不敢靠近。而且，儿童身上还有一种让人震惊的责任感，一定不能让伤害靠近自己或者是照料他们的亲人——这种恐惧会催动完美主义强迫症，绝不能犯错误，而且做事情必须按部就班（"脚把裂缝踩，妈妈背折断"）。一组研究人员说，"如果走向极端，这些仪式感就可能达到病态的程度，但是在个体发育的特定背景下，它对教育儿童如何处理焦虑情绪、应对外部世界的作用是非常关键的。"（p.858）[28]

另一生命阶段也是恐惧以及强迫症行为的爆发期：怀孕以及产后；从进化论的角度来看，这一时期的重要性怎么强调也不为过。自然选择从实质上来讲，是物种之间和种群内部生殖适应性的竞赛——尽一切努力将个体的遗传基因传递到下一代。在孕期和产后初期，妈妈为胎儿（以及新生儿）的安全殚精竭虑是完全可以理解也是极为常见的，因为这直接关系到我们繁衍后代的成功率。

耶鲁大学儿童研究中心的詹姆斯·莱克曼和其同事针对强迫症的生物学机制的研究已经进行了二十多年。几年前，他们决定对这一假说进行检验：初为人父母者对子女的过分关注实际上也是强迫症行为的一个相对正常的变异。他们采访了怀孕八个月的妇女，并追踪了婴儿出生三个月之后的情况。有些研究发现非常有趣。[29]婴儿出生前，超过80%的父母曾担心"宝宝可能会遭到什么不幸"，而1/3的家长曾有过伤害婴儿的念头。

在产后两周和三个月分别进行的采访中，超过70%的父母仍然非常担心孩子的健康和安全。在有些例子里，这种担心与强迫症中的那些念头非常相似：就是认为某个人会给宝宝带来不好的影响，而这种想法毫无逻辑和理性可言。有过伤害婴儿念头的父母达25%~40%。父母们承认想象过把孩子摔在地上或扔出窗外，用指甲摩擦婴儿的皮肤，假装带着孩子"偶遇"一次交通事故——尽管他们都知道自己绝对不会干这些事儿。[28]

超过75%的父母也承认，他们控制不住自己要去检查宝宝的情况，尽管很明确"一切都没问题"；产后两周，大约20%~30%的父母还记得，"经常提醒自己这些检查简直毫无必要，甚至傻里傻气"。脑部扫描显示，新爸爸妈妈收听他们孩子哭声的录音带时，其大脑中的恐惧中枢立即活跃起来，并建立起了与强迫症相似的侵入性恐惧情绪的关联，同时发出避险行为的信号。[28] 新手爸妈的焦虑和对孩子的关注在孩子降生前后达到顶点，然后逐渐呈下降趋势。

因此，胎儿出生前这段时间是个体对避免伤害和失误的敏感度最高的时期，这种情绪是正常的。新手爸妈并未患上精神失常。许多经历过侵入性焦虑和针对安全的强迫症行为的父母都说，这些都是暂时的，且完全不会造成困扰或影响正常的功能——也就是说，并未达到强迫症的症状。但是，围产期造成爸妈这种心态的心理机制，与那些受强迫症困扰的人面临的问题是一致的。

对肮脏的恐惧

对污染的恐惧是正常行为与病态的强迫症之间连续统存在的另一个绝佳证明。有些极端的强迫症患者因为洗手次数过多而严重蜕皮，还有的因为觉得外面的世界太过肮脏而闭门不出。可是，因为隔壁同事刚刚吸鼻子或是打喷嚏而不愿和他握手的想法，实际上和强迫症患者并无二致，都是源于对同样恐惧的刺激。1980 年代，美国社会对艾滋病患者的非理性恐惧说明，人类骨子里的避害反应，力量强大到不可思议。

更近些时候，对足以致死的流感爆发以及其他病菌的恐惧更创造出了洗手液的巨大市场：仅仅一年中（2004～2005），销售额就增长了 50%，[30] 以至于公众把那些双手泡在普瑞来洗手液（Purell）里不愿意拿出来，对细菌怕得要死的人被称为"洗手国公民"。[31]

对污染和肮脏非常敏感的人还有一支情绪意义上的同盟军，后者总是觉得恶心，当然这也是一种普遍且常见的体验。一般来说，恶心（确切说，"味道不佳"）很可能是由于与其他来自动物和人类的固体或液体有了接触（无论是实际行为或想象）而引起的。排泄物和腐败的肉是引起恶心的两种最主要也最常见的刺激源。恶心很可能来自进化过程中产生的远离疾病的机制。[32]

但是，即使是没有强迫症的人，也可能会经历无法解释的恶心恐惧或污染恐惧。在一系列有趣的研究里，保罗·罗金和他在宾夕法尼亚大学的同事们发现，人类对食品清洁的感觉遵循一种很奇怪的思维方式。

我请你喝一碗你最喜欢的汤，然后告诉你，这汤刚刚被一支用过但已经洗干净了的苍蝇拍搅动过，你有什么感觉？你还会继续喝吗？当罗金询问一组健康的成年人，基本上所有人都会说不。有一半人还说，即使搅动汤的是一支从来没使用过的新苍蝇拍，他们也不会喝这碗汤。在另一组实验里，实验人员向两组被试分别提供了一些形状不同的软糖。被试高高兴兴地享用了形状像小蛋糕一样的软糖，但拒绝接受状如狗粪的那些，尽管他们都很清楚，两者的成分其实是完全一样的。[33]

脑部扫描的结果甚至确认了大脑中确实有一部分区域专门负责这一功能，而且，强迫症患者脑部的这种功能过分活跃。在被出示公用电话、公共厕所、烟灰缸等物品的图片，并要求想象接触过这些物品之后不洗手的情景时，强迫症、特别是有清洁恐惧患者的大脑开始产生强烈的情绪反应，以恶心感为最明显。[34] 有趣的是，在普通人群里也出现了程度较轻的类似反应[35]，这也说明强迫症其实是正常脑部机能的一种过度和夸张。

大脑中一小段脊状凸起叫脑岛，专门负责处理与恶心有关的情绪。[36] 除此之外，脑岛也是大脑中不良情绪与心理上痛苦之间的"清算所"：它负责将身体的感觉与情绪的反应联系起来。[37] 同时，它也是最主要的味觉中枢，记录我们的味觉体验，并将其与负责体验各种味道的感觉器官相联系。[38,39] 对大脑这一区域的电流刺激会引起呕吐或胃部不适。[40] 当健康的被试感受到恶心的味道、气味或图片（腐烂的食物、残缺不全的肢体，等等），脑岛也要马上开足马力工作。[41]

由此可见，脑岛的功能是固定的，人类在进化过程中已经形成了认定某些事情"让人恶心"的反应模式——比如排泄物和腐烂的食物。克服对不洁之物的敏感需要花不小的力气，甚至自我欺骗。想想那个"五秒定律"：掉在地上的食物要是在 5 秒钟之内捡起来，就还能接着吃。（不幸的是，这种念头实在不科学：5 秒之内足够让细菌从地板跑到腊肠身上了。）[42]

等等——每个爸爸妈妈都知道，两岁的孩子什么都往嘴里放。进化而来的恶心感跑哪儿去了？只有通过教育，儿童才能习得"千万别碰死蟑螂！太恶心了！"的知识。这是真的：儿童大脑中"恶心感"和对不洁之物的敏感程度是一个渐进的过程。在一项实验里，研究者在越来越恶心的条件下给一组三至十二岁的孩子提供小饼干和果汁。[43] 孩子们先得到一杯苹果汁。可是在喝苹果汁之前，实验人员先从自己口袋里掏出一把梳子，梳梳头发，再把梳子放回口袋里。

然后，她拿出另一把梳子，告诉孩子："这是一把我昨天才买的新梳子，已经洗干净了。接下来我要用这把梳子搅动你的果汁。"

搅过果汁后，她问孩子："你还要喝这杯果汁吗？"

如果孩子喝了这杯果汁，研究人员会从手提包里再拿出一把梳子，告诉孩子这是她每天用来梳头的，但是已经洗干净了。如果孩子仍然愿意喝下用这把梳子搅动过的果汁，研究者会从口袋里拿出那把孩子看到她刚刚梳头的梳子（实际上只是那把梳子的复制品，并未使用过）。这个孩子还会喝下他刚刚看见的用过的梳子搅拌的果汁吗？

答案与孩子的年龄有关：77% 的三至六岁儿童会享用果汁，而九至十二岁儿童只有 9%。另一个相似的实验中，实验人员把一只

（经过消毒的）蚱蜢放在了果汁里。她问孩子们，愿不愿意用吸管从杯子最底部开始喝果汁。三至六岁的孩子对此完全没有什么概念，高高兴兴地喝掉了；而九至十二岁孩子里愿意这样做的只有 19%。

为什么十岁的孩子无法接受喝掉带虫子的果汁这种事情？一种可能性是三岁的孩子根本分辨不出果汁已经被漂在上面的虫子弄脏了这件事情。[44] 换句话说，"对令人恶心之事物"的敏感一定要等到某些认知能力在儿童身上出现后才能形成。不过，社会化的学习过程是另外一个关键因素：大孩子曾经看到成年人表示过对不洁之物的厌恶。在世界很多地方，都有进食昆虫的习惯，但是美国人对此无法接受；而儿童对他们的父母感到恶心的那些东西的反应更为强烈。[45]

而社会化的学习过程有着神经系统的基础：当我们看到他人感到恶心的面部表情时，自己大脑中负责处理厌恶感的部分也会开始工作。法国神经科学家布鲁诺·维克和同事进行的一项实验在两种条件下对被试进行了核磁共振扫描。首先，他们观看了一段影片，演员在其中分别嗅到了杯子中不同液体的味道——普通的水，香水，或是很难闻的液体（一种名为"臭球"的整人玩具）。演员据此做出不同的面部表情（中性，高兴，或是厌恶）。

第二个实验里，被试可以分别吸入一组好闻的气味（百香果的果实、薰衣草等等）和令人不适的气味（其中包括乙硫醇，它曾被吉尼斯世界纪录大全列为"世界上最难闻的东西"）。看到他人表示厌恶的表情和直接接触令人厌恶的物质都会刺激脑岛前端。换句话说，看到他人的厌恶反应也能刺激我们大脑里的"恶心"中枢。也许十岁的孩子通过观察他人对污秽的反应已经习得了虫子让人厌恶的观念。这项研究的更广泛意义在于（我们在第四章继续讨论），我们能"通过感受他人的情绪来启动内心相同的情绪反应"（p.660）。[46]

与不洁之物有关的恶心和不适感是部分强迫症的核心内容，不过它在我们的日常生活中尚属无害。这也说明，正常范围内的恶心和不适是可以接受的，但若走向极端，就可能引起心理疾病。脑部扫描的研究发现，脑岛和其他情绪处理区域不仅可能造成过度强迫的症状，还可能造成前额叶部位与大脑深处的基底核联系的失调，由此使得个体趋利避害以及根据威胁或报偿来调整行为模式的机能走入歧途。因此我们要调整对强迫症的传统看法：这不是某种无法解释的迷恋，而是个体安全机能失调的外在表现。

"正常"的分布

1754 年，一位名叫亚伯拉罕·棣莫弗（Abraham De Moivre）的法兰西数学天才在贫困潦倒与寂寂无名中于伦敦离世。两年后，他的巨作《概率论》（*The Doctrine of Chances*）第三版面世，而这本书中的一个发现，已经成为科学和通俗文化领域中标志性的象征。棣莫弗描述了随机事件的结果——举个例子，扔硬币 100 次，反面朝上 30 次的可能性有多大？棣莫弗注意到，随着尝试次数的增加，结果的可预见性（也就是说，正面还是反面）愈来愈强。在绝大多数扔硬币游戏里，正面和反面是一半对一半，即我们能观察到 50 次反面。与 50 次差距越大，出现的可能性就越小。根据这个简单的观察所得，棣莫弗推论出一个可以"制造"复杂效果的公式。将出现反面的次数的概率数值连起来，就能得到一条钟形曲线，这条线能描述从物理学到生物学，甚至是社会现象在内的众多事物的分布情况；显然，它的另一个名字更让人耳熟能详：正态分布（normal distribution）。

在此我从正态曲线的角度来回顾在本书开始处提出的问题：正常到底是什么？翻开大多数字典，对于"正常"的解释首先建立在统计的基础上——比如，"依照普通标准、类型，以及习俗"——

也即，正常就是最普通、常见的，或者说是平均水平。不过，"正态分布"的意义远不止如此。

正态分布由两个参数来定义：一个是均值，也就是平均数；另一个是标准差，或者它的平方根——标准误。换句话说，在统计学术语中，一个正态分布包括均值和偏离均值的程度两部分：标准差是正态分布的重要内容。同样，在本书中我们会了解到，人体正常的生理运动，包括大脑如何影响身体的行为，以及其可能引起的社会影响。在涉及脾气、同情心、信任、性吸引力和社会认同等特质的时候，"正常"能涵盖的范围是很广泛的。

本书要反复强调的内容是，我们每一个人在这个巨大的分布中的位置，是由以下三个主要因素的相互作用来决定的，那就是：进化、遗传变异，以及每个个体可能遭遇的环境和特殊经历。首先，大家共享的进化过程，在我们出生之前很久就已开始。自然选择进程里无数次的试错已经为生物学规则在人类基因组中的决定性影响打下了基础。由于此规则中的绝大部分内容由全体人类共享，也为我们提供了一套包含各种可能性和约束的集合；靠着它，每个人的心灵才有可能发挥作用、不断进化，以及与他人和这个世界进行交流。

然而，另外两个因素——遗传变异和个体经验，才是决定我们每个人在这个广阔分布中穿行时通过的那条独特路径的关键。

日夜之分

在接受正常不是某个特定状态——最常见的，平均水准的，或是理想状态下的，而是某个分布，或者说，是人群中各种可能性的集合的情况下，我们该如何划定正常与非正常之间的界限呢？一个分布也许在中间部分"鼓着大包"，还可能拖着长长的尾巴，可是"大包"和"尾巴"之间并没有严格的区分。

要是你一直在等着我回答"正常和非正常的区别到底在哪里"，答案就是：没有。对不起，我不是回避问题，而是认为问题不该这么问。

可是，这样的话，为什么还要写一本有关于正常的生物学著作？

实际上，原因大概有两个。在谈及"正常"的生物学这个概念时，我指的是对这样一些知识的理解——大脑和心灵（也就是"心智"）能做些什么，以及在个人努力的范围内，心智能发挥作用的范围。通过从前没有人尝试过的将人类学、基因理论、心理学和神经科学的结合，我们已经逐渐建立起了对心智的全新认识。这一理论组合能部分解释"你为什么是你现在的样子"，所以值得向大家推荐。这是第一个原因。

第二个原因是，厘清有关正常的生物学既有助于解释事情何以偏离常轨，也有助于识别精神失常现象。不过，也许你会问，既然我断定在正常与非正常之间并无明晰的界限，那么，究竟何为精神失常呢？

威克菲尔德的有害功能障碍模型理论提供了一个可能的答案，但是，有关精神失常的操作性定义并不以依赖于在正常与非正常之间那条唯一的分界线。虽然从某个角度来说，这样的界限也许并不存在，可我们一直在努力用各种各样的界限来展示两者之间的区别。医疗界有许多这样的例子。高血压的定义是血压高于 140/90，可没人会觉得 141/90 和 139/90 这两个血压数值有实质上的区别。而且，血压过高很可能危及生命；因此，高血压这个概念在研究领域和临床医学的意义都是非常重大的。

正常与反常之间的差别就如日夜之分。也就是说，它们都是对两种不同状态的切实区分，这一点已为世所公认；但是真正的界限位于何处却很难确定。黑夜究竟在何时变为白天？也许可以将其定为日出之时——将两者分开的特殊时刻，但这显然又有武断之嫌。

可是无论如何，大家都承认，白天和黑夜之分是有意义的：我们据此安排自己的生活，做出各种计划。人们很少对日夜交替感到不安；淡淡的暮光使人心旷神怡。

同样的情况也适用于"正常—非正常"与"失常—未失常"之分。要认定一个人"精神失常"，必须根据某种判断标准。但这并不意味着，"失常"是被虚构出的东西。确认那些会给人们造成伤害和痛苦的症状，这种行为具有非常重要且明显的价值：它能诊断病情，带来治疗手段的飞跃，甚至有助于形成预防措施。

迈向正常的生物学

威克菲尔德的有害功能障碍模型提供了一种判断"精神失常"的理论框架——找出那些"不正常"的人。他同时涉及了本书的核心理念——关于如何理解"正常"，我们还有很多要学习的地方。为了给"精神机能失常"打下更坚实的理论基础并对其进行深入研究，首先必须弄明白，究竟有哪些精神机能不能如常运转了。我们必须确定，人类的大脑和心智究竟是被设计成什么样的——它们如何发挥作用？它们可以解决哪些问题？能够回答这些的答案被我称为有关"正常的生物学"。*

在后面的章节里，我们能找到诸如"我们是谁"、"我们为什么如此生活"等问题的答案。你会发现，有关"正常行为"的研究有助于掀起遮在精神疾病头上的那层神秘面纱。事实上，有赖过去一个世纪的科学进展，也许可以把威廉·詹姆斯曾经的名言作如下改变：理解"非正常"的最好方法是研究何为正常。

---

* 正如我在前言中已经说明的，我以"正常的生物学"作为"阐释大脑和心智的结构"的简明化概念表述。它包括演化生物学、神经科学、遗传学和心理学等多方面的因素。

第二章
基因如何影响大脑：
情绪的生物学基础

"我一直是这个样子的。"在我们第一次见面的时候，蒂姆·柯宁试着从这个角度找到自己身上社交焦虑的源头。在多年从事电脑程序员工作之后，他做出了回到校园攻读硕士学位的决定；这也是他来找我的理由。如今，与他人相处时的紧张和焦虑阻碍了他当一名自然科学教师的梦想，而他打算迈过这道坎儿。

"就我记忆所及，我总是很害羞。"他回忆起第一天上学，被无数晃来晃去的新面孔包围时那种仿佛冻僵了的感觉。"我记得那天我根本没开口说话；其他孩子课间休息出去玩耍的时候，我还问老师，我是不是可以留在屋子里。可她说我必须得出去……所以我也出去了。别的孩子玩儿的时候我站在门边看着。"

"要不是因为几个月之后学校组织去博物馆远足那天发生的事儿，其实我在学校也能过得不错。在登上返程的校车之前，老师让所有的孩子先去一下洗手间，这样在回家路上就不必停车了。"回忆过去的时候，他的脸禁不住红了："我们在小便池边排队等候；该我了，可我就是动弹不得。我感觉每个人都在盯着我看。我站在那儿，等着，祈祷会发生什么事情。排在后面的一个男孩儿开始大笑——我甚至不知道他是不是在笑我，可我感到了深深的羞辱。"自此之后，他再也不能在公共厕所里小便了；这种情况被称为"膀胱害羞"。

蒂姆的情况越来越糟糕。在他七岁时，父亲离开了家。从那时一直到上二年级，除非有妈妈陪着到教室，要不然他就拒绝去上学。对蒂姆来说，更糟糕的是，他的妈妈默许了这一要求。有关焦虑的一条根本原则就是，如果一直回避造成恐惧的原因，一定会让偶然的"害怕"滑向更为严重的"恐惧症"（phobia）。

蒂姆还记得，他的母亲也为此焦虑，并做过很多努力。"我感觉，在我的孩提时代，她一直没能'走出来'——她总是为我担心。我猜她是典型的过度保护型妈妈。"

时光流逝，蒂姆越来越内向，只专注于自己的学业。学习是为数不多的几个能让他产生竞争意识的领域之一。上高中时，他对科学和机械产生了浓厚的兴趣，还找到了有共同兴趣的朋友圈子。凭借这努力建立的自信，他考上了大学，主修计算机。可是，社交上的障碍还是给他带来了不少麻烦。他回想起大学毕业后面试一个教师职位时的经历：虽然非常渴望得到这份工作，可在去面试的路上，他开始想象每天要面对一个班的学生的感受。还没等到面试官走进房间和他打招呼，他便落荒而逃。蒂姆最终当上了一名计算机程序员，大部分时间在家里完成工作，然后将成果传送到公司。

现在，十年过去了，他坐在我的办公室里，告诉我他意识到了一件事：虽然他早已确定了生活的目标，但为了迁就自己害羞的性格，他不得不一次又一次被迫调整方向——婉拒在学术会议上展示研究成果的邀请，尽量避免参加聚会，面对女孩主动给出的电话号码也因为不善表达而从未打过电话。突然，就是此时，他惊觉自己已与追求的理想愈行愈远。

蒂姆·柯宁应该如何告别这一切？我们每一个人，又该如何走出我们曾经的感情和社会生活呢？答案与我们从何而来有关——

正常的另一面

每个人通过遗传所得的基因，以及与生俱来的性格。每个父母都知道，早在开口说话之前，孩子们就已选好了未来人生的走向。走进任何一个学前班的教室，几分钟之内你就能分辨出那些害羞内向的孩子，因为这样的儿童对陌生人的到来非常敏感而警觉。大胆、外向的孩子也很好认，他们能和任何愿意跟自己玩儿的人打成一片，说说笑笑。究竟哪些因素决定了孩子在与人交往时是如鱼得水，还是容易害怕，甚至可能有攻击性呢？

人所共知，每个人个性的基础因素可以追溯至遗传基因和大脑沟回——它们决定了个人气质和特征的方方面面，也影响着我们看待和对待周遭日常世界的方式。我们还知道，个性特征的某些方面深受人群中基因差异的影响；但直到最近的研究成果才显示，某些特殊的基因是如何影响个性发展的，以及这些贡献又是如何作用于大脑的。

在人类祖先漫长的进化历史中，他们已经“选择”出了一套最适合于应付生活中各种挑战的基因组合。但对于个体来说，我们只能从自己的父母那里继承到这套基因组合的很小一部分。基因的差异决定了一个人的大脑对环境的感觉是否敏锐，是否情绪化，以及各自的为人处世之道。它也奠定了我们对待童年经历的方式。面对新的环境和不熟悉的人群，你更愿意迎头面对还是选择逃避？负面情绪和正能量，我们更容易受到哪个的影响？你欢迎新的挑战和变化吗？这些微妙的态度差异决定了每个人与周围世界的不同相处模式。每一个人在生命之初的航向仅有细微的差异，随着我们不停地与家人、与社会环境、与生活带来的压力和机会的互动，这些差异不断被放大和强化，最终塑造出了一个个完全不同的独特个性。基因甚至能够影响我们的生活经历——它既能驱动一个人不断寻找和追逐冒险的刺激，也会让另一个人因害羞而尽力减少社会交往。拥有这些性格特征的个体在正常的分布中是随处可见的。但有些时候，当内心的冲动与这个世界提出的某些要求发生冲突，我们就要忍受挣扎之苦。蒂姆·柯宁的经历就是鲜活的例子。他的人生仅仅从有些敏感而害羞的苗头起步，却一步步走向并受困于精神病学意义上的社交恐惧症。

在本章和之后的章节里，我们将探讨先天因素和后天教育是如何共同塑造了个体的生命轨迹。本章的重点是性格与气质的遗传根源，性格特征如何嵌入大脑，以及这些在个体生命早期即存在于大脑中的区别是如何发挥作用，以至于能对我们的情感经历和社会生活产生如此持久的影响。

你的大脑：第一天

个体人生中最富于戏剧性的变化是我们每一个人都经历过的。不过，我们对此事没有任何记忆。我说的就是，从那个安全、温暖、自给自足的小天地——妈妈的子宫里，进入一个全新的世界，到处都是亮堂堂的，充满了噪音和让人不舒服的感觉。突然，我们有了需求，而这些需求不一定能得到满足。我们被推进的这个世界多的是不可预知的挑战和威胁，而我们基本没有靠自己可以获得的资源。幸运的是，我们并非完全措手不及，毫无准备。多亏了祖先在进化过程中从不停的试错中得到的经验，我们具备足够与这个全新的世界讨价还价、满足自己需要的一套能力。

设想一下，你正在负责为新生儿的大脑设计一个生存"工具箱"——这套工具要保证这个初来乍到的小客人在生命的最初几个月里安稳度过，并且能满足儿童发展的种种要求。以下是限制条件：新生儿既不会走路，也不会说话，更没有对于外部世界的任何经验。而且，他也没有发展出自我意识和有关他人的概念。你要给这个小脑袋瓜儿里装进哪些东西呢？

保险起见的最低要求至少要包括以下三个要素。首先，要有保证生存需要的关键必需品——食物、水和空气——得到满足的内置程序。其次，你还得配备一套基本工具，不仅能促进婴儿的大脑在其生存环境中主动趋利避害，而且要具备面对环境时的行为控制和情绪控制能力。"生存工具箱"的这个部分就是每个人性格的基础部分。

当然，仅有这些依然不够。不管怎么说，你应该为大脑武装上能应付各种可能出现的特殊情况的设备。所以工具箱里的这部分就是被神经系统科学家称为"适应性"的东西。随着生活经历不断向大脑提出新的挑战，神经联结或称突触开始生成并持续强化，这样我们才能不断调整自己并做出合适的反应（本书将在下一章详细探讨生物学意义上的神经系统适应性）。在生命的开始处，神经系统是一个各种可能性的集合体；随着时间的流逝，之后的种种生活经历才会逐渐打磨出"个性"这座大厦的细节——欲望、价值观、知识体系和记忆，这些共同塑造出了独特的一个个"我"。成年人的大脑是对一生中各种特定经历集合的反应和记录。

体质的不同

让我们再回到开始。在初来这个世界之时，每个人都有一套包含认知、行为和情感上的因素的预设偏好；它决定了我们对周遭物质环境和社会环境可能做出的反应。我们把这套"预设偏好"称为气质。心理学家杰罗姆·卡冈将气质定义为"比较稳定的行为反应和情感反应组合，在个体生命的早期即出现，并部分地受到基因构成的影响"。(p.40)[1] 而有关气质的历史源远流长，有说不完的故事，至少可以追溯至古希腊的观点——个人在行为、理性和感性方面所展现出的区别，是由人体内四种重要体液所占比例而决定的，即黄胆汁、黑胆汁、血液和粘液。早在现代精神病学医生将精神失常称为"化学意义上的不平衡"之前很久，从希波克拉底之后直到启蒙时代，体液说一直是有关精神健康和疾病原因理论的主流观点。[2] 对古希腊人来说，体液的不平衡会引发疾病，但某种体液若比例过高，也会决定个体在精神上的特质。被尊为"医学之父"的希波克拉底以及其后的古罗马名医、自然科学家伽林，根据每种体液的不同作用总结出了四种气质：黑胆汁（即英语中 melan 和 cholic 的组合）过多使人的气质偏向压抑；黄胆汁过多则让人易怒、有野心且好动感情；粘液质的人比较冷漠、安静；而多血质的人多比较乐观且易对事情抱有希望。[3]

1956 年，斯黛拉·切斯、亚历山大·托马斯和其同事开创了现代意义上儿童气质领域研究的先河：他们决定对其进行系统化的全面探索，而不是像原来那样，仅仅是根据既有理论来推断气质的某些特征。其长期研究的对象是 133 个婴儿。根据与家长交流、亲自观察，以及评估照料行为和家长态度的结果，他们将其中绝大多数婴儿归为三类：好带的孩子、不好带的孩子，和"慢热"的孩子。[4]

好带的孩子约占总数的 40%。这些宝宝的身体机能运转比较规律（睡眠、进食），一般来说比较高兴，爱笑；面对不认识的人和陌生的环境时，调整和适应得较快。

那些位于另一端的"不好带"的孩子约占总数的 10%。他们经常大吵大嚷，情绪多变易怒，面对新环境和变化时的表现也不尽如人意。第三种被称为"慢热型"的孩子约占 15%。当身处新环境之中，这些孩子先是可能因轻微不适应而有所保留，但会逐渐调整自己并融入其中。

借助长期跟踪的结果，研究人员发现，这些孩子早期展现出的性格特征在他们成年后基本保留了下来；而且，三岁时候的个性

正常的另一面

特征对于成年后的行为特点具有重要参考价值。不过，切斯和托马斯发现，更为重要的是，儿童的健康成长不仅取决于他们如何与周围世界互动（儿童的个性），还取决于这个世界是怎样对待他们的。研究人员在此借用了计算机术语"拟合优度"（goodness of fit），用以指代儿童满足身边他人的要求、达至后者期望的能力和行为。

比如说，如果父母在他们因害羞而表现不佳或是很难交到朋友时流露出不满和失望的情绪，那些"慢热型"儿童很可能遭遇发展障碍。而同样的孩子若能遇到坦然接受其害羞天性的爸爸妈妈，则会做得更好。

2011年，耶鲁大学法学教授蔡美儿（Amy Chua）出版回忆录，引发了有关育儿方式的激烈论战。这本名为《虎妈战歌》（*The Battle Hymn of the Tiger Mother*）的自传详细介绍了蔡美儿教育两个女儿索菲亚和露露的点点滴滴，而蔡美儿自己也成长于第一代移民父母同样严格的管教之下：爸爸妈妈很爱她，但她必须不折不扣地遵守他们对"优秀"和"勤奋"那种严苛的要求。在大众媒体中，这场育儿方式的争论已经演变成有关文化的战争：一边是绝不妥协让步的华裔虎妈，另一边是无节制地表扬且溺爱孩子的西方温柔父母。而在我看来，在展示"了解孩子"在教育中的重要性方面，这本书惊人地坦率，有时候甚至达到了过分谦虚的地步。从很多角度来看，《虎妈战歌》就是一本有关"拟合优度"的书：当一种为人父母之道遭遇两个个性完全不同的孩子，会出现什么样的结果？在谈到大女儿时，蔡美儿这样写道："从索菲亚呱呱坠地起，她就显示出极为理性的禀赋和特别专注的能力。……当时，尚在襁褓之中的索菲亚总是乖乖地入睡，整个夜晚都不吵不闹；偶尔啼哭，也有着格外明确的目的。"自从降生，她便一直那么"冷静且善于思考"。一句话，索菲亚就是切斯和托马斯笔下典型的"好带的"孩子。蔡美儿的教育方式与索菲亚随和的个性配合得天衣无缝。凭借沉静平和的天性以及自己对超越父母期待的渴望,索菲亚不仅达到了妈妈定下的高标准,也认同妈妈对职业伦理的刻意强调。《纽约时报》曾发表过她给妈妈的一封公开信,其中这样写道:"从很早开始,我就想做一个好养的孩子。"到十四岁时,她是模范生、钢琴天才,已完成了卡耐基音乐厅的首次公开演出。

而到了蔡美儿的小女儿露露这里,情况有了那么点儿不一样:"从出生的那天起,露露就有着非凡的味觉。她不喜欢专为婴儿配制的奶粉,对儿科医生建议我们喂她的豆奶也十分抗拒,因此常常饿肚皮。与圣雄甘地无私无畏并配合冥思静养的绝食斗争迥然不同,腹中饥饿的露露每天夜里都挥舞着小手放声啼哭。"蔡美儿说,露露从一开始就是一个火暴脾气的任性女孩——切斯和托马斯肯定会把她归到"不好带的"孩子那里。作为索菲亚和露露的教父和教母,我和妻子是看着这姐妹俩长大的。依我看来,用"不好对付"来形容露露更为贴切。鉴于小女儿不同个性引发的情势变化,蔡美儿不得不调整原来那套因行之有效而令她非常满意的育儿理念,对此她也有详细介绍。当然,姐妹俩后来都出落成才华与成就不凡的少女,而且均深爱她们的父母。蔡美儿根据孩子的独特个性来调适育儿方式的能力,是切斯和托马斯能为所有母亲(也包括父亲)给出的最佳范例。

对体液作用的再认识

作为对切斯和托马斯具有代表性意义研究的继续深化,后续的研究者指出了许多各种各样的性格特征;但他们中的绝大多数都认同这样的观点:从出生后如何应对(既包括心理上的也包括身体上的)周围环境的区别开始,儿童便展示出极大的差别。性格差别能决定儿童对不熟悉的东西是主动出击还是刻意避开,而这两类人总是被称为"大胆的"和"羞涩的"。这种差异会对生活的方方面面产生长远影响，从我们的社会关系，到是否愿意接受没有保护措施的不安全性行为。

不过，令人遗憾的是，除了我们前文提到过的精神病学家、哈佛大学荣誉教授杰罗姆·卡冈，公众甚少有机会得到有关性格差异的知识。在退休前，卡冈已经在哈佛大学的工作岗位上度过了四十个年头。2002 年，卡冈被评为 20 世纪最杰出的二十五位心理学家之一，排名甚至高于著名的卡尔·荣格和伊万·巴甫洛夫。[5]就在五十年前，刚刚获得耶鲁大学博士学位的年轻心理学家卡冈在俄亥俄州的菲尔斯研究所找到了工作职位。他在常春藤的导师告诫他说："千万别去——在那里，就像把自己困在与世隔绝的孤岛上，你将从此湮没无闻。"

卡冈并未听从这个建议。在菲尔斯研究所的一间屋子里，他找到了堆成山的笔记本，写满对一些孩子从出生起到青春期的观察记录。卡冈对这些当时已经步入青年的孩子再次做了访谈；而他和他的同事霍华德·莫斯整理材料后，得到的结果令人震惊：从很小的时候开始，某些孩子即显得较为消极且内向，这些特征一直伴随他们长大成人。但在将这些研究所得发表成文时，他们并未对生物学因素可能起到的作用给予足够重视。当时美国心理学界的主流是弗洛伊德的心理分析学派和行为主义学派，这两个流派共同树立了那个年代"儿童的发展全靠后天培养"的正统学说。

"我受到的学术训练让我相信环境的作用，"卡冈说，"它决定一切。我当时是反对生物学因素的意义的，因此我没有继续探索下去——我没有探索性格。"

但是到了 1970 年代晚期，在观察了来自不同文化背景的孩子，且广泛吸收有关行为的神经化学的前沿成果之后，卡冈越来越坚信性格与气质深深地根植于我们的"基本构成"之中——就是说，根植于我们的生物学遗传禀赋之中。现代心理学也再次"发现"了希腊人的智慧。"希波克拉底和伽林距离真理比弗洛伊德更近，这是多么令人惊叹的事实！"卡冈毫不掩饰他的敬佩之情："血液、胆汁、粘液——这些神经递质，它们是如何办到的？希波克拉底和伽林又是怎么知道这一切的？这简直太不同寻常了！"

羞涩的一方

通过在实验室里发展出一种能够检测个性差异的方法，卡冈和他的同事一直引领着有关大胆/羞涩的性格区分的研究。在贯穿几十年的长期追踪中，他们发现，儿童对不熟悉的人和环境的反应差异，早在他们出生四个月之后便可展现！卡冈把妈妈和她们四个月大的宝宝们带进实验室，并观察其行为，这些婴儿将面临一组预先设定的情景。对婴儿来说，这组情景并不熟悉，但并非过分具有威胁性：妈妈使劲儿盯着宝宝看，用录音机播放事先录下的不熟悉的声音，一束五颜六色的移动物品挂在婴儿眼前晃来晃去，等等。

有大约20%的宝宝表现出的行为被卡冈称为"高度反应"：他们不停哭泣，四处爬来爬去，整个身体呈紧张状态，在面对不熟悉的刺激时拱起背部。而另外40%的孩子表现出"低度反应"：面对这些意外，他们似乎都能保持冷静。而这一非常简单的区分，能预示出这些孩子在未来的二十年里发展轨迹的基本方向。当同一批孩子在十四个月和二十一个月再次被带回实验室时，他们要再次面对一系列陌生的人、事和物体。在某一时刻，一个身穿火红的小丑服装、戴着面具的女郎走进屋子，她一边和孩子们聊天一边分发玩具，并且邀请他们和她一起玩耍。然后，实验人员拿进一个由无线电控制的铁制机器人。在安静了一分钟后，机器人开始发出噪音，闪闪发光，动来动去；实验人员邀请孩子们走上前去，摸一摸机器

正常的另一面

人。我们发现，这些小小的挑战对儿童来说是非常微妙的：小丑在屋子里走来走去会对儿童造成轻微的压力。如果让小丑欢呼着一下子跳进屋里，研究者得不到任何关于个体差异的信息，因为所有孩子的反应应该都是一样的：吓得掉了裤子。所以，这个实验的关键之处在于，如何通过轻微地挑战其"趋近/躲避"系统的运行方式，来筛选出儿童在应对陌生环境时所展现出的差别。

在四个月的时候有"高度反应"的宝宝更可能在以后表现得较为内向，也就是说，他们害怕，也会尽量避免不熟悉的挑战。到了四岁，相对其他同龄人，这些孩子更为害羞、安静，在与不认识的同龄伙伴玩耍时也更胆小。[6]到他们七岁时，那些在四个月时有"高度反应"，或是在两岁时表现得极端内向的孩子，更容易焦虑、谨慎，并在社会交往中选择逃避；[7]而那些在四个月时"低度反应"，或者在两岁时无拘无束的孩子则更为合群，爱笑，与陌生人的交流很容易进入状态。对这些孩子在十一岁和十五岁时进行的研究也发现了基本上一致的差别。[8]在婴儿期和随后的童年里表现内向的孩子，其成年后遭遇由焦虑引发心理疾病的风险呈上升趋势。其中大约三分之一在青春期和成年期曾饱受社交焦虑症的困扰。[9]他们的人生轨迹与蒂姆·柯宁痛苦的自述非常相似。

对我们来说，"在面对挑战时迎难而上还是避之不及的态度会因人而异"，以及"内向的孩子更容易成为羞怯的成年人"，这样的事实本不足为怪。但是，为什么如此？是什么决定了婴儿和低龄儿童落在"胆小/勇敢"这一范围的具体位置？答案似乎就隐藏在我们的大脑在适应周围世界时所展示出的细微差别之中。

这一切都写在你的脸上

面对各种未知的体验，是远远避开还是勇敢向前，这样的区别其实深深根植于大脑里早已进化成型的那一部分。以形似而得名的杏仁体是脑细胞的聚集，它主要负责为我们的各种经历贴上相应的情绪标签（比如"当心，这家伙有点危险！"），以及注意到其他人的情绪变化（比如"呃，她生气了"）。

杏仁体的主要工作是评估他人的情绪表达——这可是个大任务，因为面部表情是我们判断他人意图和情绪的重要依据，它是社交意义上的字母表。1872 年，达尔文写道，人们的表情"所揭示出的想法和意图要比语言在这方面的作用真实得多，而且后者很可能传递了错误的信息"（p.364）[10]（本书将在第四章详述这一观点）。而当我们面对新奇的事物，或是可能引发刺激性反应的行为时，你会迎头赶上还是退避不前？杏仁体也决定了个人和不熟悉的他人与环境之间的关系。表情丰富的面孔和陌生的面孔有一个共同之处：都能表明我们正处于对自己有利或是不利的情形之中。一张生气的或是受到惊吓的面孔，对我们来说可能意味着潜在的危险。

神经影像学的研究表明，要想唤醒杏仁体，最可靠的办法之一就是向人们出示情感丰富的或是不熟悉的面孔的照片。[11-13] 我的同事卡尔·舒尔茨等人在哈佛大学进行过一项长达二十年的追踪研究，其实验对象，就是那些在只有十四个月大的时候就被卡冈在实验室里仔细考察过性情的孩子。[14] 当时，身处充满陌生人的不熟悉环境之中，虽然有一些孩子对新的刺激物有恐惧感且主动回避，但大部分孩子表现得相当自如，并未受到环境和陌生人的影响。二十年后，当年的孩子们回到实验室，接受功能性核磁共振成像（fMRI）研究。

尽管所有的被试均为二十岁出头、身体健康的成年志愿者，脑部扫描的结果仍然清晰地展示了已经逐渐淡出的儿童时期截然不同的性格特征。当面对一组不熟悉的面孔，相对于儿童期不那么内向的实验对象，在婴儿期即比较内向的实验对象，其杏仁体的反应要

　　　　　　　　　　　正常的另一面

强烈得多。这个研究结论也被其他类似结论所证实，它们均表明，在看到可能引发不确定性或抒发情绪的面孔时，自婴儿期即表现内向的成年人，其脑部杏仁体的反应普遍更为强烈。[15]

在另一项研究里，舒尔茨和他的团队将目光投向一组十八岁的青少年，他们在四个月时被卡冈分成"高度反应"和"低度反应"两个不同的群体。[16]借助核磁共振成像，他发现了令人震惊的一幕：婴儿期所展现出的个性，造成了实验对象十八岁时大脑实际结构的差异。被归入"高度反应"类别的实验对象，其脑部的右侧前额叶皮层明显更厚，而这一区域对大脑有关恐惧和逃避情绪的生成密切相关。相反，那些低度反应组的婴儿（也就是相对冷静的成年人），脑部的左侧前额叶皮层较厚，这一部分的主要功能是控制恐惧的情绪，并减轻不良情绪带来的影响。在观看陌生人脸部照片时，与婴儿期即具备相对平缓个性的实验对象相比，四个月大时高度反应组的十八岁青少年，其杏仁体反应明显更为剧烈。[17]

如此看来，婴儿的个性特征在成年人的大脑里留下了清晰的足迹——哪怕多年后依然可见，它不仅影响到了脑部结构，也作用于掌管情绪变化的中枢，例如杏仁体和前额叶皮层。

根据舒尔茨的发现，卡冈和其他学者得出了这样的结论：婴儿期的高度反应行为以及儿童期的羞怯/内向个性，实际上是大脑如何应对新事物以及潜在威胁这一内部差异的外在表现。对内向且容易害羞的孩子来说，其脑部负责控制情绪的回路（即大脑边缘系统）的阈限较低；也就是说，面对不确定性和潜在风险，判定标准更低，反应更为强烈。该系统易受刺激，非常敏感，像个功率被调高的放大器。一旦开启，作为大脑边缘系统的关键节点，杏仁体就会不断向其他中心部位输送强调压力的反应信号。交感神经系统作出"或打或逃"的预警，同时负责感受压力的荷尔蒙轴开始分泌皮质醇，让从大脑到身体做好大范围的防御行动准备。

有关羞怯与勇敢的个性之分，其进化论意义上的根源早已深植于生命进化之树的茂密根系之中：对新奇事物带有恐惧意味的行为反应一直存在。不管是老鼠还是猴子，只要是哺乳动物，在引发内向和胆小的性格特征的生物学因素中，我们都能发现与人类相似的脑部以及荷尔蒙系统。[18,19]

性格之成熟

这些在我们与这个世界打交道时的差异，其背后的生物学基础伴随了我们从婴儿变为成年人的全过程。而且，在成年人的生活中，它留下了很多更为清晰的痕迹：人际关系、职业情况，甚至我们的精神健康。在婴幼儿期就比较害羞的人，步入青春期之后很可能社交圈子较小[20]，罹患焦虑症的风险更大[21]，特别是社交恐惧症[9,22,23]；社交恐惧症会让他们对交往和公开展示自己的行为感到恐惧，从而身心俱疲。这也是蒂姆·柯宁来到我的诊室的原因。

"那种感觉仿佛灵魂出窍。"在我们第二次会面时，蒂姆向我描述了他大学毕业后在软件公司工作时吃午饭的煎熬。每天，他和同事都要到外面就餐。大家准备去吃饭开始闲聊时，他的意识即开始处于满负荷状态。与其说他是在吃午饭，还不如说是没背台词就被推上舞台，彻底暴露在刺眼的灯光下，台下的观众对他说的每句话、每个手势都在评头论足，指指点点。他敢肯定，同事们一定听到了他的心怦怦在跳，嗓音刺耳，看到他把叉子送进嘴里的时候手一直在颤抖。就这样痛苦地煎熬了几个星期之后，他不再参加同事们的聚会了，借口是要抓紧时间工作以赶上进度。

蒂姆的大脑对来自他人的社会性判断极为敏感，这也是社交恐惧症的核心症状。实际上，社交恐惧症的生理学机制就像是普通人害羞的生理学机制的延伸。对社交恐惧症患者的脑部扫描结果显示，在面对公众在公开场合讲话[24]、在大脑中想象那些令人难堪的场景[25]，甚至只是看到其他人略带轻蔑的表情时[26,27]，社交恐惧症患者大脑中的杏仁体和前额叶皮质都会产生非常剧烈的反应。

那些在"羞怯—胆大"两极另一端的儿童又是怎么回事儿呢？小时候，这些孩子毫无畏惧感，踏入任何陌生的环境对他们来说都不是问题。他们总是被冲动支配，永远不怕冒险。这些儿童的生活轨道看上去与个性内向的人完全不同。一项对1000名儿童的追踪研究显示，那些在三岁时即已表现出"自我控制能力不佳"倾向的孩子，成年后更有可能以身犯险或有暴力行为——刑事犯罪、酗酒、不安全性行为或是酒后驾车等。[28] 他们很难与他人形成亲密的信任关系，经常失业，有工作时被炒鱿鱼也是家常便饭。缺乏自我控制能力的儿童很容易成为行为问题的牺牲品：暴力倾向、反社会倾向；儿童心理学家把这些症状称为"破坏性行为失常"，其中就包括大名鼎鼎的注意力缺陷多动症（ADHD）。[29,30]

有一点请一定要搞清楚：我们讨论婴儿性格的区间，指的是在出生后的最初几个月里，婴儿接触世界时所表现出的正常的行为方式的差异。但是对有些婴儿来说，极度的羞涩或大胆是其后可能的失常行为的原因和伏笔。

因此，如果一个人天生的神经系统决定了他过于活跃或内敛，哪怕是比较内向或大胆，那么个体一生的性格就无法改变了吗？当然不是。我们都知道，周围的环境也能改变个体的人生轨迹。性格内向的孩子若是一直生活在过度保护欲妈妈的干涉与控制之下，长大后很可能依然内向且畏惧社会交往。而妈妈的照顾不是那么面面俱到，或是两岁之前被送到托儿所照顾的孩子，在四岁时依然非常内向的比例即大为下降。[31,32]

性格与环境之间的互动复杂而微妙。举个例子来说，内向的儿童更容易挨欺负[33]，而受委屈、挨欺负则让这些孩子更加羞涩并害怕与他人交流。个性只是原料。我们的原生家庭、点点滴滴的经历，以及人生中总也免不了的磕磕碰碰、起起伏伏——它们共同塑造了每个人独一无二的个性。

五种个性特征

在讨论"个性"这一概念时，我所指的是，能决定个人与周遭世界相处特定方式的那些永久性身心特征。人类性格中的先天因素，会影响我们遭遇生活中的各种点点滴滴时的所作所为；而这些因素的影响力，不因时间流逝而减弱或消退。这些特征有助于我们对他人作出判断："她真是为人友善"，或是"他怎么这样不好接近"，或是"他太小心谨慎了"。我们都有一大堆用来给自己和他人归类的词汇：利己主义、群居动物、百无一用、冷漠无情、乐天派，等等。在线约会网站 eHarmony 总结了"能保证健康快乐两性关系的29 个要素"。那么，个性特征或是维度究竟有多少相关因素呢？

1936 年，心理学家戈登·奥尔波特和 H. S. 奥德贝特[34] 尝试以系统论的方式来解答上述问题。首先，他们提出的假设是，如果有一种特征的辨识度达到足以代表某种真实存在的东西的标准，那么就用一个词来给它命名。而这些研究者接下来的计划只能用"让人震惊"来形容：他们以 1925 年版本的《韦氏新足本国际大词典》为标准，找出了其中每一个用来形容人与人之间行为差异的词语。在从该词典中筛选出的超过 50 万个单词中，他们又过滤出了17953 个描绘人类行为差异的具体解说项，并最终确定了 4500 个能展示"真实的"人类个性差异的词语。

不过，以研究人类个性为生的人会很乐意告诉你，能精确描述我们行为中的个体差异的、相对稳定的个性领域，其实只有很少的几个。根据最近几十年来收集到的大量数据，这些学者向世人表明，每个人的个性其实都可以归结为五个能将所有相关因素包含在内的领域（通常被称为"五大巨头"）：神经质、外向性、开放心态、亲和力，以及责任心。我敢打赌，要是让你选择个性之最重要的方面，这五个因素绝对不是你的第一选择。不过，基本上，有关个性的任何测量方式都无法逾越其所涵盖的范围，它们似乎无处不在。类似的研究来自众多差异巨大的不同国家，如芬兰、以色列、韩国、日本、中国、德国和葡萄牙。[35]

此处的神经质，指的是一种易于受到忧虑、不稳定的情绪和负面情感因素影响的倾向，达不到冷静而稳定的精神状态。外向性体现了人类个性中活跃、热情，以及寻求刺激和他人陪伴的因素。那些不太外向（也就是更为内向）的人通常比较安静、保守、胆怯而沉默寡言。而在"开放心态"这个维度里，涵括了好奇心、创造力和对陌生事物以及全新经验的接受程度。同时，它还与审美能力密切相关。开放性较低的人，一般来说更为守旧、保守，在品位上也更趋于传统。亲和力考察了个人是否具有同情心，能否为他人着想并具备合作精神；与其相反的是强烈的敌意，多疑且不友好。最后，责任心指的是有自我约束能力，有明确的目标并且能将其作为行动指向，反之则是杂乱无章或者不可靠。

尽管以上特征跨越了国家以及文化的界限，基本上准确地概括出了个性中的变化因素，研究者还是发现，在不同地区，人群的个性特征会呈现一些有趣的区别。事实上，一项以超过60万美国人[36]为调查对象的数据显示（图2.1），这些人的性格特征以地区为标志，与人们对不同美国地区居民的刻板印象出奇地一致：东海岸的人更多具备神经质特征，而外向积极、乐于助人的精神则深植于中西部居民之中。在美国的哪些地方能找到有亲和力又好客的家伙？你当然猜得到：中西部和南部。不过，其中也不乏特立独行之处：在性格外向和具有亲和力方面，南达科他州的老派居民都能在全美

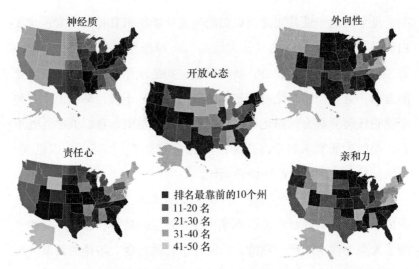

神经质　　　　　　　　　　　　　　　外向性

开放心态

责任心　　　　　　　　　　　　　　　亲和力

■ 排名最靠前的10个州
■ 11-20 名
■ 21-30 名
■ 31-40 名
■ 41-50 名

图 2.1　五种个性特征在美国各州的分布情况。承蒙 SAGE Publications 授权使用图片。

国拔得头筹，可是在开放性的表现上，同样一批人居然排在倒数第一！相反，阿拉斯加人几乎在所有五项标准上都排在末位或接近末位，这能说明什么？一个典型的阿拉斯加人，应该是这个样子的：他／她既冷静又不好相处，内向而不思进取，还排斥一切非传统的东西！如果想找一个心态开放、热情好客的邻居，而且最好他还能保持情绪稳定且具备责任心的话，那你一定要去犹他州试试看。

对全球范围内各种文化的研究表明，各个国家所展示出的性格特征千差万别。一项针对全球 51 种代表性文化的研究显示，巴西人最为神经质，北爱尔兰人最外向，德裔瑞士人最为开放而包容，捷克人最为随和，而菲律宾人和德裔瑞士人在责任心这一项上平分秋色。[37]

"五巨头"模型（the Big 5）也曾受到批评，比如，这些特性的确立建立在这样的基础上：问卷集中询问了被调查者在"通常状态下"的行为表现，但并未强调这种行为表现也许并不适用于另一种"通常状态"。不过，对个性范围的划分甚至也存在于动物王国之中，例如，人们在孔雀鱼、章鱼、猫、狗、猪、猴子和大猩猩等动物的身上都找到了类似特征。就连某些驴子都具有一种可以近似称为"活泼"的个性，其与人类所展示出的外向性格非常相似（尽管我得承认，"一头活泼的驴子"这个概念，让我感到不太舒服）。[38]

不同的人生轨道

那么，究竟是什么决定了不同个体在性格和个性上的差异呢？正如其他与精神相关的功能一样，答案是，遗传基因和环境因素的多种变化所形成的组合。*

事实上，遗传基因能影响个性与行为的看法并无争议。即便你对基因在人类行为中起到的重要作用持怀疑态度，也不会否认众多遗传因素控制个人行为的现象。在日常生活中，狗这种动物可谓是完美展示了行为遗传学特征的"海报物种"。不同种类的犬只，其行为特征和个性千差万别；实际上，现存的数百种犬类，基本上是其驯养者运用遗传选择的方法，有意识地创造出的一种动物，它们都具备某些特殊的性格和身体特征。在美国，很长一段时间里，人类饲养最多的是拉布拉多寻回犬，而这并非因为其主人有寻回失物的需求。这种狗最吸引人之处在于其性格，全美犬类俱乐部把它形容为一种"友好、外向、天性驯良的狗，主动示好，对人类和其他动物都不具备攻击性"。[39]

不过，人类并未被按照不同的行为模式来驯养，所以遗传基因对人类个性的深刻影响不如在犬类上体现得那样明显。尽管"苹果落地之处不会离它长熟的那棵树太远"这句貌似真理的话早已是老

---

* 我所说的"环境因素"，涵括了所有 DNA 序列以外的因素，包括自然环境（食物、气候类型）、社会环境（与他人的互动、家庭及社区的规模），甚至妊娠环境（子宫）。

生常谈，但是大体上来说，通过家族遗传的性格特征实际上可能与遗传基因并无太大的关联。在成长的过程中，儿童无时无刻不在观察父母的行为。任何行为上的相似性也许仅仅是这种模仿效应的结果，这样的可能性一直存在。表亲之间有很多相同或相似的特征。但是完全可能是因为其家庭环境是如此的相似。

那么，我们该如何确认遗传因素是否影响到了人类的性格与个性？要想单独考察遗传因素的作用，方法之一是将基因上完全一致且在相同的家庭环境里长大的"克隆"儿童，以及生活在不那么一样的环境里的兄弟姐妹进行比较。如果同卵双胞胎在行为上表现得更加一致，那么我们即可以得到结论：这是缘于其强烈的遗传相似性特征。也许这听上去像是来自疯狂科学家的异想天开，但这种研究方法实际上已被多次实施，即"双胞胎研究"。

在双胞胎研究中，研究者将完全相同的双胞胎（同卵双胞胎，又称 MZ 双胞胎）的相似性特征与遗传学意义上不完全相似的双胞胎（异卵双胞胎，又称 DZ 双胞胎）的相似性特征进行比较。如果与异卵双胞胎相比，同卵双胞胎的成长环境并非更为相似，那么同卵双胞胎在某些方面显示出的更大的相似性（比如内向性格），至少可以部分归因于其遗传相似性。

行为遗传学家测量了遗传变异的重要性在不同人群中的区别。这种遗传变异也被称为遗传可能性，它指的是在某个特定人口中，某种特征中由于个人遗传基因的差异而引发变异的比例，其范围是 0（遗传基因的差异没有任何作用）到 100%（完全由遗传基因差异造成）。

由于遗传可能性这个概念将在本书接下来的众多章节中出现，我首先要说明一下与它相关的几个问题。

首先，遗传可能性并不涉及特定个体的全部遗传因素。因为遗传可能性关注的是一个人群中某种特征因遗传基因差异而引发变化的比例。所以，只有在比较多个人群而不是个人时，对遗传可能性

　　　　　　　　正常的另一面

的讨论才是有意义的。如果体重的遗传可能性为 70%，这并不意味着泽尔达阿姨的肥胖 70% 应归因于她的遗传，其余 30% 则由环境因素造成；而是告诉我们，在某个人群中，遗传变异因素可以解释其体重差异的 70%。对于某个特定个体来说，我们不能以这种方式将先天因素和后天因素截然分开。

其次，某种特征的遗传可能性对不同人群所起到的作用可能相差很大。让我们再以体重为例。在一个饮食结构差异很大的群体中，环境因素可能决定了体重差异的绝大部分；而如果某个群体中大部分人的主要食物都差不多，遗传差异的影响就更具决定性。体重的遗传可能性对第一个群体的影响要小于对第二个的。

因此，遗传可能性最主要的价值是为我们提供了测量某个人口中遗传因素对于特征差异影响作用的一种方法。

而且，双胞胎研究一直显示，常见气质类型与个性特征的遗传可能性约占 40%～60%。也就是说，遗传因素的差异能为解释某一人口中内向和害羞的孩子大致的分布情况，以及外向或神经质的成年人为何如此提供大概一半的信息。[40-47]

而遗传可能性的最大问题是，它不能明确指出究竟是哪种遗传基因对个性与气质造成影响。它也无法告诉我们，这样的基因有几种，它们的运行机制是怎样的，以及每一种基因能单独起到多大作用。一直到不久之前，鉴于如个性等人类特质之复杂，科学家们均未能完全掌握能对其造成影响的各种基因的测量方法。但最近二十多年来，这一切正在发生改变：借助一系列科学上的重大发现和突破，我们已经具备了分析并解码人类基因组的能力。科学家开始将分子遗传学技术运用于解开哪些基因参与了塑造了人类的性格与个性，以及其施加影响的模式如何。如果遗传变异大约能解释人类个性差别的 50%，我们就会问，到底是哪些遗传变异在其中发挥了作用？

"黏上"别人

有关遗传基因如何影响人类气质与性格的强烈佐证之一，是某些由于基因缺失而引发的罕见病症。

第一次和十九岁的格雷格·切斯隆见面时，他身体前倾，向我伸出双手，热情地打招呼："嗨，你好吗？"这样的问候通常来自急于求职的应聘者，但实际上我们当时正坐在医院的一间诊疗室中。他的妈妈告诉我，格雷格总是受到他人的吸引。第一天上学时，格雷格会径直走到教室里其他孩子的面前，询问他们的名字，并尽力让自己融入交谈之中。大部分儿童在面对陌生人时常常会有的紧张感在格雷格身上一点儿也找不到。如果个性的差异部分由大脑中"前进/逃避"的系统而定，那么格雷格的刻度盘指针看起来永远指向"前进"的方向。

在几分钟的交谈里，他已经向我透露自己非常热爱音乐，并关切地询问我的爱好。他的妈妈表示，在超级市场里，面带友好微笑的格雷格也会走向陌生人并开始攀谈。与他人打成一片的热望让格雷格在老师和其他成年人中很受欢迎，但有时候也会使他遭到同龄小伙伴的嘲弄和奚落。这是对所有人不加分辨的友善带来的代价，也让他的妈妈经常担心，他可能会被某些不怀好意的陌生人所利用。七岁时，格雷格被确诊患有威廉姆斯综合症（Williams Syndrome）。这一诊断使他的家人大吃一惊，但回过头去看，他以往在行为上的种种表现和症状也就不难理解了。

威廉姆斯综合症是一种遗传缺陷，在儿童中的发病率约为1/7500，发病原因是第七号染色体上的一部分基因缺失。一般来说，患有威廉姆斯综合症的儿童丢失了包含25种不同遗传基因在内的约160万个碱基序列。不难想象，如此重大的基因缺失必然引发非常广泛的影响。例如，有些重要的血管发生畸形，是因为某种能生成弹性蛋白的基因缺失，而这种蛋白质决定了结缔组织的强度和弹性。[48]威廉姆斯综合症常使得血液中的钙含量以及荷尔蒙系统产生问题的风险增加；而且几乎所有患儿都对声音极度敏感。威廉姆斯综合症患儿的外貌特征经常被描述为古灵精怪，鼻子短小上翘，宽嘴厚唇。通常他们在智力上也有一定欠缺，平均智商仅为55。[49]

不过，威廉姆斯综合症患儿最典型之处是对他人的强烈兴趣。自婴儿时期起，这一兴趣便显露无遗；不同的面孔能使他们兴高采烈。与患有威廉姆斯综合症的幼儿面对面可算得上巨大挑战——他直勾勾地盯着你的眼睛，神魂颠倒，目不转睛。在成长过程中，他们会越来越外向，不断向四周撒播温暖和货真价实的热情。

患有威廉姆斯综合症的儿童极为友善。他们时刻"黏住"别人，极度渴望发展并维持与他人的亲密关系。这些患儿聊天时如鱼得水，而且通常对他人的感觉和反应非常敏感。

威廉姆斯综合症患者丢失的遗传基因，以某种方式作用于大脑中负责对社会世界做出情感性反应的区域，使他们表现出与羞怯的社交恐惧症人士截然相反的行为方式。在面对害怕或愤怒的面孔时，他们的杏仁体反应受到抑制。[50]但这仅仅是故事的一部分——高兴的面孔能促进杏仁体的反应！[51]所以，引起威廉姆斯综合症的染色体缺失似乎也能改变杏仁体在针对他人的积极态度和引发正面情绪上的运行机制。这也是我们探究那些威廉姆斯综合症患者乐观个性特征的一把钥匙。与焦虑而内向的孩子对潜在的威胁特别敏感相反，威廉姆斯综合症患儿"总是"偏向生活中的快乐。[52]不出意外的话，威廉姆斯综合症患者完全不用担心会患上社交恐惧症。

长的和短的

在讨论性格的遗传基础时，威廉姆斯综合症的例子算得上一个异类。对大多数人来说，我们与周围世界互动的方式并不能完全追溯至某一条特定的 DNA。气质与性格相对宽广的范围反映出众多遗传因素互相作用的结果，它们均为这幅巨作作出了自己那份小小的贡献，并且不停地从周遭环境和我们的生活经历中汲取经验。也正因为如此，当读到报纸上硕大的标题——"科学家终于找到决定焦虑的遗传基因"，或是"引发躁郁症的基因"，或是有关"任何事"的基因，你只需对它们翻翻白眼。没有"一种"遗传基因足以决定如此复杂的特征。血液中胆固醇含量高，会提高患上心脏病的风险，但它并不一定会造成心脏病。很多胆固醇高的人没得心脏病，而不少心脏病患者的胆固醇也并不高。所以，对心脏病来说，胆固醇只是众多危险因素之一，正如某个特定的基因变异（等位基因）可能是躁郁症的潜在原因。事实上，最近的研究结果使科学家确信，某些基因变异会提高患精神分裂症或躁郁症等精神疾病的风险。[53,54] 但是，得出这样的结论需要建立在非常庞大的研究样本的基础上，至少需要几千个研究样本，因为每一种基因变异的作用可能极为微小。

现在我们已经了解到，DNA 因素会对个人在行为和罹患精神疾病风险上的差异造成影响，同时我们也意识到，任意一个单独的基因变异都可能引发微妙的变化。人类的个性是"高度多基因化"的——也就是说，它是成百上千个独立的基因变异共同作用的结果。无论如何，行为遗传学家还是将其目标锁定了其中的一小部分；要是让他们列出 10 种最重要的基因，SLC6A4 毫无疑问会是其中之一。

SLC6A4 基因负责制造一种名为 5- 羟色胺转运体（也称 5HTT）的蛋白质。5- 羟色胺又称血清素（serotonin），是一种神经递质，多年来一直被学界公认为在脑部回路中对情绪、焦虑和攻击性部分的发展和运转具有关键性作用。一般来说，神经递质的作用类似化学反应信使，它负责连通神经细胞之间无数小小的连接点，后者又

　　　　　　　　　正常的另一面

被叫作神经突触。在各处的血清素突触，由突触一方的（突触前）神经元释放出来的血清素跨过亚微观的分界，与相邻的（突触后）神经元连接在一起。释放血清素的神经元迅速凭借血清素转运体的帮助"抓到"多余的血清素；在这一过程中，神经递质就像一个很小的泵，从各个突触收集血清素，并将其带回神经元内部。因此血清素转运体的职责就是从突触那里再吸收血清素。

这个小小的"单分子泵"堪称制药行业最大的摇钱树之一。基于"抑郁症的病因即脑部血清素调节异常"的理念，在全世界范围内广泛使用的抗抑郁类药物——百忧解，以及它的"兄弟姐妹"左洛复、帕罗西汀、依地普仑等，均被设计用于阻碍或抑制血清素转运体的作用。这也是它们被称为 SSRI 的原因——选择性血清素再摄取抑制剂（selective serotonin reuptake inhibitors）。

与其他遗传基因相似，SLC6A4 也有自己的一块叫作"启动子"（promoter）的领地，它负责规划基因的活跃程度，也即，究竟要制作多少血清素转运蛋白质。1966 年，德国科学家在 DNA 序列中发现了 SLC6A4 基因启动子的一种普遍变异（称为 5HTTLPR，见图 2.2）：长型变体（或等位基因），与短型相比，它整整多了 44 个编码字母。这个区别使得那些带有短型变体的基因在制造血清素转运体的过程中相对被动。携带一两个单拷贝短型等位基因的神经元所制造出的血清素转运体大约只有完全不携带短型等位基因的神经元的一半。[55]

研究结果表明，在有欧洲—美洲血统的人群中，大约 75% 的人至少携带一个短型变体，20% 的人携带两个短型变体。由此造成的较低的血清素转运体水平似乎在这些人的大脑中预设了面对威胁和负面体验时的反应模式。部分（并非全部）研究显示，带有短型变体的人在神经质、倾向于远离威胁和伤害等个性特征上名列前茅，而这样的特征通常与焦虑型人格相关。[56-58]

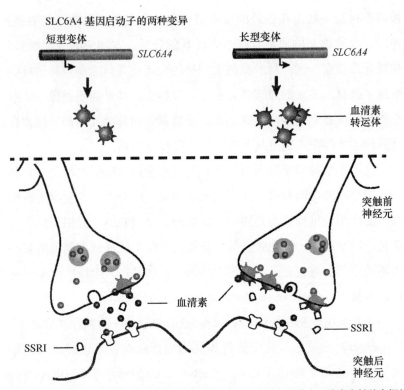

图 2.2　血清素转运体基因（SLC6A4）启动子的变体（上图）和其在血清素突触处发挥的作用（下图）。携带短型变体的基因制造的血清素转运体较少，后者负责将血清素再吸收入（突触前）神经元。作为抗抑郁类药物，选择性血清素再摄取抑制剂（SSRI）通过阻碍血清素转运体来发挥疗效。

　　SLC6A4 基因启动子的 DNA 变异是否确实能影响到大脑对潜在威胁的反应？在一项具有开创性意义的研究中，莫哈默德·哈里里和他的同事将一群健康的成年志愿者分为两组：一组的成员至少携带一条短型变体，另一组携带两条长型变体。然后，志愿者被要求完成类似卡尔·舒尔茨研究内向性格时运用功能性核磁共振成像的任务。研究者向被试展示一系列表征愤怒或恐惧情绪的面孔。许多神经影像学方面的研究显示，面对情绪化的面孔会引发杏仁体的反应，而容易焦虑者的杏仁体反应更为剧烈。哈里里和他的同事发现，携带短型变体的人对愤怒与恐惧的面孔的反应更强。[59] 分散在全球各处的研究小组马上行动起来，着手进行同样的实验，其结果支持了首次实验得到的结论。[60] 进一步研究显示，短型变体会从大脑的前额皮质部分发挥作用，使杏仁体上某个负责控制情绪之"闸门"的作用减弱。[61] 如此一来，那些携带短型变体被试的脑部杏仁体受到的抑制作用减轻，他们对险象之反应也就更为强烈了。这些人总是能在其他人的脸上读出潜在的威胁。

　　不过遗传因素并不是单打独斗。很多证据表明，血清素转运体的短型变体会因其携带者生活经历的差异而遵循不同的运行机制。遗传因素的作用取决于你的生活环境。举个例子，某项研究的结果显示，若是母亲的社会支持体系不佳，则其携带短型变体的子女更为沉默内向，行事迟缓；[62] 而那些经历过生活中重大压力事件的短型变体携带者，其大脑回路在感知威胁时的活跃程度明显更高。[63]

人鼠之间

　　即便已经认识到血清素转运体的差别可以对人类的性格造成影响，我们也要明白，它绝不是一般意义上的"那个"基因。正如我已经提到的，性格的遗传可能性牵涉众多遗传因素，每一种都参与塑造了我们的大脑和周围世界互动的模式。既然如此，我们能否确切探知其发挥如此精妙作用的方式？我和同事们已经对这一问题的答案追逐了十多年之久。我们认为，害羞而内向的性格也常见于许多动物身上，例如老鼠。而由于可以在其身上进行无法施于人类的遗传基因实验研究，鼠类模型具有非常重要的意义。而从遗传基因的角度来看，人鼠之间又极为相似。实际上，鼠类基因的99%以上能在人类基因谱中找到对位。[64]

对鼠类的大规模养殖和杂交为科学家迅速绘制出能影响行为的基因图谱立下了汗马功劳。不仅如此，借助更为高端的基因靶向技术，科学家甚至可以在鼠类的基因图谱中"删去"或"插入"特定遗传基因。比如说，我们可以从胚胎期幼鼠的基因组中"抽出"某种特定基因，并观察失去这种基因对鼠类此后的生活可能造成哪些影响。要是它们更为胆小，我们便可认定该基因与恐惧行为具有某种关联。而如果能找到鼠类身上与内向或胆小的性格相关的基因，我们也能考虑同样的基因能否影响人类行为。

1995 年，来自牛津大学的一群科学家报告称，鼠类 1 号染色体的某个区域与其恐惧行为有关。[65] 后续研究证实了该结论，但具体是哪个（或哪些）基因仍然是个谜。2004 年，牛津大学的这一研究团队似乎找到了答案。凭借对鼠类基因测定的全新技术，他们指出一个名为 rgs2 的基因至少是"罪魁祸首"之一。在一组有关恐惧行为的实验中，携带某一版本该基因的鼠类表现出了拘束而内敛的特质。同时，被"抽取"了（未携带）rgs2 基因的老鼠则显得既内敛又"焦虑"。[66,67] 与个性内向的儿童相似，这些老鼠的交感神经系统总是处于过度活跃状态（"要么打，要么跑"）。[68]

那么，rgs2 基因的作用为何？首先，它能制造出一种可以控制神经细胞针对神经递质（包括血清素、去甲肾上腺素和多巴胺等）如何做出反应的蛋白质；而这些反应是有关个性、焦虑、情绪和压力反应的生物学知识的核心论题。当神经递质在神经细胞上与自己的受体结合，后者便对那些能够在细胞内启动连锁反应的蛋白质（称为 G 蛋白质）发出行动信号。而 rgs2 蛋白质能缠住已被激发的 G 蛋白质不放，迫使后者停下来，为神经递质信号提供了重要控制钮。因此，rgs2 基因的失能或彻底缺失，可能会使大脑细胞面临由血清素等神经递质造成的过度刺激的危险。你也可以想象得到，rgs2 在大脑中众多影响个性和情感的区域均极为活跃，例如杏

　　　　　　　　　　正常的另一面

仁体、海马体和脑皮质。[69-71]

　　人类同样具有 RGS2 基因。如果老鼠的 rgs2 基因影响了它们的性格，人类会不会具有类似效果？我所在实验室的科学家观察了一部分曾参与杰罗姆·卡冈在哈佛大学研究的儿童；而在我们的个性测试（本书前文有介绍）中，他们要面对陌生人和不熟悉的环境。接下来，我们要求孩子和他们的父母向杯子中吐口水，以从其唾液中提取 DNA，来分析人类的 RGS2 基因变异情况。我们发现，携带特定 RGS2 基因变异的儿童更为羞涩和内向的可能性是其他儿童的三倍。而其中一个基因变异已经显示出和 RGS2 基因的低水平表达有关。也就是说，RGS2 基因越少，越可能是焦虑型人格——与我们根据鼠类实验所做的预判一致。

　　接下来，在与同行——加州大学圣迭戈分校的默里·斯坦因和马丁·鲍鲁斯，耶鲁大学的乔·格伦特的合作过程中，有鉴于类似内向的儿童，内向的成年人通常也很害羞且警惕陌生人的事实，我们探讨了 RGS2 基因能否影响成年人的内向人格问题。在分析大约 750 名完成个性评估的成年人的 DNA 后我们发现，预示着羞涩而胆怯的童年的 RGS2 基因，同样和长大成人后的内向沉默有关。

　　此处的核心问题在于，我们能否切实探明这种基因在大脑深处是如何塑造个性并引发社会性焦虑的。为了解答这一问题，必须让一组成年人在观看情绪化的面孔时接受核磁共振，并检查他们的 RGS2 变体。显然，那些携带与内向的个性和压抑性人格有关基因的个体在观看这些面孔时，其脑部两个掌管情绪的关键性位置肯定会有更为强烈的反应：那就是杏仁体和岛叶。[72]

必胜型人格？

　　RGS2 基因的成名有两个原因。其一，它首次提供了从行为学和神经生物学两个角度都能观察到的，某种特定基因作用于个性与气质的明证。其二，RGS2 的特点为"至少有部分与性格和焦虑型人格有关的遗传影响是在物种进化过程中被保存的"这一观点提供了强有力的证据。它说明，能引发焦虑行为并作用于大脑功能的某一种基因既存在于老鼠身上，也寄身人类。血清素转运体的长型变体和短型变体同样指向人类的进化历史，尽管这段历史离我们其实很近——这种变异大约在 4000 万年前出现，因为它最早见于猴子和猿类，比它们更早的哺乳动物身上则不见踪影。[73] 有意思的是，猕猴携带长型等位基因和短型等位基因的概率与人类非常接近。这又提出了一个更有趣的问题——为什么呢？

在自然选择的过程中，会造就胆小且"神经质"动物的短型等位基因为何能幸存下来？有几种可能的解释，其中之一认为，自然选择过程有意"无视"了这种变异。也就是说，它并未对灵长类动物在繁殖意义上的适应性造成影响，因此自然选择任其自生自灭。若这种说法能说得通，它不能解释为什么血清素转运体基因在 4000 万年前的一次性突发变异，其出现范围是如此之广泛。也有可能，这种能作用于个性与气质的基因变异绝非进化意义上的"杂音"，而是因为自然选择过程很可能"青睐"某个或某些性格特征。很明显，外向的性格具备了一定意义上的选择性优势。比如说，乐于和同类相处且活泼友善的个体在择偶时的机会更大。不过，即使是偏抑制性的行为也可能成为繁殖意义上的好策略：时刻保持对新环境和陌生人（对动物来说，是同类）的警惕性，会免于沦为猎物的命运，也不会陷入致命的争斗。

也正因为此，对类似性格特征有促进性作用的基因变异很容易在自然选择的过程中雀屏中选。记住，这些特征是可以遗传的——这就意味着，个体在这些特征上的表现各不相同。而如果某种个性或气质类型上具有明显优势，遗传选择过程难道不是必然将其固定

　　　　　　　　　正常的另一面

为人类天性的一部分吗？要是胆小或者规避风险能保护我们的祖先免受伤害，则那些内向而羞涩的个体应该具有繁殖意义上的绝对优势，并逐渐取代所有爱冒险的同类。能促发内向、压抑型行为的等位基因在被选中后，将一直保持其极高的出场率。这是否预示着遗传中能塑造个性的基因变异会基本趋同，甚少变化？随着个体差异和基因变异的逐渐统一，性格与气质的遗传可能性将最终归零吗？我们当然知道，情况绝非如此。

万事均有度

在解释自然选择为何要在个性塑造方面保留多种变异时，我们一定要注意一个概念——平衡选择。其基本理念在于，与生活中的其他事情一样，个性特征也要有所权衡和取舍。与他人结盟时，亲和力的作用不可小觑；但一旦必须通过奋斗才能保卫自己或家人的利益，亲和力便失去了价值。平衡选择的一种表现形式——遗传学意义上的杂合性优势（通过携带某个基因突变的副本而获得），在医学领域得到了广泛应用。例如，β 球蛋白基因在为一种能制造血红素的蛋白编码方面至关重要，但携带两个 β 球蛋白基因变异副本的人很容易染上非常痛苦的致命疾病——镰状细胞贫血症。镰状细胞变异改变了血红细胞的弹性，当血液中含氧量降低时，使血红细胞呈僵硬的镰刀状。僵化的血红细胞会堵塞毛细血管，切断对组织的血液和氧气供应，很可能引起剧痛甚至死亡。

那么自然选择为何没有断然放弃这种可致命的变异？研究发现，只携带一个镰状细胞变异副本（即镰状细胞的温和形式）能显著降低罹患疟疾的风险，而后者是世界上死亡率最高的疾病之一。由于只有携带两个变异副本才可能染上镰状细胞贫血症，只携带一个变异副本（遗传杂合子）的人能对镰状细胞贫血症和疟疾双重免疫！基于此权衡取舍的自然选择让疟疾横行地区的很多人均"装备"了镰状细胞变异。同样的现象即解释了自然选择过程在涉及个性特征的基因方面，对短型变体作用的"网开一面"。

当然，人类的气质类型与个性特征五花八门，各有所长；这就决定了权衡取舍既要独立发挥作用，也要和其他特征合作。活泼外向、神经质和友好率直等不同特点以不同程度组合起来，有利也有弊。当每种个性特征都受到众多遗传因素的影响，而且每种个性特征的优点都随时间变化并可能受环境制约时，某一种等位基因被自然选择过程彻底抛弃的可能性就很小了，即使它在有些时候处于劣势。[74]

走出非洲

通过气质的案例，我们已经踏上了追踪自然选择在人类行为进化过程中所留下浅浅足迹的漫漫长路。比如说，有证据表明，随着人类开始在全球范围内大规模迁移流动，一个与个性有关的基因变异也出现得越来越多，后者的作用是逐渐提高人类面对新环境时的适应能力。[75]

多个研究指出，在决定一个人是否愿意迎接新挑战方面，神经递质多巴胺具有举足轻重的影响力。多巴胺受体位于人脑中负责激励、探索和回报的部分。就像杏仁体和负责恐惧的脑部回路将某些刺激解读为威胁并想方设法回避一样，多巴胺受体所在的区域把其他刺激视为可带来回报的好机会，并且努力迎上去。

负责生产多巴胺受体之一（多巴胺受体 D4，也称 DRD4）的某种基因变异能使携带它的人勇敢，好奇心强，热爱运动；他们不仅对同类有兴趣，也喜欢鸟、狗和马等动物。[76-81]在这些基因重复的 DNA 序列里，某些变异决定了 DRD4 受体对多巴胺的反应模式。每个人携带重复 DNA 序列副本的数量各异，很多人有四个副本（四个等位基因），不过也存在其他变异，如一种有七个副本的变体会削弱 DRD4 受体的作用。这种有七个重复变体的等位基因可以激发人类对新事物的好奇心，但同时也是注意力缺陷多动症（attention deficit hyperactivity disorder，ADHD）的风险因素。[82]

在掌握了有关基因组结构的详尽知识以后，科学家们用大侦探的劲头用来追踪遗传基因变异影响行为方式的进化历史，仿佛达尔文从 18 世纪穿越而来，参演热门剧集《犯罪现场调查》（*CSI*）。利用 DRD4 基因变异模式的线索，一组遗传学家成功地将激发人类好奇天性的七个重复变体等位基因的源头定位为大约五万年前首次出现于现在的非洲大陆。在人类进化的历史长河中，这个时间点与现在的我们相去不远，几乎与上一次人类的非洲大迁徙同时。[83] 无论如何，这次距离很近的基因变异逐渐普及至全世界所有的人口；它非但没有减少或消失，反而愈发繁盛。

但，自然选择过程为什么保留了 ADHD 这种遗传风险因素？一种可能性是，携带七个副本等位基因的个体在某些情况下具有优势。例如，在某些环境里，如果食物供应和其他自然资源急剧变化或者突然消失，反应迅速、及时迁移并愿意去寻找新的立足之处的人，生存几率要明显高于行动慢半拍的同伴。前者坚信："环境越艰难，硬汉越吃香。"由于恰当地顺应了当时环境对能激发好奇心的遗传变异的渴求，携带七个副本的等位基因在地球上遍地开花，哪怕是距离非洲大陆最远的角落。这次大迁徙横跨非洲、欧洲、亚洲和北美洲，最终抵达终点南美洲；而七个副本的等位基因实际上是这一地区最常见的形式。[84] 也许，那些携带了 DRD4 基因模式的人，"勇往直前，开拓了前人未达的新领地"。

我要再次重申，单独的一两种基因，并非判定一个人是内向、外向、胆小的，还是具有攻击性的决定性因素。相反，影响我们的感觉以及与外部世界互动的脑部回路，其功能发挥和发展，是由众多遗传因素共同形成的合力，每个基因都贡献了自己的绵薄之力。5HTTLPR 或是 DRD4 副本并不能决定你究竟是什么样的人。但越来越多的证据表明，人口中常见且较为普遍的遗传变异可能造成脑部功能发挥的某些特定倾向，也因此塑造了我们对周围世界的反应模式。

最近，借助最前沿的 DNA 芯片扫描技术对影响五大关键个性特征基因变异图谱的整体扫描，遗传因素的这些精妙之处又得到了详细阐释。该"基因组层面的相关性研究"，有能力检视整个基因组的遗传变异情况，且其研究结果通常建立在超大样本的基础之上。但即便如此，这些研究也未能确定许多与个性特征相关的遗传变异情况，尽管我们已知后者实际上是可以遗传的。换句话说，我们知道肯定存在变异，但由于大部分变异实在过于精妙，即使非常深入的研究也无法抓住其蛛丝马迹。一项针对涉及1.7 万个调查对象的基因组中 240 万个基因变异的综合性分析显示，科学家只能从中获知区区两个与五大个性特征相关的遗传区域——一个涉及开放性，另一个则涉及道德感。[85] 而在另一项针对数千人的研究中，我和同事们发现了与"寻找刺激"（外向性特征的典型表现之一）相关的另一个遗传区域。[86] 找到能解释个性特征的遗传可能性的所有基因差异（我们在前文已经说明，这约能阐明全部特征差异的 50%），必须借助规模极大的研究。这是科学家们从探索其他"复杂特征"（如对肥胖成因的研究）时所吸取的教训。肥胖成因与个性特征的遗传可能性在表现上非常相似，但是，对 25 万名成年人基因组进行的大范围研究仅能解释个人体质指数差异的 2%！[87] 要是个性特征和肥胖一样，你必须要做好研究几百万人的基因的准备。

曙光在望

我们还必须对另一件重要的事情了然于心：通过"微调"不同的个体面对生活的态度，个性和与其潜在相匹配的脑神经系统有时候会造成长期破坏性影响，并将我们之中的某些人的人生轨迹推离正确的航向。极度内向的儿童极有可能在长大后面临严重的社交焦虑困扰；少时易冲动且注意力不集中的倾向也可能恶化，严重的可导致注意力缺陷多动症。另外，若在童年时即经常以负面情绪或视角投射于个人经历，则成人后很可能发展至抑郁症，特别是在面对困难及挫折时。在此我们发现，各种情绪化的生活方式，不仅其本身是神经系统自动调整的外在反映，更有逐步升级至各种精神疾患的症状或综合征的风险。那么，同样不难想见的是，潜在影响甚至能决定个性特征类型的遗传变异在很大程度上构成了众多常见的精神疾患如抑郁和焦虑症的遗传成分。[88,89] 有关正常的生物学给研究"何为失常"的生物学指出了一种可行的方法。

而这也为医治抑郁症和焦虑症带来了宝贵的曙光。

在我与蒂姆·柯宁第一次会面快要结束的时候，我建议用认知行为疗法（CBT）来缓解他的社交恐惧症，这种方法在焦虑症治疗领域的疗效已经得到公认。在 CBT 过程中，患者在医生的指导下逐渐认识并克服那些夸大其社交恐惧的认知上的偏见。而在慢慢接触社会的过程中，他们对自己可能丢丑或是遭到其他人粗暴对待的恐惧也不那么敏感了。令人遗憾的是，在大约十二周的治疗过后，蒂姆觉得进展缓慢，打算另寻主张。我们最终一致决定开始使用选择性血清素再摄取抑制剂（SSRI），舍曲林（左洛复）的用量从每天 25 毫克逐渐增至 100 毫克。八周过去了，情况几乎未有改变。在用药量提高的过程中，蒂姆开始注意到一件事：在本地餐馆吃饭时，他已经不再像原来那样感到不舒服了。在连续两周将用药量固定在每天 200 毫克后，他告诉我说已经接受了到前同事家里参加聚会的邀请，这样的进步连他自己都感到惊讶。"一年前的我绝不可能这么做。我以为自己只能走来走去，冷眼旁观，可实际上我和大家聊得不错。"一个月以后，他参加了两年来的第一个新工作面试。"我完全变了一个人"，他说。

也许，蒂姆悟出了某些道理。研究显示，舍曲林等 SSRI 药物很可能通过轻度改变个性本身来发挥部分作用。患有抑郁和焦虑等社交恐惧症的人，神经过敏且性格内向的可能性较高（外向性的可能偏低）。在一项以服用安慰剂作为控制对照组，针对百可舒（帕罗西汀）治疗抑郁症疗效的实验中，研究者发现无论抑郁症的症状减轻与否，SSRI 均能使实验对象神经过敏及过分内向的表现趋于"正常化"。而在控制了个性特征上的变化之后，药物对抑郁症并没有明显的独立疗效。换句话说，SSRI 药物是通过重塑个性来治疗抑郁症的。

心理学和神经影像学上的研究显示，抑郁症和焦虑症的易感人群，其负责情感功能的脑部回路经常将世界解读为"一个半空的杯子"——这种偏见不断强化负面情绪和社会环境的消极方面，对正能量视而不见甚至主动排斥。

所以，情况已经越来越清楚不过了：遗传因素的差异使得某些人天生内向，多焦虑，易受负面情绪影响；而基因发挥作用的方式是在大脑的前额叶部位形成杏仁体皮层，使得这些个体对于潜在威胁过分敏感，并总是成为负面思想和情绪的俘虏。SSRI 疗法（或许还要加上认知行为疗法）的作用就是改变这些回路的认知方式，"调低"情绪系统的敏感度，并努力将其生活态度推上"半满的杯子"的乐观主义之路。[90] 而在服用 SSRI 药物之后，不仅抑郁症和焦虑症患者，甚至对照组的健康志愿者被试，其脑部 MRI 扫描均显示，与内向、焦虑等情绪和神经过敏有关的脑部回路运动有减缓趋势。[91-93] 也许对蒂姆·柯宁来说，由于先天因素和后天生活经历将其本来稍显内向的性格强化成为破坏性很大的社交恐惧症，而药物治疗提供了回到正常分布集合之中的绝好机会。

精神病学和遗传学研究均显示，大部分常见的精神失常现象，实际上只是我们每个个体都身在其中的正常范畴内、数量意义上的极端值，而与其他数量性特征如血压、体重和胆固醇指数相似，如何划定机能正常与失调之间的界限可能仅仅依靠人们的经验。有些专家甚至宣称，"实际上，我们通常所认为的失常，只是遗传风险连续分布指数里的极端值而已……没有失常，失常就是数量特征上的极端值"。(p.87)[94]

在来到这个世界时，每个人的大脑都预先被自己携带的遗传基因和母体子宫环境所调适。个性与气质不仅为我们的生命最初期定下了基本格调，更可能影响我们今后生活的方方面面。不过在下一章中我们将会了解到，早期经历将会深刻塑造人生道路的走向。神经系统科学与遗传学就是大脑（先天因素）与生活经历（后天因素）的不断博弈与对话，双方互相影响，你中有我，我中有你。正如蒂姆·柯宁领悟到的，我们究竟会成为什么样的人，拥有哪种性格，取决于一个个甚至细微到令人感觉不出的改变与调整之合力；只有这样，才有望达到内心世界与周遭世界的统一与和谐。

第三章
盲猫与"小小爱因斯坦"：
养育的生物学

　　阅读本书能彻底改变你的大脑！听起来像是市场营销里的夸大其词是不是？不过，在本章中你会发现，这绝对是一场只赢不输的好买卖。记住，我们所经验过的任何一件事情都具有"改变"大脑的能力。神经细胞（突触）之间的连接时刻不停地改变并适应着每个人认知和应对周遭世界的方式。

　　在上一章里，我已经告诉过你，遗传基因能塑造不同的气质类型、情绪反应模式以及个性特征。不过任何有职业操守的科学家都坚信，遗传基因的作用不是全部。作为同一枚硬币的两面，先天因素和后天作用之间的关系绝不是完全对立的。任何一种遗传因素，其作用的发挥必然要受到周围环境的影响。聪明人不会问哪些行为全由基因决定，哪些行为只是环境的产物。说好一门语言是基因赋予我们人类的普遍能力；但如果接触不到会说话的人，我们的语言能力永远无从展示。

　　在生命的早期，某些经验对心智和行为的发展具有特别强烈的影响。我之为我，你之为你，他之为他，究竟有多少在人生的最初几年中即已决定了呢？针对这个问题，20世纪心理学的两大流派——精神分析理论和行为主义学说给出了截然不同的答案。精神分析理论之父西格蒙德·弗洛伊德认为，个人的感情生活与处理人际关系的方式被最初五年的生活经验完全决定。他的同时代人、行为主义学说鼻祖约翰·华生则坚信，人类就像一块白板，在漫长的一生中，通过习得形形色色的经验，每个人的行为一直在不断地被书写和改写。

在过去二十多年里，发展神经科学为早期经验对个人的影响提供了更细微的视角。在本章中我们会看到，这些新的成果表明，弗洛伊德和华生的观点都有可取之处。弗洛伊德正确地指出早期经验对我们处理人际关系和与周围环境互动的方式具有决定性的长期影响。但幸好华生强调，人类是终身的学习者。事实上，在接触新信息的过程中，我们的大脑一直对自己进行持续的重塑和微调。这个不断的重塑和微调过程是人类精神所具备的超强恢复能力的基础。本章将探讨个人经验与遗传基因是如何互动从而形成了每个人的生命轨迹。

领先一步

尽管媒体对遗传基因的新发现有着异乎寻常的热情并极度追捧，但实际上早期经验能左右大脑的发展这一观念依然深入人心。"小小爱因斯坦"系列节目在 1990 年代中期的闪亮登场，就催生出了一个上千万美元的市场。针对婴幼儿的教育节目随后形成了西方文明天才制造的完整产业链：小小莫扎特、小小达·芬奇、小小梵高、小小贝多芬、小小莎士比亚、小小华兹华斯。（自从有了"小小巴马队员"，想把自己的宝宝打造成美式足球明星的爸爸妈妈也不用愁啦；该节目"使用阿拉巴马大学'赤色风暴'美式足球队授权训练比赛视频、吉祥物，并以精彩且富有教育意义的方式向孩子们展示阿拉巴马大学的军乐队演奏和校园风光。"）我们看到，婴幼儿大脑早教产品市场提供了一个振奋人心的例子：如果神经科学的研究成果迈出实验室，一经夸大，足以点燃商业利益的竞争之火，甚至可能改变公共政策走向。

这一领域中最具决定性的事件，是 1993 年发表在权威科学期刊《自然》上的一篇短小却极具价值的论文《音乐与空间任务绩效》。[1]在这篇文章里，弗朗西斯·罗切和她在加州大学尔湾校区的同事报告了一项研究的成果，36 名大学生被试先后聆听了十分钟莫扎特的《D 大调奏鸣曲》（作品编号 K.448）、一段轻音乐，以及一段静默。每个程序过后，他们都被要求完成一个有关空间特征推理的测试。与其他两个条件相比，聆听莫扎特的音乐能显著提高被试的认知表现水平，可以使空间推理能力指数平均上升 8～9 分。这一试验结果迅速吸引了媒体的眼球。《洛杉矶时报》在头版发表文章，题为《研究发现莫扎特能让你更聪明》[2]；而罗切也吐露出对原始发现可能被过度商业化开发的担忧和不安："商人的行为完全不可控制。这种想法是非常危险的。"

科学家的担忧并非毫无道理：虽然这种认知水平的提升仅能维持 10～15 分钟，却完全挡不住其他人拿它大做文章，还将其冠名为"莫扎特效应"。尽管其他科学家无法完全复制罗切的团队的研究成果，但"古典音乐能优化大脑功能"这一观点却因太过诱人而迅速深入人心。专门针对婴幼儿的古典音乐唱片迅速上市，特别献给迫不及待地想让自己的宝宝快快进步的家长们。

1996 年，作为一个一岁女孩的妈妈，朱莉·艾格纳-克拉克开始在家里自制录像带，用来教育和娱乐自己的女儿。一年之内，她就成功将这些录像带以"小小爱因斯坦"之名推向市场，并引发热潮——第一年的销售额是 10 万美元，第二年达到 100 万美元！差不多同时，音乐批评家兼专栏作家唐·坎贝尔为"莫扎特效应"申请了商标，并出版了同名畅销书。随之而来的另一本畅销书《儿童莫扎特效应》认为，音乐并不一定能让孩子成为天才，但它"一定能提高其大脑中神经元连接的数量，并由此激发其语言能力"。(p.4)[3]

"小小爱因斯坦"的商业化开发可谓恰逢其时。2005 年，艾格纳 - 克拉克在参加 CBS 电视台《早间访谈》节目时说：[4]"各种研究都告诉人们，'要听莫扎特的音乐；莫扎特的音乐对你大有好处'。很多非常优秀的研究都显示，聆听莫扎特的音乐能刺激心智活动。我创作了'小小爱因斯坦'这个视频，对我来说这太幸运了。"在迪士尼公司买下版权三年后的 2004 年，"小小爱因斯坦"的年销量已达到 1700 万张，这个传奇性的成功甚至为艾格纳 - 克拉克在 2007 年的美国年度国情咨文中赢得了一席之地。

同时，鼓吹儿童教育的人士也为科学界就"早期环境优势对促进大脑发育具有至关重要的作用"这一观点达成一致而倍感欢欣鼓舞。[5]就连政界人士都想搭上这班顺风车。佛罗里达州通过一项法案，要求所有接受州政府补贴的日托中心必须设立古典音乐课程；1998 年，时任乔治亚州州长泽尔·米勒启动一项资金，以确保每个在医院出生的新生儿都能带着一张古典音乐 CD 回家。他说，"毋庸置疑，在很小的时候就开始聆听古典音乐，对空间推理和时间推理能力都有重要帮助，进而能影响孩子们在数学和工程甚至棋类活动上的表现。让我们的孩子欣赏动听的音乐，也就是让数以百万计的大脑紧跟发展与进步的步伐"。[6]

然而令人遗憾的是，这一次科学的发展并未追上人们的想象。还记得吗，最初的研究发现仅限于以下条件：莫扎特的钢琴奏鸣曲只是对一组接受实验的大学生的几种推理能力产生了非常短暂的正面影响。显而易见的是，接下来的更多实验，得到的结果好坏参半。一项针对 16 项研究的综合性分析显示，即便将作用范围控制在空间推理能力领域之内，也未能发现聆听莫扎特的音乐能显著提升 IQ 的实质性证据。[7] 实际上，部分研究表明，认知功能上的瞬时提升，基本上都可以归为因为欣赏令人愉悦的作品而产生的正面情绪。[8,9] 这也许能解释为什么听过希腊作曲家雅尼（Yanni）的作品后，参与实验的成年人均在认知功能表现上明显进步[10]；同样的，英国摇滚乐队 Blur 的歌声也能在十至十一岁的青少年身上引发类似的效果（被称为"Blur 效应"）。[8,9] 肯尼斯·斯蒂尔总结道："莫扎特效应表现最明显的地方是那些掏钱购买唱片的父母的钱包"；他正是未能得到与最初研究结果相似结论的那些科学家中的一员。[11] 而最早的研究者弗朗西斯·罗切站在自己的角度声称，后继研究之所以未能得出同样的结果，是因为其可能犯下了方法论上的错误。她写道："不能因为某些人做不出来面包就否认酵母的功劳。"[12] 姑且不论科学界的是是非非，莫扎特效应于公众之中也未有定论。*

尽管如此，受到"早期教育对认知发展至关重要"这一广为传播的理念的影响，专门针对婴儿的早教录像带和 DVD 市场日益火爆。虽然"小小爱因斯坦"的运作团队一再声明其产品的目的"并非为了让宝宝们更聪明"，但调查显示，这正是激动的家长们掏钱购买儿童教育录像带和 DVD 的直接原因，也是他们的最大希望（仅在 2004 年，这一市场份额已达 50 亿美元）。[13] 分析发现，2005 年销量最高的儿童教育 DVD 中，超过 75% 都有各种教育上的诉求。比如，根据《聪明宝宝左脑教育》录像带的封面语，这是第一套能够"刺激认知功能的发展"的视频课程。两岁以下儿童的父母则表示，让孩子们观看电视和其他录像带或 DVD 的最重要原因

---

* 尽管在童年时期聆听音乐对大脑发育和智商的作用究竟如何并无实质性证据，但越来越多的发现表明，早期的音乐训练会提高音乐资质、欣赏水平和表演能力。

是这些节目有教育功能或是对儿童的脑部发育有利。[14] 尽管美国儿科学会在 1999 年就已公开发布建议（且在 2011 年再度重申这一观点），对两岁以下儿童来说媒体的教育作用实属有限，[15,16] 调查仍显示，六个月到三岁大的儿童平均每日看电视和其他录像节目的时间仍达两个小时。[13]

是否有证据证明在儿童时期观看这样的节目能影响认知水平的发展呢？答案是，确实有这样的证据，但是这种影响与父母的期待恰恰背道而驰。一项研究显示，那些约六个月大的时候看电视节目更多的孩子，在其十四个月时的语言和认知发展水平低于同龄人。[17] 在另一项很有影响的研究中，弗雷德里克·齐默尔曼和他的同事调查了超过 1000 位两个月到两岁之间儿童的家长。[18] 对六至十六个月大的婴幼儿来说，每多看一个小时的儿童节目，都会造成语言发展水平标准测量分数显著的下降。电视看得越多，学到的词语就越少。而且，观看电视时是否有父母的陪伴对结果并无影响。*

与此相反，陪孩子读书和给孩子讲故事对儿童的词汇学习有显著促进。尽管研究并未显示观看幼儿电视节目会对婴儿的语言发展造成阻碍，但显然这种行为没什么好处。即便最好的结果，也不过是其他研究发现，看儿童电视节目与婴儿期和其后的认知发展并无任何关联。[22,23] 在针对一种宣称能显著提高词汇量的畅销儿童节目 DVD 的研究里，十二至十八个月的幼儿被随机分配至四个小组，每组的实验条件不同。第一组儿童连续四个星期、每周至少观看五

---

* 其他研究表明，婴幼儿观看电视节目的内容与其产生的效果相关。举例来说，在三岁以前看电视过多可能造成成长期注意力不集中[19]，但只有观看了非教育类电视节目时才会造成这种结果。[20] 研究显示，如果幼儿长期观看某些系列动画片——《芝麻街》《蓝色斑点狗》，还有《爱探险的朵拉》，其词汇和语言水平能有所提升。这些电视节目鼓励儿童边看边参与，情节清晰而连贯，同时在制作过程中避免了音效和画面过度刺激。[21]

次该节目，在看节目时有父母陪伴；第二组以同样的频率看节目，但只是自己看；第三组儿童不看电视，不过他们的父母收到了一份由 25 个在这一节目中展示过的词语组成的词汇表，同时实验人员要求父母们"在比较自然的情况下，尽可能把这些单词教给宝宝认识"；第四组儿童作为对照组，实验人员不采取任何干预措施。四周后，实验人员测试四组儿童针对这 25 个单词的记忆水平，他们发现，只有没看电视、通过父母学习到单词的那组表现得好一些，但也有些靠了运气。其他各组与未采取任何干预措施的对照组相比都没有显著差异。[24]

2009 年，沃尔特·迪士尼公司向购买"小小爱因斯坦"录像带的家长提供了退款服务，但强调这样做只是为了表达对本公司产品的信心。[25] 同时，该产品的共同所有人朱莉·艾格纳-克拉克和丈夫一起，为了保护"小小爱因斯坦"的权益打起了官司，同时反驳针对幼儿教育录像带产品负面效应的研究结果。[26] 艾格纳-克拉克称，幼儿教育录像带对孩子们来说并非最糟糕的东西："欢迎来到 21 世纪。几乎每个人的家里都有电视机，每个宝宝也都要看电视。我想，每个人都会同意我的看法：对小宝宝来说，一边看小木偶一边听贝多芬的音乐，总比现在任何一个真人秀节目要好得多吧。"看起来，这场争论在短时间内是不会停歇的。

机不可失

齐默尔曼的研究带给我们另一个有趣的发现——幼儿教育录像带对八至十六个月的幼儿在语言发展上造成损害，对十七至二十四个月的孩子却无影响。可见，时机十分重要。所以，虽然未能证明早教视频的好处，这项研究恰恰从另一个角度支持了部分家长掏钱购买这些东西的逻辑所在：父母们把孩子放在电视机前观看"可以变聪明"的节目，是因为他们相信这是一扇通向大脑发育之门——只要让宝宝的大脑得到恰当的刺激，就能让大脑的发展终身受益。但又有多少人知道这一事实：在两岁之前，儿童从媒体中学不到任何东西；更重要的是，要是把时间都花在看电视上，也就等于挤压了与父母和兄弟姐妹一起玩耍或是互动的时间——而后者才是能提高他们认知能力的活动。

没有人能否认个体发育是有章可循的。如果胎儿在妈妈的子宫里没有长出右臂，那么他注定要独臂一生。再多的抚育、良好的饮食或是康复训练都无法在今后的人生道路上带给你一条右臂。同样的道理能适用于负责心智发育的器官吗？

认为大脑发育存在"机会窗口"的观点由来已久且备受争议；但在某些领域里，它确实存在。科学家们将这些窗口称为敏感期或关键期——大脑在这些时刻对来自环境的刺激特别敏感，而且必须通过获得这些刺激才能正常发育。在某些关键期里，确实是"机不可失，时不再来"。如果某个决定性的发育事件没能在关键时期内发生，也许它就永远失去机会了。敏感期则没有那么严格——它们代表了对特定环境因素最为敏感的一段时间范围，但是即便没有赶上那班车，生长发育也会按部就班推进，只是效果和程度稍逊一筹。两个熟悉的例子可以解释关键期与敏感期的区别。

第一个，"印记作用"（imprinting），来自中学九年级的生物课本。澳大利亚动物行为学家康拉德·洛伦兹以对初生的灰雁（greylag goose）宝宝的研究而闻名。这些灰雁宝宝在出生后 24 小时之内会迅速"锁定"自己的妈妈，随即不离妈妈的左右。洛伦兹发现，出生在孵化器里的灰雁宝宝会追随它们接触到的第一件明显物体——不管是一个人，一双靴子，还是一个木头架子。在和这个物体接触一段时间以后，灰雁宝宝就把它／他当成了自己的妈妈。这一被称为母本印记（filial imprinting）的过程就是典型的关键期——因为它只能发生在特定的时间（一般是出生之后两天内），只有在这个时间段里，灰雁宝宝的大脑才会将某个物体和妈妈的概念联系在一起。看起来，母本印记为这种一直在等待环境刺激的行为（比如，找到妈妈）开启了行动的按钮。

第二个例子是学习第二外语的敏感期。如果你曾经在成年后开始学习第二外语，肯定对此深有体会：这比在儿童时期开始学要难得多。到一个完全陌生的国家开始学习其语言的新移民多多少少会保留母语的口音，而这基本上取决于他们移民时候的年纪。我的外祖母和母亲都生于波兰，以大屠杀 * 幸存者的身份来到美国——当时我的母亲九岁，外祖母三十九岁。她们两人随后都掌握了流利的英语，但是外祖母的波兰口音十分明显。

如果是否获得诺贝尔奖是衡量科学研究重要性的标准，那么有关关键期的研究显然够格。康拉德·洛伦兹以其对印记作用的研究获得1973 年诺贝尔奖。随后的 1981 年，托斯滕·维塞尔和大卫·胡贝尔以揭示关键期在大脑中运行机制的开创性研究分享了这一奖项。**

研究发现，眼睛的晶状体因先天性白内障而被遮蔽的儿童，即使在白内障被移除后也会受到视物方面的困扰。这与那些成年后的白内障患者有着根本区别：后者在白内障移除手术后都能恢复视力。

胡贝尔和维塞尔想知道，发病时间上的区别为什么会造成这样深远的影响。为了解决这个问题，他们建立了一个猫的视觉系统实验模型。[27] 他们发现，如果在猫咪出生后就把它的一只眼睛挡住，几个月后摘掉障碍物后，这只猫也永远失去了用双眼视物的能力。从某种意义上说，在个体生命的早期剥夺其眼睛获取视觉信息的能力，会造成不可逆的后果。

---

* 指希特勒对犹太人实施的种族灭绝政策和大屠杀。——译者注。

** 实际上，给他们带来诺贝尔奖的工作还包括首次详细描绘了视觉信息是如何以及在大脑视觉皮质层中的哪些部位被处理的。

通过一系列研究，他们发现，问题与眼睛本身无关，甚至不止于眼睛与大脑的视觉皮层之间的联系。为了应对缺少视觉刺激的客观事实，大脑自身做出了相应的改变。皮质层中本来负责处理来自被挡住的眼睛信息的部位，由负责处理没有被遮挡的眼睛所接收信息的神经元接管。说得通俗点儿，大脑进行了调整，让那只"好眼"担起了原本应该由两只眼睛承担的任务。

胡贝尔和维塞尔为大脑功能的适应性提供了一个绝佳案例——由某个生物体后天经验所引发的大脑结构变化。不过他们也发现，这种适应性有一个非常严格的窗口期——如果小猫的眼睛在其出生三个月之后才被挡住，视力的丧失将不是不可逆的。

胡贝尔和维塞尔的工作是对环境因素如何影响大脑的两个核心机制——关键期和神经适应性给出的首次详细介绍。此前这两者已经催生了针对大脑的海量研究，它们的关系非常密切。从本质上说，关键期可被视为需要依赖某种环境的大脑适应性在特定时段的表达。更简单地说，关键期是某些经验有效塑造大脑运行机制的发展窗口期。

童年经验：明明白白的历史和无法解释的神秘

认为童年经验会对大脑产生深远甚至不可逆转影响的观点由来已久且精彩纷呈。当然，这是先天因素与后天教养之争的核心分歧，而我们能找到的答案涵盖了从迷信到迷思，再到众所周知的科学理论的宽广范围。

第一印象

一直到 20 世纪，一项获得众多知名医生支持的信念依然广为流传，即准妈妈在孕期所感受的剧烈情绪变化如恐惧、热

望或精神伤害会对腹中的胎儿造成永久的伤害。这种观点认为，情绪状态的环境会在胎儿身上烙下无法磨灭的印记。这种印记被称为"母性印象"（maternal impressions），批评者认为它该为后代身上从行为不检到智力欠佳的一切缺陷负责。在一本出版于1870年的医学杂志中，我们发现了如下典型案例。

> 一位怀孕三个月的女士某天晚上受到了惊吓：她的丈夫被人送到家中，面部严重受伤，鲜血直流。这一惊吓严重到致其直接晕倒，随后发作了一次歇斯底里症，其间她一直由我治疗和照顾。恢复健康后不久，她就告诉我她非常害怕腹中胎儿受到某些方面的影响，而且直到那时她依然无法忘记丈夫血淋淋的面孔。分娩时她产下一名女婴。孩子脸上有一道深红色的疤痕，恰恰与那天晚上其父亲脸上的样子一模一样。这个女孩被证明是先天性白痴。（pp.251-252）[28]

在其他例子里，对孕妇情绪上的打击显得稍微含蓄一些：

> 一位距分娩还有四五个月的妇女对在市场上看到的一块上好的鲑鱼产生了不可抑制的欲望；尽管非常贫困，她还是倾其所有买下了这条鱼。也因此在足月之后，产下了一个怪婴："头部和身体的形状非常奇特，极为罕见；说实话就和鲑鱼一模一样，而且婴儿的手指和脚趾都呈网状，就像鲑鱼的鱼鳍或者尾巴。"（pp.247-248）[28]

谢天谢地，对鲑鱼的渴望已经不会再威胁到婴幼儿的健康平安了，不过有关早期经验对个体产生影响的各种古老而惊人的传说依然无休无止，不断地刺激着公众的想象力。

野孩子

如果一个孩子被彻底剥夺了正常的来自人类的照料，将会发生什么事呢？正常的生长发育是否需要最低限度的各种生活经验的组合？一旦缺乏，造成的伤害是不是不可逆转的？这些问题让有关"野孩子"的传说从未失去魅力。

孩子由动物抚养长大的故事，最早可以追溯到罗慕斯和罗慕路斯，这对双胞胎的父亲是战神玛尔斯，而他俩在出生后即被遗弃在台伯河中，差点儿溺死。在被一头母狼救起并抚养后，兄弟俩长大后共同建立了罗马城。在离我们更近的现代历史中，"野孩子"更是文学和艺术领域反复出现的主题之一，从鲁德亚德·吉卜林的"丛林王子"毛格力，到埃德加·赖斯·巴罗斯的人猿泰山。

18 世纪以后，随着有关人性的革命性观点在西方文化中日益深入人心，"野孩子"的传说也有了新意义。让-雅克·卢梭提出的"高贵的野蛮人"的概念给尚未暴露于"肮脏的"文明的人类自然天性涂上了浓厚的理想主义和浪漫色彩，而就是在这样的背景下，维克多·埃维昂的发现引起了 18 世纪法国公众的集体狂欢（新浪潮导演弗朗索瓦·特吕弗于 1970 年据此创作了电影《野孩子》）。据称，直到十二岁出现在人类社会之前，他基本独自一人与野兽一起生活在森林中。他既不会说话也明显没有任何情绪控制能力，当时的医疗界认为这个病例毫无希望可言。[29]

维克多没有任何社会交往能力，他在公共场合大小便，吃相仿佛野兽，对人类之间的依恋也毫无兴趣。后来，他被年轻的医学生让·马克·加斯帕·伊卡德收留，伊卡德花了好几年时间来训练他适应人类的生活。维克多在这方面几乎毫无进展。他从未学会说话，也没有和任何人建立社会联系。从 20 世纪医疗的视角来看，有些人认为维克多恐怕是患有孤独症或是其他阻碍发展的失常行为。但在当时，维克多的悲惨经验只是早期经验不容置疑的强大力量的又一佐证。

过去两百多年里，"野孩子"的故事一次次攫取了新闻媒体的头条位置。尽管引发了公众的不少浪漫想法或是大规模的轰动效应，实际上每个故事都无非是猎奇罢了。在包括维克多在内的绝大多数例子里，这些可怜的孩子都曾遭受严重虐待与忽视。[29,30] 这些故事非常清晰地展示出，个体幼年时遭到的不幸和伤害会产生持久的深远影响——我们在本章后面的部分会重新回到这个主题。

时机就是一切

在过去几年里，神经科学家为敏感期如何塑造人类的心理和情绪世界的发展情况描绘了一幅令人振奋的景象。胡贝尔和维塞尔的研究发现，在视觉的领域，在正确的时间从环境因素中获取正确的指令至关重要。我们都认识到，同样的情况也适用于大脑的众多其他基础性功能的正常实现——我们的嗅觉、我们学习语言的能力、我们处理情绪和与他人建立依恋关系的能力，等等。

1980 年代，威廉·格林纳夫和他在伊利诺伊大学的同事一起提出了环境因素如何形塑大脑发展的新观点。他们认为，在环境影响大脑回路的过程中，适应性有两个截然不同的发展阶段。[31]

第一个阶段被称为"经验—期望阶段"，此时大脑会利用"那些普遍存在，且在物种进化历史当中始终如一的环境信息"。

(p.540)[31] 我们的大脑在等待着环境向它提供千万年来一直如此的可靠信息——比如世间万物看上去的样子，以及每个个体都有自己的妈妈。大脑发育的敏感期是"经验—期望"学习过程的重要窗口。如果某种动物个体在敏感期内被剥夺了期望中的环境因素——比如胡贝尔和维塞尔的做法，把新生猫咪的一只眼睛挡住，以及洛伦兹的做法，自己亲自代替灰雁的妈妈——其大脑基本功能的发展就受到了阻碍。换句话说，你搞乱了期望的环境，就等于搞乱了大脑中相应部分处理问题的方式。

在大脑发育的早期，经验能决定神经元的组成方式。比如说，人类的大脑里存在数十亿神经元细胞，自我们降生起会陪伴我们终身。在生命最初的十二至十八个月里，这些神经元细胞以我们无法想象的激烈方式排列组合，互相建立联系，发展出众多分支，并形成了数万亿的连接点（突触）。在过去几年里，原先蒙在神经元上的神秘迷雾已经逐渐淡化。在敏感期的基础——经验—期望阶段，这些连接在"要么使用我，要么别理我"的策略之下，一直致力于把自己塑造得更加符合人类需要。期望环境强化了有用的连接，也将无关的剔除了出去。在突触被不断"精英化"的过程中，大脑中的回路也在努力跟上步伐，使个体学会适应环境中的关键部分。有些大脑中的区域，例如参与高认知功能以及自我控制过程的前额叶一直到青春期还在不断发展变化之中。因此，各种经验实实在在地不断重塑着人类的大脑，而在神经元突触"主动提高自身效率"的过程中获得的经验很可能造成长期的影响。

格林纳夫和其同事指出："如果经验的模式正常启动，那么就能得到神经组织模式的正常结果。如果经验模式以不正常的方式开启，也会带来非正常的神经组织模式。"（p.544）[31] 而伴随它的又有某种不可逆性，"因为一组突触已经习惯了听命于某个特定组织的模式，这意味着我们的大脑中早已没有了能服务于其他备选模式的

突触"。(p.546)³¹

经验—期望阶段或是敏感期都让大脑具备了发展那些基础性的、为某些特定物体所独有的技能；正是凭借这样的一技傍身，它们才有了探索世界的本钱。但是，随着生活世界在面前逐渐展开，很多非常重要的环境因素是完全不可预期的。它们随特定的地理位置、家族或是社会系统而不同。这时候该轮到适应性的第二个阶段——"经验—依赖"学习阶段登场了。这个时候，大脑就会对经过仔细筛选的、有关个体周围世界的独特信息做出恰当反应：最近的食物来源在哪里？我生活在其中的社会阶层如何运行？等等。

随着特定社会环境逐渐发挥作用，我们的大脑也在不断做出相应的调整。有些调整包括了神经元突触的新的结合。比如说，由神经元伸展出来形成突触接收信息末端的树枝晶（dendrites）能自行延展出更多分支，并且与其他神经元之间形成新的突触式连接。随着这些突触组合和互相连接，它们也创造出了能回应环境需要的新的大脑回路。³² 这种在人的一生中持续进行的过程是我们的大脑担起各自不同人生之路起起伏伏的必要保证。

开始，调整，或是放弃

与经验—期望学习过程相伴发生的突触重新排列组合具有非常重要的意义。人类大脑的许多重要功能（包括语言、情绪反应以及社会认知）的正常发展，包含了对某些其他功能的放弃。换句话说，个体在走上生命征途之初时具备的某些能力，在今后的生活中必须被抛弃，这样我们的大脑才能正常发展。

以语言为例。不知道你是否曾经想象过该如何面对一个正牙牙学语、试图理解语言含义的婴儿，这样的任务是不是看似不可能完成？认知神经科学家派翠西亚·科尔把这叫作"破解语言的密码"。[33]

在上百种可供使用的元音和辅音里，每种语言都发展出了独特的语音系统，大概包含可以改变词义的 40 种音素（比如从 take 到 lake，从 cream 到 creep）。对一个只有几周大的大脑来说，它的主人——婴儿就必须开始领会音素之间的听觉差异。婴儿还得学会将这些音调归入不同的单元，然后组成单词。这个任务一点儿也不简单。语音学分析表明，在口语句子里，各个单词之间基本上是没有停顿的。[33]

请想象一下如果每个单词之间没有留出合适的距离阅读本书将会是一种怎样的情形。或者想象一下听到某人说外语的情况：你一个单词也听不明白，甚至不知道它们在哪里开始或是在哪里结束。对你的耳朵来说，这只是一串串的声音。不过，至少你知道他说的话由单词组成，而且对你的母语中将音节组成词语的过程非常熟悉。婴儿对这些一无所知。而且，同一个单词在不同的人口中，发音可能千差万别。"Play"这个单词每次出现听上去都不一样，这完全取决于说话的人是谁或者当时的情境。婴儿能听到同样的单词由男人、女人或是孩子说出来，每个人表达的时候都有独特的语速、声调、音调以及语气。根据不同情境，这个单词所表达的意思可能大相径庭（"你想玩儿这个玩具吗！"，"别玩儿你的饭！"），而婴儿都学会了如何识别和分类单词，并将它们从一大串音素中挑出来。遗传程序使他们掌握了这个本领，这比最好的软件工程师编写的程序代码更精密，也更复杂，每一个使用过语言识别软件的人都承认这一点。

更令人惊讶的是，在区分语言中的音素方面，婴儿的表现还比成年人更胜一筹。我们生来就具备了区别世界上各种语言中音素和音节的能力，而且这种能力基本上是普世性的。[34]婴儿能指出任何一种语言里不同单词之间音调的差异，还能听出单词之间的界限和停顿在何处。作为成年人的你就没有这项本领。

与英国婴儿一样，日本的婴儿能分辨出 r 音与 l 音的区别，可与英国成年人不同，日本的成年人就听不出这种区别。[33] 这是因为日语将这两个音归为同一个语音单位，而在英语里，这两个是被区别对待的。在八个月之前，你具备接受任何一种语言的能力，再往后，你就会失去这个本领。这是因为环境因素鼓励你的大脑对母语做出"承诺"。这一切是如何发生的呢？

科尔解释说[33]，在语言习得过程中，婴儿的大脑似乎使用了一种类似"统计学习"的方法。随着婴儿接触到越来越多的当地语言，他们逐步掌握了某些音调和词汇模式的统计频率。婴儿大脑中的语言回路也会运用统计分析的方法来逐渐适应无处不在的语言。*通过与某种语言达成一致，就像对这种语言做出"承诺"，大脑会越来越好地掌握这种语言。大脑的转变越快、越充分，儿童对母语的掌握就越快也越好。[35] 但是与其他承诺的相似之处在于，我们都要为此付出代价。随着婴儿的大脑逐渐适应了周围由本地语言使用者构建的语言氛围，也在同时排斥了对非母语音素的吸收。一岁生日过后，婴儿的大脑理解非母语音素的难度迅速升高。这也在一定意义上说明了为什么相比儿童，成年人学习外语要难上加难（因为儿童大脑中的语言回路尚未完全"承诺"于某种语言）。

语言习得过程中的发展程序非常高效。在大约三年的时间里，新生儿迅速成长为熟练运用母语的幼童。不过，这个故事也展示了大脑反复运用特定物种（人类）的专门技能来与周围的环境互相适应的关键性因素。最开始我们都有一颗开放的心灵，时刻准备着吸

---

* 除了统计学意义上的学习，社会互动也在语言习得的过程中发挥了至关重要的作用。在全世界各种文化模式里，母亲在和自己的宝宝说话时都采用一种非常相似的特殊的语言模式。这种"妈妈的语言"可以强调母语中的部分音素，婴儿更容易识别。换句话说，妈妈的语言能为婴儿从神经系统意义上接受自己的母语创造便利条件。[35]

收进化过程为人类的大脑设置好的信息。在这个阶段，大脑就像撒出大网的捕鱼人，对各种相关信息都很敏感，因为新生儿可能面对的是千差万别的各种环境。所以出生之时，我们可以分辨出任意一种语言中的音素信息，无论你生在皮奥瑞亚、喀布尔还是东京，大脑都已做好准备。过了一段时间之后，来自周围环境的各种信息为大脑提供足够的线索以辨明"我到底在哪里"，以及所置身世界的点点滴滴。这一过程启动了"经验—依赖"阶段，从此大脑开始根据来自周围环境的输入信息不断成长。"承诺"生效，其他可能性的大门彻底关闭了。

当我第一次看到你的脸

儿童运用相同的机制来习得社会交往与情绪表达的规律。词语是口语的基本单元，与之相似，面部表情则是情绪语言的基础。在学会说话之前，婴儿通过面部表情来"识别"爸爸、妈妈，还要学着看出他们是一切安好还是遇到了麻烦。要是你刚刚从子宫中降生到这个世界，以上能力的重要性再怎么强调也不为过。自然，进化过程已经让婴儿的大脑掌握了读取他人面部表情的本领。

像很多其他重要的事情一样，我们得感谢达尔文以其天才的洞察力为人类指明的这一切。1872 年，他花了整整一卷书的篇幅对人类和动物的情绪表达进行了详尽的分类[36]，并认定情绪的面部表达是内化于整个人类的、已经进化至具有普适性特征的沟通工具。达尔文进行了如下总结："这些（及其他）姿态、动作是由遗传所得这一事实，可以通过其在每个少年，在先天盲人，在完全不同种族的个体身上的发现而得到证实。"(p.1468)

一系列令人振奋的研究中，进化神经学家查尔斯·纳尔逊和同事们发现，与语言系统相似，婴儿最初的面部识别系统所针对的范围

"非常广阔"。在最初的试验里，他们给婴儿展示了猴子和人的面孔，以确认他们能否正确区分每个物种的不同面孔。[37] 在六个月大的时候，婴儿在分辨人类和猴子的面孔时同样拿手——也就是说，他们不仅能识别两张人类面孔之间的区别，也能说出两只猴子到底哪里不一样。也许我们可以将这一现象称为"双面"的（与双语相似）。

怎样确认一个半岁的婴儿能认出某张面孔呢？纳尔逊和同事们使用了一个比较成熟的测试。与熟悉的物体相比，婴儿在看到从未见过的物体时，目光停留的时间会更长一些。所以他们以配对的形式给婴儿展示不同面孔：一张脸见过，另一张脸完全陌生。一直到九个月大的时候，婴儿仍然具备区分陌生与熟悉的人类面孔的本领，但已经无力区别不同的猴子了。这意味着什么呢？我认为，它说明和学习母语类似，面孔识别度过了"经验—期望"的窗口期（也可称为敏感期），其间不断累积的生活经验发挥了非常重要的作用。随着周围环境为婴儿提供越来越多接触人类面孔的机会（同时孩子们接触不到猴子），婴儿的大脑逐渐固化为只能识别人类的多样性了。

人类的大脑再一次经历了从最初的面向多种可能性到义无反顾地投身于别无选择的选择的过程。从各个方面来看，大脑的发育就是一个不断做出选择的过程；人生也同样如此，不是吗？

哦，你吓到我了

个人经验所能发挥的作用远不止赋予我们认识他人的能力——它还是让我们与他人的情绪协调一致的关键所在。在六至九个月大的时候，婴儿进入了关注他人重要面部特征所展示信息的"经验—期望"敏感期。而情绪的表达就是他们关注的重点之一。人类最先认识的情绪就是恐惧。与其他表情相比，一张恐惧的面孔可能成为事关个人安危的信号。七个月大的婴儿会关注恐惧的表情（与之相

正常的另一面

比，高兴或是中性的表情都不能引起他们的注意），即使这样的面孔尚不足以使婴儿产生恐惧的反应。[38,39] 这就像婴儿能感觉到害怕的表情是在传递某种重要的信息，但是他们还不明白这种信息到底是什么。并非巧合的是，在他们试着探索周围环境并且因此需要得到"何为安全、何为危险"的反馈时，婴儿大脑中的恐惧识别系统也及时地开始工作了。在一项试验里，宝宝们一起朝着地面直坠、看似"悬崖"的方向爬行，如果妈妈看上去很高兴，宝宝们则会继续勇往直前；要是妈妈一副吓坏了的样子，他们会马上停住脚步。[40]

　　帮助宝宝分析他人面部表情的大脑结构网络由前额叶中负责识别面孔的两个不同区域——梭状回（fusiform gyrus）和颞上沟（STS），以及负责情绪体验的核心部位——杏仁体和眶额叶皮层共同组成，后者位于眼睛上部，是像小丘一样凸起的大脑细胞集合（图 3.1）。当婴儿看到一张面孔，负责视觉信息的大脑皮质层将信息传递至杏仁体，杏仁体则迅速利用刚刚获得的低层次信息大致了解这张面孔的新鲜之处与情绪基调。杏仁体与眶额叶皮层不断沟通，个体便掌握了有关这张面孔的更多特征。同时，颞上沟和梭状回也在对这张面孔进行识别和编码工作，并且与大脑中负责处理情绪的区域不断交流信息，并保存了有关其情绪表达的更多细节。

　　随着婴儿看到的面孔越来越多，他们渐渐注意到了表情与特定的声音和具体事件的联系——与微笑相伴的是咯咯声和平静舒服的感觉，与恐惧相伴的是忧虑的语气，说不定后面还跟着什么痛苦可怕的事儿。心理与情绪的这些变化在大脑中有其生物学意义上的根源。在多余的神经元和细胞间突触被逐渐清理和净化的过程中，面部识别网络的运作过程也被逐渐精确和强化了。最终，经历了这一敏感期洗礼的个体收获了在余生中足以依靠的神经系统，以此判断他人是生气还是赞扬，是构成威胁还是颇受欢迎。在漫长的生活旅途中，借助"经验—依赖"学习过程的作用，每个人所体验到的得

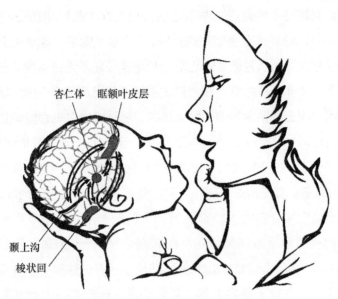

杏仁体　眶额叶皮层

颞上沟

梭状回

图 3.1　能根据他人的面部表情来处理情绪信号的大脑回路由两部分组成——处理情绪的区域（杏仁体和眶额叶皮层）以及识别面孔的区域（颞上沟和梭状回）。

失无时无刻不在调整和改变着这一神经系统。但我们在接下来会看到，不幸和伤害会对尚未完全发育的大脑带来长期的负面影响，深刻改变我们的生活道路。

面部特写

上一章我们谈到，每个人都因独特的遗传变异而更易（或更不易）感受到某些特定的情绪。这些遗传基因塑造了我们感受并回应压力、陌生感和奖赏时的细微倾向。但我们也要记住，不同的经验本身也对这些倾向产生重要影响。

其中最令人震惊的证据，莫过于对童年不幸以及被虐经验后果的研究。童年时被虐待被忽视的经验会对个体的行为及情绪反应造成长期负面影响，这一事实早已广为人知。在美国，每年约有 2%

的三岁以下儿童沦为虐待的牺牲品。被虐待的儿童大多无法与他人建立安全的依恋关系。不仅如此，他们很难理解他人的想法和情绪，也交不到什么亲密的朋友，且长大后极易受到焦虑、抑郁、攻击性强、学业失败以及其他反社会行为的严重困扰。[41]

童年时的不幸为什么会给受害者投下这么长的阴影？从生物学角度的研究得到的答案认为，环境能"形塑"大脑中负责情绪区域的功能，使其调整我们感受周围世界的角度和方式。坏事发生，它们即刻改变了我们对他人的看法。

发展心理学家赛斯·波拉克和他在威斯康星大学的同事的研究表明，曾经被虐待的儿童对愤怒特别敏感。[42]在某项实验里，他们给孩子们展示了不同情绪（害怕、愤怒、悲伤和高兴）从模糊到清晰的面部照片。每两张照片之间的间隔是3秒，照片的清晰度逐渐提高；在间隔的时间里，实验人员要求孩子们说出他们从这些面孔上能不能看出什么情绪。曾经被虐待过的孩子识别愤怒面孔的速度要远远高于一直健康成长的小伙伴。

在其他研究里，波拉克的团队发现，这种明显的差异效果只发生在识别愤怒的面孔时。[43,44]他们向被虐待以及未被虐待（对照组）的儿童展示情绪交替变化的面孔：高兴—害怕、高兴—悲伤、愤怒—害怕，或者愤怒—悲伤。研究者想知道被虐待儿童和对照组是否具备在面部情绪转化的同时即刻识别出这些变化的能力。结果表明，两组被试在识别从高兴到悲伤或到害怕的转变方面，表现相差无几；而在感受愤怒的面孔时，双方的差异令人震惊。在面部表情大约30%为悲伤或恐惧（70%为愤怒）时，对照组就不再将目光继续停留在上面；而被虐待过的儿童恰恰相反：他们继续注视着这些面孔，一直到其转变为70%的悲伤或恐惧（和30%的愤怒）。可悲的是，童年的经验把这些孩子"打造"成了对愤怒情绪了若指掌的专家。与其他孩子相比，他们只需很少的一点信息就能判断出别人已经生气了。在环境的长期影响下，他们的大脑已经习惯于随时发出警示信号——提前一点时间来面对危险。这种简单而直接的行为取向可能造成截然不同的结果——是被痛打一顿，还是逃过一劫？后者方法很多：取悦父母，掩护自己的身体，或是干脆逃之夭夭。

　　而对童年的不幸经验如何影响大脑发育感兴趣的学者还要面临一个问题：即使成长在情绪或社交方面有缺陷的环境中的孩子与正常儿童看待世界的方式有异，这种区别仍然可能是由遗传基因而非后天经验所造成的。不论怎么说，对婴幼儿来说，父母不仅是最重要的环境影响因素，而且提供了全部的遗传基因。也许，那些让父母对养育子女无甚兴趣的基因同时也使其子女产生了情绪或行为困扰。如果研究者想要彻底分离出环境因素的作用，只能通过控制实验的方法，将婴儿分配至有利于或不利于成长的生活环境之中；但显然这是不可能的。

为心灵提供关怀

　　在历史上，一些科学家进行了类似的实验，这种盲目的激情引发了一连串悲剧事件。1966 年，罗马尼亚共产党领袖尼可莱·齐奥塞斯库颁布禁令，严禁为本国四十五岁以下妇女施行人工流产手术。他的动机与宗教无关，而是带有浓厚的政治色彩。他决心通过以扩大罗马尼亚工人阶级队伍的方式来巩固罗马尼亚共产党的统治地位。政府工作人员把四十五岁以下的育龄妇女集中在一起，强行检查她们是否怀孕，也因此得到了"月经警察"的绰号。[45] 类似的限制也针对避孕行为和离婚。[46] 齐奥塞斯库通令国民："胎儿是整个社会主义社会的财产。"[47] 他颁布法令，要求四十岁以下的妇女至少生育五个孩子。能完成此任务者会得到经济奖励，未完成者则会遭到严厉的惩罚，包括被称为"禁欲税"的高达 20% 的税金罚款。[46,48]

齐奥塞斯库的经济政策严重损害了罗马尼亚国内的经济形势，其结果是悲剧性的。人工流产禁令使得地下人工流产的数量短时期内飙升，而这些人工流产粗率、简陋，常常致命。到 1989 年齐奥塞斯库被推翻下台以前，罗马尼亚的孕产妇死亡率和胎儿死亡率一直是欧洲最高的。[49] 那些未做流产的家庭的日子也不好过，大范围的经济萧条让他们无力供养"多余"的子女，只能将其弃置于国家开办的福利机构之中。在齐奥塞斯库政权的末期，约有 15 万名儿童生活在条件极为恶劣的孤儿院中。[50,51]

1990 年代，罗马尼亚负责儿童保护的政府机构一直在为仍然生活在孤儿院中的可怜孩子寻找一条"院舍化"之外的可行之路。那时，可供选择的其他方式几乎没有，由国家资助的寄养家庭寥寥无几。大约就是在同时，发展神经学家查尔斯·纳尔逊和他的同事查尔斯·泽纳、内森·福克斯合作，试图揭示后天经验如何影响婴儿期大脑的发育，以及由此带来的认知、情绪和社会交往的发育会造成哪些后果。罗马尼亚政府邀请他们访问首都布加勒斯特，讨论合作研究的可能性。不久之后，布加勒斯特早期干预计划（Bucharest Early Intervention Project，BEIP）即宣告建立。

该项研究堪称针对早期环境因素影响心智发育这一领域最为大胆、也最为重要的实验。此前的研究显示，与被家庭收养的孩子相比，在福利机构中长大的儿童，不但大脑发育滞后，其特定大脑区域的活动也有明显差异；这两组孩子还可能受到选择偏见的困扰。从福利机构被带走的孩子无论心理上还是生理上都要比一直生活在福利机构中的伙伴更为健康。不过，这两组研究对象所表现出的任何差异，都可以用个体本身而不是照料环境的影响来解释。

BEIP 通过构建一个独一无二的实验条件来避免了这一问题。在进行了激烈的伦理讨论，并且与政府机构以及非政府组织紧密合作的条件下，BEIP 的研究人员随机选出了 136 个六至三十一个月大的婴幼儿并分为两组；这些孩子都是在一出生后就被遗弃在同一孤儿院里。一组儿童继续留在公办的福利机构里生活，另外一半在平均二十一个月大的时候被送往家庭寄养。* 为了比较的需要，研究人员还设置了一个第三组，包括 80 名同样出生在这家医院的孩子，他们一直与自己的亲生父母生活在一起，没有在福利机构生活的经验。

2007 年，BEIP 工作组在《科学》杂志上发表文章，首次公布了他们的主要研究结果。[52] 他们比较了三组实验对象在干预之前以及干预之后的认知发展情况，其研究一直持续追踪到实验对象四岁半。研究发现非常明确：在全方位的发育测试（智商、感觉运动能力、语言发展）中，生活在福利机构里的孩子远远落后于家庭寄养或是原生家庭中的同龄人。实际上，生活在福利机构里的孩子的表现基本上徘徊于精神发育迟缓的边缘；与此同时，被转为家庭寄养的孩子基本上在三岁半左右就赶上了与父母生活在一起的对照组儿童的水平。

研究者还发现，越早被转为家庭寄养，孩子的认知能力收获就越大。两岁之前离开福利机构的儿童与对照组的孩子的表现几乎一样好。研究者在孩子们八岁时再次回访，因转移至家庭寄养而带来的智商提高此时依然清晰可辨，且两岁之前离开福利机构的孩子们的表现最为突出。[53] 以上的研究结果证实了养育方式对大脑发育产生重要影响确实有敏感期（两岁之前）。

更多研究和分析表明，相比福利机构里的孩子，寄养家庭里的儿童表达的正面情绪更明显，注意力更加集中。[54] 这些区别在一组孩子从孤儿院转移至寄养家庭后迅速出现；仿佛孩子们被人为地封锁在经验—期望期，只待社会交往行为去打开大脑的这一开关。只

---

* 当时，罗马尼亚几乎没有符合标准的寄养家庭，研究人员白手起家，创立了全新的家庭寄养项目。他们建立儿童照料网络（包括 56 个有能力提供照料的家庭），并提供经济支持和训练课程，以及与受过专业训练的罗马尼亚社会工作者合作，进行严格的监督。

要社会交往这一刺激条件生效，他们会迅速做出回应，享受生活和欢乐的能力马上就被激发了出来。

家庭寄养这一干预手段的效果甚至能影响儿童大脑功能的发挥。在家庭寄养干预之前和之后，实验人员分别向孩子们展示了不同的面孔，并用脑电图测量他们的脑部活动。与生活在原生家庭中的孩子相比，一直呆在福利机构中的儿童在看到他人的面孔时脑部反应较为迟缓而被动；且这种表现一直持续到四岁半最后一次监测时。另一方面，寄养家庭的孩子脑部反应基本正常，尽管到四岁半时，他们尚未赶上从未在福利机构里生活过的同龄人。

在福利机构里长大的剥夺感对儿童罹患精神失常的风险有显著影响。到四岁半的时候，他们很可能同时遭遇"内在失常"（如焦虑和抑郁）和"外部失常"（如注意力缺陷综合症和行为失常等行为冲动障碍）。在两岁之前移居至寄养家庭的孩子遭到内在失常困扰的可能性较低，但是其注意力缺陷综合症和其他行为失常的水平没有变化。令人遗憾的是，减轻甚至彻底摆脱这些症状的窗口期显然在他们离开孤儿院之前就已关闭了。[55]

BEIP 计划得出的研究结论如此令人震惊，达到了其他实验研究几乎无法企及的高度：它们改变了一个国家的政策。在这项研究开始几年之后，罗马尼亚政府通过法案，禁止社会福利机构收留两岁以下的儿童，除非他们有严重的身体障碍。

被悲伤击垮

BEIP 计划提出了令人震惊但足以服众的证据，表明童年早期的严重剥夺感可以对智力以及心理的正常发展产生持久的负面影响。四岁半时，依然生活在福利机构里的儿童抑郁和焦虑失常的比例几乎是去了寄养家庭的同龄人的三倍。[56] 不幸的经验从根本上改变了一个人的大脑，使个人发展彻底偏离了正常的轨道。童年时的悲惨遭遇带来的长期影响是每个精神病学家最为熟悉的病症之一。

黛德丽·沃德来向我寻求帮助的时候，生活简直是一团糟。两个月之前，已经交往了三年的男友向她提出分手，说她"不但太黏人，还总是让对方感到压力重重"。作为一个三十五岁的女人，她再次孤单一人，陷入抑郁无法自拔，与她自十几岁时就摆脱不了的麻烦毫无二致。她一天天躺在床上，连续三周缺席助理律师的工作。哭哭啼啼、恐慌症反复发作，以及挥之不去的与死有关的念头完全主宰了她的生活。她越来越觉得自己最害怕的事情马上就会变成事实：她将孤独终老，永远也得不到一个属于自己的家庭。黛德丽说，在内心里，她毫无自尊感，对自己的外表、智商和维护一段亲密关系的能力也没有任何自信。尽管令人心碎，但她不得不承认男友对她的评价都是对的。只要她允许自己与某个人关系稍微亲密一些，焦虑就能将她彻底击垮。为了维护这段感情，她不顾一切，但最终结果都一样——恋情泡汤，男友落荒而逃。实际上，黛德丽极富女性魅力，事业有成；而在光鲜的外表背后隐藏着的，是她生命历程中不为人知的不幸和苦难。

黛德丽出生在巴尔的摩郊外一个中下层中产阶级社区。三岁时，父亲不辞而别，抛下黛德丽的母亲和六岁的姐姐以及十一岁的哥哥。无论是情绪上还是经济上，他们的妈妈都已精疲力竭。她想找份工作，但三个孩子以及少得可怜的工作经验堵死了这条路。接下来的几年里，黛德丽的妈妈变得越来越暴躁和古怪。他们兄妹几人弄不清妈妈情绪失控的原因；每当妈妈不高兴的时候，都会因为自己的不幸而指责、辱骂孩子们。黛德丽长大一点儿后，妈妈经常独自出门，把姐妹两个留给哥哥或是邻居来照顾；谁也不知道她去了哪里，什么时候能回来。

黛德丽大约十岁的时候，妈妈再婚嫁给了一个暴躁易怒的男人，不仅如此，他好像非常憎恨妻子带来的孩子。黛德丽心情不好的时候，继父告诉妈妈"别管她"，"让她哭去——她得学着坚强起来"。继父脾气非常火暴，尽管从来没有动手打人，可战战兢兢的黛德丽一直生活在被打的恐惧中。上高中以后，黛德丽没什么朋友，还经常因为在社交活动中出丑而受到嘲笑，可她非常渴望与他人建立联系。黛德丽把大部分精力投入学业以逃避一切，高中时成绩优异；但却一直生活在对周期性恶化的抑郁症状的担忧和畏惧之中。轻微的发作偶尔出现，无法避免，而且她发现自己总是在担心——担心学习成绩，担心自己的体重，担心社交生活。进入大学，黛德丽开始和男生约会，但所有的恋情都持续不了多久，而且那些浪漫的场景让她感到非常紧张，无所适从。似乎她总在提防男友会对她生气或离她而去。最近的这段关系持续的时间最长，她甚至开始感觉到这一次可能真的与以往不同。然而，她再一次被孤零零地丢在那里——就像多年前杂货店里正在做白日梦的女孩，紧紧地抓住"妈妈"的裙角不放，直到发现那只是一个陌生的女人。

在黛德丽的记忆里，她找不到真正的放松或幸福的时刻。回首童年，她觉得自己从未得到来自任何人的坚定支持，只能跌跌撞撞，蹒跚前行。"我感到害怕，"她说。

黛德丽的童年经验是一个充满了不幸和冲突的漫长过程。在她情绪发展的敏感期里，大脑被迫接受一个不安全、混乱、无法依靠的生活世界。这样的结果投射在了她一波三折的恋爱经验以及毫无亮点的自我形象认知之中。不难想象，研究者发现，童年的不幸经验和受到的伤害是抑郁症的最明显的风险因素。

勇敢地表达自己

当我们说环境和个人经验会影响大脑的发展，我们究竟想表达什么意思？环境是如何走入人类的大脑的？

最近的研究为我们提供了答案：环境能改变人类遗传基因表达的方式。

为了彻底弄明白这背后的故事，我们必须深入到分子的层次，探索基因表达的世界——将一个基因的指令植入有用的单位（如核糖核酸和蛋白质）的过程。我们的基因携带着一组组不同的可供产生蛋白质的指令，这些蛋白质又组成了人体中的各种细胞。但我们必须知道，这些指令如何发挥作用都取决于基因表达的精确细节和时机。你是不是曾经好奇地想过，为什么大脑里不长牙齿，肾脏又为什么不能分泌唾液？在一个人的身体里，每个细胞都包含了相同的基因组*，但有些能变为神经细胞，有些只是负责胰脏里酶的分泌，有些则负责保证心脏的收缩。之所以会出现这些专门化的过程，是因为只有某些特定的基因、在特定的时间和特定的情况下才会被主动表达出来。这就是"经验"的作用：它能决定个体如何成长，也即通过影响特定基因在何时何地表达，来调控和重新整合大脑的功能。

能控制基因在何时、何地表达的还有一些其他因素，如通常位于基因尾端、被称为启动子（promoters）的 DNA 序列——它是转录因子这种蛋白质的"仓库"，而转录因子又是由其他基因生成的。一旦转录因子与基因启动子结合，就能"启动"基因的表达。在某个给定的基因上，你和我可能会因为启动子序列的不同而影响转录因子启动的难易。所以，你的基因比我的基因更活跃（即更容易表达）。我们在第二章中已经讨论过这样的例子：有些人是长型 5- 羟色胺转运体基因启动子携带者，有些人则是短型的携带者。短型启动子让 5- 羟色胺转运体基因被表达的可能性降低，所以短型携带者生成的 5- 羟色胺转运体蛋白质较少。正如第二章中讨论的，通

---

* 也有极个别的例外情形：成熟的血红细胞和血小板没有细胞核，因此也就没有基因组。

过使杏仁体对环境中潜在威胁的反应更加敏感，这种区别能提高染上焦虑症的可能性。

但是，这种区别是固定且可预测的——你要么是长型携带者，要么是短型携带者，二者必居其一；且环境不会对其造成改变。如果我们要讨论环境对基因活跃程度的影响，就需要一个能启动或关闭某些基因的生活环境。大自然为我们提供的解决办法之一是一门叫作表观遗传学（epigenetics）的科学，它的研究对象主要是并非由 DNA 序列的差异而造成的基因表达变化。[57]

有些后天影响包括用化学的方法来修改染色体——就像给我们的染色体人为地添加或是移除化学的"调光器"。这些改变让转录因子的启动及终止的难易程度发生变化，以此来最终作用于基因的表达。从分子的层次来看，这种方法是可行的，因为环境可以直接调整基因发挥作用的方式。从其实质来看，环境能标示出特定的基因组，在最基本的语境中指出基因应该在何时何处得到表达。

两种最为常见的表观遗传学机制是 DNA 的甲基化和染色质重塑。DNA 的甲基化包括给某个基因增添额外的甲基——这是一种由一个碳原子和三个氢原子组成的简单分子形式。甲基被添加到特定的 DNA 序列上之后，就会起到锁定或制动开关的作用，阻止转录因子与基因的结合，也因此阻止了基因的表达。而在染色质重塑过程中，包括甲基和乙酰基在内的化学物质组合被添加到或从某些蛋白质中移除，而这些蛋白质中包裹的都是个体的 DNA。这些变化会影响 DNA 与细胞的基因表达机制之间的互动，由此决定某个基因是否被表达。为了更好地理解染色体重塑如何影响基因表达，我们必须先弄明白染色体组合的方式。

人类的 DNA 可不是赤裸裸地躺在细胞的中心。相反，由 DNA 长长的"尾巴"组成的染色体被组蛋白这种蛋白质紧紧包围（图 3.2）。这种组合方式非常重要，因为如果染色体没有被严密包

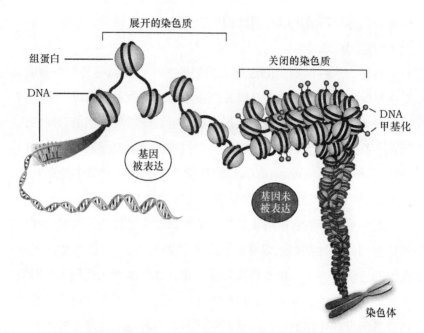

图 3.2 "表观基因组"在决定基因在何时、何地表达中发挥了主要作用。

裹，它们就不能匹配。细胞核的直径约为 6 微米——这是一个单独的摊开的染色体的 1/4000。而且别忘了，每个细胞核上还要安置23 对组成人类基因组的染色体呢。

如何把 23 对染色体塞进一个只有它们 1/4000 大的地方里去？你必须把这 23 对染色体紧紧地、严严实实地包裹起来。包裹在组蛋白和其他相似蛋白质外层的染色体 DNA 被科学家称为染色质。在一定程度上，基因的活跃程度取决于染色质被包裹的密实程度，也即其压缩程度。要想穿越密实的染色质去"开启"藏在深处的那些基因，转录因子和细胞转录机制的其他成分必须付出更多的努力。在组蛋白被各种化学物质（甲基、乙酰基或是其他化学物质）标示出来之后，基因表达要么启动，要么终止。

现在我们知道了，环境和生活经验至少可以在大脑中通过两种方法影响基因表达：以促进化学反应的方法来标示 DNA，或是修正 DNA 周围的蛋白质。尽管基因编码在几十年前就已经被破解，但"表观基因编码"却直到现在还未被解开。而表观遗传学的研究发现已经为我们理解人类行为的生物学机制提供了不少值得注意的线索。比如说，表观遗传的区别能解释为何同卵双胞胎会变得不一样。随着岁月的流逝，在机遇与不同经验的影响下（同卵双胞胎的 DNA 和染色质可能受到完全不同的表观遗传刺激），其基因表达可能大相径庭，由此他们会截然不同。[58] 也许这就能解释为什么同卵双胞胎之一可能会患上精神分裂症等心理疾病，而其兄弟姐妹就没有受到任何影响。[59]

许多环境因素都能影响 DNA 和染色质的表观遗传状态（甲基化或乙酰基水平），如节食、少量的放射物质、药物，以及吸烟或饮酒等。因此，表观基因组就像一扇门，门外世界的种种都能改变个体基因的表达方式。最新的科学研究发现，童年的经验也能影响大脑的表观基因组。在本书的后面我们会看到，这也是揭开后天养育因素如何形塑心灵这一谜题的钥匙。

"我变得和妈妈一模一样"

加拿大麦吉尔大学的科学家迈克尔·米尼和他的同事通过研究母鼠对后代的养育方式造成的影响而在本领域确立了前沿的地位。有些母鼠很擅长养育宝宝：它们对自己的孩子舔来舔去，梳理孩子们的毛发；喂奶的时候，妈妈拱起身子，小心地不要压到孩子，也让小宝宝吃奶更加容易和方便。[60] 也有些母鼠表现得冷淡且疏远：既不舔宝宝或是给宝宝梳毛，喂奶的时候也没有想办法让宝宝更加舒服。米尼等人发现，这些养育方法上的差别造成了长久且深刻的影响；而且，一切都在小老鼠出生后一周内决定——这一关键时期基本上相当于人类的婴儿阶段。爱子有方的鼠妈妈给孩子的大脑和压力激素系统奠定了一生受益的基础，它们的子女能从容应对压力。相反，心不在焉或是不那么喜欢照料子女的鼠妈妈的后代，在面对压力时总会反应过度，且一生都容易受到恐惧的影响。

以上因素都应归于子女是如何被养成的，而非它们继承的遗传基因：当不爱舔梳宝宝的母鼠（低舔梳水平）的孩子在出生后就被交给高舔梳水平的母鼠养育后，这些鼠宝宝的行为和生理学表现与高舔梳妈妈的后代一致；反之也成立。

米尼的研究团队发现，来自妈妈的照料会通过改变染色体的化学组成来影响子女的压力应对机制。还记得吗？甲基DNA与管理基因表达的转录因子关系十分密切。在出生的第一天，新生儿大脑中最重要的压力应对基因之一——糖皮质激素受体（Nr3c1）就被甲基锁定了。负责生成压力激素的基因，会通过决定大脑应对负面事件的反应速度和效率，来对压力应激系统的发育和管理持续地发挥核心作用。

在小老鼠出生后的第一周，其体内的Nr3c1基因可以继续保持锁定状态，也可以被"释放"，这取决于它们和妈妈的接触；更具体地说，是妈妈舔宝宝、给宝宝梳理毛发的频率以及照料它们的方式。米尼的团队发现，爱子有方的妈妈生下的孩子，其体内能"解锁"这一基因的酶（脱甲基酶）的水平更高，为发展出健康的压力应激系统奠定了良好的基础。但是疏远的母亲在宝宝出生后一周之内没有解开被锁定的Nr3c1基因，由此，孩子在生命之初就输在了起跑线上，这些小老鼠的大脑里没有准备好应对压力的方式，终其一生都要和恐惧以及激素失调不断作斗争。

母亲的养育方式之效果还会影响到后代：通过将压力应激基因表达嵌入女儿的基因组，不那么擅长养育子女的母亲直接造成

正常的另一面

其后代饱受情绪和行为问题的困扰。这样一来，第一代母亲的女儿自己变成了不谙抚育的母亲，继续制造容易生活在恐惧之中的后代，这些后代再变成养育能力不足的母亲；如此循环不息。这些行为模式通过 DNA 序列一代代传递下去，毫无变化。如果我们从弗洛伊德的观点再向前推进一步的话，可以得出这样的结论：一个母亲的行为不仅可以影响她的孩子的情绪发展，甚至可以影响到其第三代。

越来越多的证据表明，来自母亲的照顾同样可以决定人类婴儿的大脑发展。在一项研究中[61]，来自英属哥伦比亚大学的科学家发现，在分子层次上，鼠类研究中发现的表观遗传效应在人类婴儿的身上同样存在。他们比较了抑郁母亲与正常母亲所产下的婴儿的行为表现。在孕晚期有抑郁表现的母亲，其宝宝出生后 Nr3c1 基因的 DNA 甲基化水平显著偏高，与低舔梳水平的鼠妈妈在同一个基因上的甲基化水平相一致。另外，在这些宝宝三个月大时对其进行的测试表明，它们的压力激素反应也更为夸张。

米尼的另一个研究小组进行的实验则展示了表观遗传令人震惊的长时间影响。[62]儿童时期遭到的虐待一直是抑郁症和自杀的潜在风险因素。我们已经知道，严重抑郁的个体，就像低舔梳水平鼠妈妈的宝宝一样，其压力激素皮质醇水平较高，且糖皮质激素受体（NR3C1）基因在大脑中的表达低于正常水平。扰乱了鼠类压力激素系统的表观遗传因素，是不是连接儿童时期受到的虐待与成年后自杀行为的关键点呢？

为了回答这个问题，米尼和他的同事[62]考察了糖皮质激素受体（NR3C1）基因在人类身上的情况。他们从自杀的成年人身上提取脑部组织，这些不幸的人有些在童年遭到过虐待，有些没有；同时，他们也提取了对照组的脑部组织，后者并非死于自杀。在 NR3C1 基因上，各组之间的 DNA 序列没有明显区别。但是在表观遗传学方面，研究发现与他们在鼠类实验中得到的结论几乎相同：曾经被虐待的个体身上，该基因的启动子甲基化水平明显偏高。与鼠类的情况类似的是，通过降低负责启动这一基因的转录因子的反应灵敏度，甲基化阻碍了该基因的正常表达。也就是说，这一基因的开关被关闭了。

早期的不幸经验如何影响表观基因组远比 NR3C1 基因带给我们的故事复杂得多。首先，越来越多的证据显示，童年时经受的压力和被剥夺感会引发众多脑部基因的表观基因变化，而且随之而来的这些变化对行为和压力反应造成的影响所牵涉的基因远远不止 NR3C1。[63-65] 更重要的一点在于，研究者们一直在努力探索，在分子的层次，生活经验究竟如何塑造行为与压力反应的不同模式。在婴幼儿敏感期内，不同的父母在养育方式上微妙（或是不那么微妙）的差异能改变染色体的化学成分，进而影响压力反应基因的表达方式。这一过程开启了一系列与细胞有关的事件，这些关键性的事件能决定儿童的大脑和压力激素系统如何应对今后生活中形形色色的挑战和威胁。大脑的发育实际上包括了一系列由神经细胞所作出的"承诺"——锁定一种方式而放弃其他选择，这些"承诺"塑造了动物个体（或人类个体）。从生物化学的基础性层次上来看，这其实是大脑对特定的生活方式做出的"承诺"。童年的经验为压力应激系统设定了程序，甚至可以在儿童时期就决定一个人一生的性情和个性特征。

这也许是"先天因素/后天养育"简单二分法为何错误的最清晰明证。我们很难想象出一个比"父母如何养育子女"更为基础、更适合的后天因素；也没有什么东西能比基因表达的分子生物学更接近先天因素。可我们现在已经知道，这一难解之谜的两部分是不可能完全分开的。父母的养育（后天）能通过规制基因表达（先天）以及调整大脑和压力应激系统功能的方式而影响儿童的生长发

　　　　　　　　　　正常的另一面

育。我猜就算是弗洛伊德也会对此表示满意吧？

我们在此有必要强调一下"正常"这个定义的一个重要因素。以上研究发现很容易被简而化之：良好的成长环境能促进个体的正常发育，相反，逆境和被剥夺会让儿童产生"不正常"或者说有缺陷的压力应激系统。但我们必须时刻牢记：成长是一个不断调整自己以适应这个世界的动态过程。何为"正常"，要看具体的环境。根据过去和现在的状况，不断发展的大脑会对未来的生活做出有依据的猜测：眼前的世界是充满友善而可知的，还是一片混乱与威胁，抑或是两者的混合？在大脑发育的各个敏感期，外在的变化和基因表达模式为大脑和心灵应对未来世界打下基础，做好准备。如果你"有幸"生在一个照料者压力过大、心不在焉或是喜怒无常的环境里，时刻保持警惕或者让压力应激系统极为敏感无疑是最佳选择。从这个意义上看来，米尼的实验中那些小鼠身上的恐惧感，以及塞斯·波拉克的研究里曾经遭到虐待的儿童对愤怒的高度敏感，对其自身而言都是非常"正常"的适应性行为选择。但是，正如黛德丽·沃德发现的，这些适应性行为需要付出代价：成年后易感痛苦、焦虑和抑郁。

父母的陷阱

负面事件会造成生物学影响，这一研究发现可能会加重很多家长身上已经存在的过度忧虑：尽一切努力，让孩子生活中的一切经验都是积极乐观的。当儿子在学校惹下麻烦以后，我的一个同事开玩笑说，这小子的行为问题现在让她吃苦头了："在他小时候，我舔得不够多，梳理毛发也不在行！"

不过，她的话不仅仅是玩笑。在过去十多年里，从鼓吹儿童利益的意见领袖到市场营销主管，每个人都在利用神经科学的科研成果来警告家长：如果不给婴幼儿的大脑发育提供完美的环境，他们的孩子就可能受到永久的伤害。

在一个春日的周末，妻子和我正在上网，打算为我们几个月后降生的小宝宝买一辆婴儿车。我们忽然看到了欧贝比公司的网站（Orbit Baby），他们宣称打造出了世界上第一辆"旋转式婴儿车"。[66] 绝大多数婴儿车的座椅是向前或向后的，座椅向后的婴儿车能让宝宝坐在车里时面对推车的爸爸妈妈。欧贝比公司的婴儿车能在宝宝坐在车中时旋转座椅。该产品的网上介绍中说，"面对父母的婴儿车更有利于孩子的成长发育"，还引用了科研成果来力证其产品的重要性。这里提到的科研成果是一篇名为《婴儿车中的生活究竟怎么样》的研究报告；该文章的作者，英国敦提大学的 M. 苏珊娜·泽迪克博士认为，目前还没有针对婴儿车的设计对亲子互动和婴儿压力所造成影响的公开研究成果。借由儿童情绪发展的科学，她解释了自己研究的动机：

> 在出生之前，婴儿的大脑已经具备了一定的倾向性，同时要依赖来自他人的社会性回应。因此，客观看来，小宝宝从父母那里获取互动回应却不可得的情境，都强化了宝宝身上的低水平压力反应模式。如果类似的压力情境多次反复发生，就会对婴儿的神经、生理和心理发展造成伤害。该研究源于最近众多的呼声：婴儿推车可能引发的压力环境，会对婴幼儿造成负面影响。(p.4)

这听起来值得警惕——类似的"低水平压力"真的会损害我们的神经发育吗？为了支持这一观点，泽迪克汇报了自己的研究设计。在英国 44 个城市的大街上，实验人员观察并记录了不同场景中坐在婴儿车里的宝宝与推车的成年人之间的互动情况。她发现，当孩子面对其他方向时，亲子之间的语言交流较少；另外，在车里与父母面对面的孩子更容易入睡，泽迪克认为这表明他们放松且压力水平更低。该实验还发现：

> 有一部分宝宝想要引起父母的关注，但没能得到满足。他们不断通过哭泣或是扭来扭去等办法想要吸引爸爸妈妈，可还是没有得到回应，这些孩子的压力水平不断升高。对他们来说，一趟婴儿车之旅可能会变成压力性甚至是伤害性事件。这样说不是危言耸听，因为婴幼儿的压力应激系统尚未发育成熟。被独自撇下，长时间得不到成年人的帮助而独自处理负面情绪——这些对幼小的孩子都是打击。如果父母无法随时看到婴儿的面孔，他们就意识不到宝宝已经有多难受了。

为了深入探讨这一问题，泽迪克的研究团队设计了另一个小规模的实验，她安排20位母亲推着婴儿车（内为九至二十四个月大的孩子）散步，或面对，或背对。

泽迪克发现，面对面的婴儿车模式"大获全胜"：婴儿的心律较慢（也许因为他们压力水平更低），母子之间的对话和笑声不断，妈妈对这一经验的评价更好。尽管就此就下结论尚不成熟，但泽迪克坚持认为，"婴儿的发育会因推车的设计而受到负面影响"，且待在婴儿车里"对婴儿情绪造成的损害比它给儿童发展带来的益处要大……如果婴儿车的设计会恶化儿童的压力水平这个可能性确实存在，我们必须要对其给予足够的重视"（pp.26、27）。

也许我们永远也不会知道究竟有多少儿童曾经受到婴儿车设计问题引发的压力伤害，不过在我看来，对婴儿车的这种指责有些夸大其词。这里包含着更重要的一点，这一点能让那些认为自己要为孩子排除生活中一切负面事件的父母安心。研究发现确实证明，童年时期重大的不幸——伤害、虐待、忽视，以及由贫穷造成的被剥夺感会对大脑的发育产生持久的负面影响，但是我们必须搞清楚，以上这些严重的负面事件与每个孩子每天日常生活中都免不了的磕磕碰碰完全是不在同一个数量级上的两回事儿。

单纯去追求一个没有任何压力的成长环境不仅是无法实现的，而且有害无益。虽然比较强烈或长久的不幸会影响大脑发育，但众多研究表明，适当的压力能提高个体的适应能力；而且，生活在保护伞下对孩子来说并不是好事。心理学家马克·西里等人认为："如果从未经历过不幸，个人就无法自主地处理压力，面对挑战；这样一来，他们本可能被激发出的韧性或掌控能力都荒废了。"(p.1096) [67] 弗雷德里希·尼采曾说："那些未能打败我的，会让我变得更强大"；他是对的。

"千万别说这是你的最后一段旅程"

还有许多神经科学与心理学解释不了的秘密。为什么有些人对负面事件非常敏感，有些人就一点儿也感觉不到？

许多针对被虐待和被忽视儿童的研究都记录下了不幸使得他们的大脑对恐惧和愤怒越来越敏感的过程。在其他人将逆境视为挑战的时候，他们只会从中感受到威胁。不过还有另外一些人，早年经历的不幸不只意味着对他人的恐惧和愤怒情绪越来越敏感。从逆境中浴火重生给了他们敏锐的洞察力，并且在他们身上培养出了一种坚韧的品质，让他们从此可以从容应对人生长路上的沟沟坎坎。

1943 年，麦克·伯恩斯坦三岁，和父母、哥哥以及祖母一起生活在波兰的小镇扎基。某天，他们一家全被送到劳改营，成年的家庭成员被强制赶到了兵工厂劳动。几个月以后，他们坐在牛车里，穿过波兰的乡村，来到一个冷酷而令人害怕的地方：奥斯维辛集中营。这个地方在历史上已经成为灭绝人性和大屠杀的代名词。

正常的另一面

在奥斯维辛，麦克的爸爸和哥哥很快被处决。麦克、妈妈和奶奶在绝望中度日如年，陪伴他们的只有无尽的污秽和饥饿。他们住在由马厩临时改建的营房里，屋子里除了一排排破破烂烂、像货架子一样的木头床铺之外一无所有——每个三米宽的铺位上要睡四个人。在距离他们牢房不远的地方，焚尸炉里冒出的烟雾从不间断，成千上万的男人、女人和孩子在那里一去不返。

麦克在奥斯维辛集中营的日子里，每天被处决的人数都超过了1万人。病人和垂死挣扎者的呻吟不忍卒听。公共厕所只是露天的大坑，里面随便放了几个挖了孔的木凳。坑里溢满粪便、尿液，难民们很容易染上由斑疹伤寒引发的痢疾。每天能得到100克的面包就算得上非常幸运，麦克因饥饿而迅速消瘦。要是能凑巧看到麦克，妈妈会把自己的面包分给他一点；可很多时候，这样做会被卫兵发现，招致一顿毒打。有一天，妈妈消失了。麦克后来得知，她又被转移到了奥地利的一座劳改营。

日复一日，麦克的奶奶亲眼看到周围的男人、女人和孩子被屠杀，她总觉得自己和孙子就是下一个。有一天，她把麦克拉到自己的床铺下面，让他躲在一个草垫子里。麦克就这样躲藏着熬过了一天又一天，等着奶奶偷偷递给他少得可怜的配给品。

1945年，奥斯维辛集中营解放，麦克和奶奶得救，死里逃生的他们来到家乡扎基附近的城镇琴斯托霍瓦定居。在陆续被送往奥斯维辛集中营的超过23万名儿童中，麦克是最终获救的不到700人之一。奶奶没有受过什么教育，但她找了各种活儿干，祖孙二人勉强能有口吃的。麦克白天无处可去，也没人照顾，奶奶有时候只能把他独自留在鸡舍里。几个月以后，妈妈苏菲在奥地利的劳改营获救后，辗转回到波兰，寻找他们祖孙。她最后找到了琴斯托霍瓦，三名幸存者总算团聚了。但最可怕的事情还远远没有结束。

"我病得很重，妈妈把我带到了德国，那里的医疗条件更好一些。"麦克告诉我,"妈妈找不到什么工作,我们住在慕尼黑一间她租来的小房子里。"他们无权使用厨房。麦克和妈妈在一间屋子里住了六年,时刻防备着女房东的突然出现。那个女人脖子上总是戴着象征纳粹党的标志。妈妈靠着教授希伯来语能挣到一点儿钱,但还不够两人的生活费,所以她走私食品,然后在慕尼黑的黑市上出售。"妈妈从美国大兵那儿买面粉、巧克力和尼龙,然后在黑市上售卖。对我们来说,那段日子太艰难了。"有时候麦克放学后会帮助妈妈带私货;他总是生活在被逮捕的恐惧之中。

对麦克来说,在慕尼黑的生活孤独而令人恐惧,很多大屠杀的幸存者都有类似的经验。他在学校里的几个朋友因为无法忍受而自杀,选择结束自己的生命。也许是因为被找到麦克时他那瘦骨嶙峋的样子吓坏了,妈妈总是给他很多吃的,他现在体重严重超标。麦克觉得自己永远是个外来者:"我和其他孩子长相不同,行为也不同。他们总是取笑我。"那时候,他总是搭车往返家里和学校。有一天,一个男人让他搭了顺风卡车,企图性侵麦克,幸运的是麦克逃脱了。

十一岁时,麦克和妈妈移民美国的申请获准通过。初来乍到的母子二人身无分文,也不会说一句英语。靠着慈善机构的帮助,他们住进了下曼哈顿地区鲍威利的一家临时宿舍里。后来,他们租下了一套只有一个房间的公寓;为了养活自己和相依为命的妈妈,麦克四处打零工,妈妈当裁缝,每周能挣30美元。有时候,麦克能在上东区的一家药店找到活儿干,送药,扫地,别人让他干什么他就干什么。药剂师对人非常严厉,会为了一丁点儿小错把麦克大骂一顿,但这个严厉的工头也让他学到了对待工作要一丝不苟。

对麦克来说,药店是个令人兴奋的地方,在药店工作的经验为他日后在美国的打拼奠定了重要的基础。靠着妈妈的无私奉献,麦克慢慢学会了英语,在高中也取得了不错的成绩。"妈妈晚上会陪我到很晚——我们只有一间屋子,她一定要确认我写完了作业才会去睡。虽然她不懂怎么检查，可她至少要保证我从药店回来之后一直坚持学习到晚上 10 点钟。她做的一切都是为了我好。她所得不多，但不管有什么，都会给我。"

十八岁时，麦克被福德汉姆大学录取。他主修药理学，后来在爱荷华大学获得了药理学和分析化学的博士学位。有一次，在爱荷华当地的犹太人会堂里，通过一位共同的朋友介绍，他认识了一个名叫朱迪的女孩。不到两年他们就结婚了。在担任新泽西州强生公司的管理人员之前，麦克已经有了一连串的工作经验，包括为中西部地区的大型化学品公司和制药公司从事科研工作。麦克和朱迪的四个孩子现在都已经是各个领域成功的专业人士，他们还有九个孙辈。这个家族是典型的美国中西部风格：家庭成员之间联系紧密，幸福而成功。

麦克从来没有否认过儿时的惨痛经验。他不排斥谈论那些不堪回首的往事，愿意把这些与自己的子女分享，甚至以此为题，在印

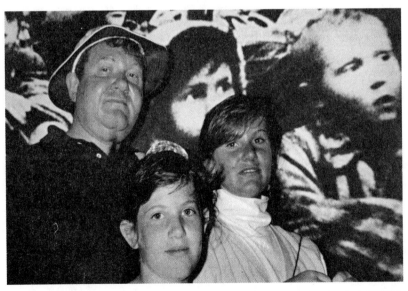

图 3.3　麦克和朱迪与一个女儿。背景照片拍摄于 1945 年五岁大的麦克（右一）在奥斯维辛集中营被苏军解放时。承蒙伯恩斯坦一家授权使用图片。

第安纳波利斯的中学里进行过讲座。有一个每天都能看到的记号时时刻刻提醒他别忘记过去：他的前臂上被烙下的号码。

1981 年的一天，麦克和朱迪去看了一部名为《抉择》(*The Chosen*) 的电影，这部影片根据哈伊姆·波托克的小说改编，讲述了分属犹太教中的哈西迪教派和改革派的两个男孩在 1940 年代的纽约布鲁克林结下深厚友谊的故事。电影中描绘了奥斯维辛集中营被解放时的场景——层叠的尸体，堆积如山的鞋子和眼镜。最后，摄影机展示了一组面色苍白的挤在一起的孩子。一个小男孩卷起袖子，露出了胳膊上烙着的号码。电影院座位上的麦克惊呆了——那是他的号码，那个孩子就是麦克·伯恩斯坦。

我问麦克他是否认为自己具备坚韧的品质。他想了一会儿，仿佛从未考虑过这个问题，然后说他觉得是的。他也说不清自己到底是怎样从这样一个悲惨的童年中存活下来的，甚至还发展得不错。"当某件事没有按照我预想的既定轨道顺利进行时，我总会想到两样东西，一是十八岁时妈妈送给我的一块手表。来美国时，她从德国带了几样东西，其中包括一块 18K 的万国金表，我十八岁时她把这块表送给了我。在表盘的背面，她找人刻上了希伯来语单词 gimmel 和 zayin，意思是'一切都会过去'(gam zeh ya'avor)。情况糟糕时我总会记起这句话。要是实在太糟糕的话，我还会想起另外一件事——唱一首歌。在意第绪语里，它叫'Zog nit keyn mol az du geyst dem letzten veg'，意思是'千万别说这是你的最后一段旅程'。我愿意唱这首歌，它能帮助我度过真正的难关。我会让事情顺其自然，重新开始。"

迎接挑战

一个在纳粹的死亡集中营里度过童年的孩子，是怎样战胜了贫穷和社会隔离，最终让自己过上了幸福和谐生活的呢？

为什么有些人在面对压力时特别坚强？这个问题与理解为什么有些人特别脆弱同样重要。我们应该认识到，与其说先天遗传因素和经验因素能代表某些风险因素，还不如说它们具备很强的保护作用。而且，我们对正面的韧性的了解程度远逊于对负面的弱点的了解。

韧性因素的表现之一是我们从他人处获得的帮助和扶持。在迈克尔·米尼对啮齿类动物的研究以及对猴子的类似研究中[68]，来自母亲的照料所起到的缓冲作用都很明显。母亲的养育能随时调整易变且高灵敏度的压力应激系统——在需要时开启，而且更为重要的是，在不需要时及时关闭。在人类身上，与父母的亲密关系和社会支持同样可以减轻负面事件对那些本身带有遗传的抑郁风险基因儿童所受到的影响。[69,70]与主要照顾者建立安全而稳定的依恋关系能在环境不利的时候给我们提供足够支持，还会对个体的发育产生持久影响（我们将在第五章讨论这个问题）。在麦克·伯恩斯坦坚韧不拔的故事里，关键因素是他和妈妈之间的珍贵纽带，这种亲密关系在他三岁来到奥斯维辛集中营之前就已经发展出来了——为了给自己的孩子分一点可怜的面包，母亲愿意忍受毒打。

有了分子生物学、基因遗传学和神经影像学这些工具，研究者们开始试着拆解韧性的生物学起源。[71]而他们找到的证据再次指向了大脑如何回应生活经验的微妙影响。

首先，韧性与大脑自我更新的能力有关。在个体出生后不久，通过生成神经元（专业术语为神经发生）来给大脑添砖加瓦的过程就已基本结束。尽管神经元之间的突触在个体的生命历程中不断重塑，但神经元本身从不会再生。或者说，直到不久之前，科学家们一直是这样认为的。现在他们已经有了充分的证据，认定神经发生过程存在于在两个位置的神经干细胞中，贯穿成年人的生命始终。

一是在大脑的侧脑室室壁上，这是脑脊髓液在大脑和脊髓之间流动的系统的一部分。在此处"出生"的新的神经元流向大脑的嗅觉神经中枢，并且在那里形成嗅觉。二是在大脑中海马体上叫作齿状回的部分。海马体对人类的学习、记忆和处理压力系统发挥作用，此处的神经发生过程，实际上是大脑应对新的经验的一部分。

在新的神经元生成之后短短的一段时间里，它们的可塑性极强——也就是说，对各种外部刺激反应迅速，并且能够和其他神经元共同构成新的突触。[72] 随着它们逐渐融入海马体上的大脑回路，这份充足的可塑性能帮助它们创建新的连接关系，个人也能更好地应对以前未接触过的压力情境。对动物的研究显示，神经发生是海马体通过控制压力激素水平来避免情绪失控、缓冲压力事件的负面效果、保持"正常"状态的关键性因素。当神经发生过程被阻止，压力激素皮质醇水平会维持高位，动物会表现出抑郁的行为特征。[73] 换句话说，韧性在部分意义上取决于海马体中生成新的神经元的能力。

同时，动物实验也证明，压力和童年时期的不幸经历会阻碍神经生成过程。这意味着压力本身就能压制大脑本身的韧性，压制个体的应对机制，让一切雪上加霜。不过，在正常的应对机制失效的情况下，我们也能找到修复它们的办法。比如说，SSRI 抗抑郁药物如氟西汀（俗名百忧解）的部分作用机制就是刺激海马体中的神经生成。[74] 体育运动也具有抗抑郁效果，在动物实验里也显示出了其促进神经生成的本领。[75]

神经科学家埃里克·内斯勒和他的同事通过在家鼠身上进行周期性压力模型实验，找到了韧性路径的另一个关键因素。在这个"社会失败"模型中，老鼠要反复暴露于由一只攻击性进攻者形成的压力事件。大部分老鼠后来都落入了与人类相似的绝望之中——避免社会交往、体重减轻、对正面激励性刺激失去兴趣，并表现出明显的与焦虑相关的行为特征。但是有些老鼠看上去对这些压力免疫。通过一系列更具体的实验，内斯勒的团队识别出了韧性的分子标记。[76-78]

内斯勒的团队发现，在面对压力时，韧性强的老鼠能在大脑中的奖赏中枢里启动某个关键基因，从而阻碍一系列能引发焦虑或抑郁情绪的化学反应；而脆弱的老鼠就没有这个本事，只能对这些化学反应听之任之。其中之一的基因编码了转录因子 $\Delta FosB$，反过来，这一过程也引发了突触的变化，使得大脑不再去识别不幸的经验。众多证据表明，有抑郁症的人，其奖赏中枢的 $\Delta FosB$ 水平较低，这进一步说明这些化学反应对设定大脑在"脆弱—强韧"连续谱中的位置发挥了重要作用。但令人不解的是，抗抑郁药物氟西汀也能通过调整 $\Delta FosB$ 的水平让脆弱的老鼠坚强起来。

众多类似的研究帮助我们逐渐理解了基因和表观基因是如何使人类在应对不幸时会有截然相反的加压或是缓解的表现。这些效果的累积和互相作用不断调整大脑各个中枢的设定值，也由此影响了我们看待日常生活中必须面对的各种挑战的方式。[71] 对那些感受到更多缓解而不是加压的幸运儿来说，世界相对容易掌控，不那么令人感到可怕。

每个人都是各种可能性的独特集合。而且，每个个体的人生旅程受到的重要影响也许极为微妙，就在一念之间；生命早期即如此。就像我们常说的蝴蝶效应：随着时间的推移，一个小小的干扰经过放大，会产生令人无法想象的严重后果。某个干扰或是某段经历会对个体带来哪些影响，实在不好轻易评价。显然，从罗马尼亚的孤儿院里开始人生之旅与坐在不那么完美的婴儿车里相比，完全不是一个等级。无疑，麦克·伯恩斯坦的故事远远超过了一般意义上的"正常"范围，大大扩展了人类之"脆弱—强韧"维度。探索有关正常的生物学机制的有益之处在于，它能使我们的视野不仅仅集中于异常状态，尽管从目前来看，要想解释人类精神中令人震撼的韧性之谜，科学家还要付出一定的努力。

"好上加好"的尴尬

让我们回到起点。我们已经了解到，生命早期的剥夺和苦难会对大脑的发育产生持久的负面影响。那么，没有经历过贫困或是被虐待的孩子们的情况又如何呢？通过提供恰当的正面刺激以及排除生活中的负面事件，能不能促进并大幅度提高儿童的认知以及情绪发展水平？这种逻辑是"小小爱因斯坦"系列教育片大受欢迎、米勒州长给新生儿赠送古典音乐 CD 唱片等行为背后的理论支持。但它也有不能自圆其说之处：对敏感期的研究显示，把好东西堆积在一起不一定能得到更好的效果。请让我用类比的方式加以说明。

20 世纪 90 年代，美国人引进了一种源于日本的"吧"。这些吧不出售酒精饮料，取而代之的是一种有益于健康的东西——氧气。来到氧吧的顾客通过鼻套管来吸入氧气，每分钟的收费是 1 美元。支持者认为，多吸入一些氧气好处多多：从给身体排毒到减轻压力、增强免疫系统的功能、提高智力，简直无所不包。1997 年，好莱坞影星伍迪·哈里森和生意伙伴一起在日落大道上开设了名为 O2 的氧吧，以每 20 分钟 13 美元的优惠价格让顾客享受富氧空气。如果愿意多付几美元，你还能享受带有玫瑰花香气的氧气"喜悦"（Joy）或是尤加利木味道的"清醒"（Clarity）。[79] 不过好景不长，氧吧迅速衰落，打折促销的氧吧在全美随处可见。

根据《纽约时报》的报道，氧吧的流行消费基于这样一个简单的理念："如果氧气对生命有益，那么氧气越多益处就越大。"[80] 当然，我们都知道，缺氧会给人的身体和心理造成伤害，过度缺氧甚至能致人死亡。如果个体本身缺氧，或者因为患有某些肺病和心脏疾病影响了吸氧能力，吸入额外的氧气确实有不少好处。

但是，任何一个专业的医生都会告诉你，只要你没有呼吸系统问题，呼吸空气中的氧气就完全够用了。氧气由血红蛋白携带在全身流动，而血红蛋白携带氧气的能力是有一定限度的。在正常的情况下，人类吸入的氧气就已接近这一上限。如果现在测量你血液中的含氧量，通常的数值是介于97%～99%之间。大脑和其他身体组织有这些氧气就足够了。吸入额外氧气可把这一水平从97%提升至100%，但这种细微的区别没有任何意义。人类已经进化出了从空气中获取必需的氧气的能力，超出平常的氧气供给不能让你的身体更加健康强壮。实际上，吸入过多氧气有害而无益。"氧气越多越好"与大肆宣扬给儿童提供更多正面刺激是性质一样的谬误。有些早教的拥趸提出，在敏感期为儿童提供额外的认知、情绪和社交刺激能让孩子们在今后的生活历程中超出同辈人，"赢在起跑线上"。

不过请记住，之所以存在认知发展和社会交往发展的敏感期，是因为孩子们一定会经历生长发育的"经验—期待"阶段。人类的进化过程让我们的大脑做好准备，迎接预期中的各种环境因素。如果预期环境的基本要素已经具备，大脑就能得到它需要的东西。没有明确的证据显示，高于必需的环境因素能让大脑的表现更加优异（何况，高于预期水平的环境因素究竟能产生什么效果也尚无定论）。罗马尼亚孤儿院的研究显示，与缺氧相似，缺乏社会交往会对儿童造成伤害，而提供一个正常的社会环境就能改善这种情况。但这并不意味着从正常的环境提升至超凡的环境也能引发类似的优化和提高。改进环境的效用取决于最初的起点。

包括大肆宣扬能让宝宝们更聪明、更快乐的婴幼儿产品的市场推广人员在内，大部分鼓吹"所有人都应该获得认知改善"的人常常引用某些动物实验的结果，暗示提高环境的复杂性可以促进大脑发育，改善认知表现。我在此不想争论这些科研成果的意义，但我们至少可以从夺人眼球的标题向下再深挖一层。年轻父母愿意掏钱给自己的孩子创造一个"先人一步"的成长环境，这种可以理解的焦虑部分源于对大脑发育过程的误解。约翰·T. 布鲁尔在他《生命最初三年的迷思》(*The Myth of the First Three Years*)[81] 一书中提到，新闻媒体、政策制定者和其他活跃分子过分解读了这些科研成果，起到了火上浇油的负面作用。

首先，公众存在这样的误解，即认为儿童必须在固定的机会窗口期（即最初三五年）掌握关键的认知和社会交往技能。在 1997 年的全美州长协会的年度演讲里，致力于宣传儿童发展的活跃人士、演员兼制片人罗伯·莱纳声称，"到十岁时，你的大脑已经完全定型"。[82] 这种观点与事实不符。我们知道，大脑的发展不是只局限在早期的关键期之内。借助"经验—依赖"的学习机制，人类能不断学习，并根据环境的变化来调整自己，适应纷繁复杂的生活。

当然，许多针对小白鼠的研究报告说，环境的改善能提高其认知技能，而且这种改善还伴随着突触适应性的增强以及大脑运行方式的改善。[83] 这些试验用小白鼠的生活环境确实改善了，但问题来了，这种改善的比较对象是什么呢？

一般来说，在这类动物实验里，"环境改善"基本上等同于提高实验动物的环境复杂性，而不是关在笼子"标间"里。即使是针对这一现象发布了重要研究成果的威廉·格林纳夫团队也承认，"这些条件仅仅代表了对动物的自然生长环境不那么彻底的模仿，这种'改善'只是相对于典型的实验室动物单调乏味的生活来说的。"(p.546)[32] 在这个意义上看来，改善笼子里动物的生活水平更像是把婴儿从社会福利机构转移到寄养的家庭。也就是说，从一个严重剥夺的环境转变为比较正常、值得期待的环境。我们知道，缓解剥夺对大脑是有益的，但是，这离断定我们能通过操纵环境来使大脑发育得更好还有很长一段距离。因此，我们从中学到的不是在敏感期实施干预手段改善不了大脑的机能，而是一定要注意比较的对象和起点。众多确证显示，早期的教育干预能给生活在经济条件不佳环境里的儿童带来长期的认知和行为提高。[84] 当外在环境确实低于平均水平时，这种改善收效明显；但是超越这一点向前再走一步，收效会明显降低。

另一方面，如果儿童生活在条件不佳或是非常压抑的家庭环境里，有关敏感期的生物学机制又给正面干预计划提供了值得期待的重要政策空间。各种旨在帮助孩子开启人生新希望的教育和社会项目，一定要将科学界对大脑发育关键期的研究成果纳入视野。相比尽早改善其生存环境这种简单而直接的方法，项目的制定和实施者更应该针对特定的敏感期来选择干预时机，以获得效用的最大化。几种最关键的心理机能——语言、依恋关系、社会认知、执行能力，等等——分别有各自的发展期，大脑在不同的年龄阶段对环境因素的变化最为敏感。我们有理由相信，如果我们能根据大脑适应性的时间表来行事，为了培养和保护这些功能所付出的努力必将获得最大的收获。

大脑里的 GPS

最后，我们一定要记住适应性并不会随着敏感期的结束而消失——大脑不是像罗伯·莱纳说的那样，在我们跟童年挥别的时候就"定型"了。实际上，任何从生活经验中的习得阶段都包括了对大脑的改进。这是"经验—依赖"适应性概念的由来。即便过去的经验剥夺了我们获得一个"足够好的"生活环境的可能性，我们依然有能力改变和学习不同的处理方式。可以这么说，这也是心理治疗存在的前提和希望所在。

很多证明学习行为可以改变大脑的惊人表现都包含了特定技能以及专门知识的进步。以空间记忆——人类记住物体位置的能力为例。自 19 世纪中期以来，一组生活在伦敦的人群一直被认为是空间记忆能力超群的佼佼者。他们既不是超级怪人，也不是智商极高的天才，而是出租汽车司机。这些人掌握的本领已经有了固定的称号，"知识"（The Knowledge）[*]。

想要获得在伦敦驾驶黑色出租汽车的执照，你必须记住这座城市里 2.5 万条街道的分布情况，以及数以千计的目的地点。[85] 也就是说，要想开上伦敦的出租车，就得在脑子里架起一个包括伦敦任何一条道路细节的 GPS 系统。掌握"知识"的过程大概要花上两到四年，这是一段颇为痛苦的经验。最终通过笔试和口试的司机会获得由伦敦运输局颁发的执照；这标志着这位幸运儿已经成了有关伦敦街道任何信息的百科全书。不过，他们的经验还有更值得大书特书之处：被重塑的大脑。脑部扫描显示，与对照组相比，掌握了"知识"的出租车司机在海马体靠后区域里的灰质更多（大脑中负责处理空间记忆的区域）。当出租车司机的时间越长，他们大脑中的灰质就越厚。

通过"人为地"腾出一部分地方的办法，这些出租汽车司机把伦敦所有的道路细节都储存在脑子里。这种脑部结构的明显变化看上去是掌握海量空间信息的要求的直接后果。相比之下，只需记住几条特定线路的公交车司机就没有表现出类似的变化。就连那些同样需要记忆大量知识的人（比如医生或是世界记忆锦标赛的选手）也在这方面望尘莫及。[85]

众多技艺和才能也被发现带有同样的特征。芭蕾舞演员、高尔

---

[*] "知识"是伦敦运输局（London Carriage Office）为出租汽车司机设置的一套严格的培训考试，全部通过需时两到四年。获得"知识"证书的出租汽车司机，对伦敦大小街道、名胜古迹了如指掌，从任何地点出发，都可以以最短的路线抵达目的地。——译者注。

夫球选手、篮球运动员，以及那些学习外语或是乐器的人，他们的脑部都存在类似的结构和功能变化。[86-90]

写在有弹性的地方，不是石头上

在这一章里，我们已经见证了生活经验形塑大脑的功能和心理结构的巨大能量。最终，人类个体对生活经验所表现出来的敏感，是进化论对两个非常可怕的问题给出的答案：一个确定的基因组和一个无时无刻不在变化的生活世界。个体继承的基因为大脑回路的运转定下了总体基调，但是一份固定的基因图谱不可能将个体需要应对的各种变化全部考虑周全。如果神经系统的运转完全由基因的预设程序所决定，我们就会彻底地无所适从——面对环境带给我们的一个个考验，只能陷入完全的被动。自然选择以一种极为精妙的方式解决了这一两难问题：它没有试图用"如果……必须……"的指令覆盖所有可能性，而是在基因图谱中加入了各种适应性的成分。

适应性有自己的一套章法。针对某些特殊的关键性技能——视觉技能、语言技能、依恋关系的形成，以及理解社会交往中的暗示等，大脑运用环境来自我调节。这些功能的重要性不言而喻，大脑承受不了哪怕最微小的风险所可能导致的代价。因此，在生命的最初几年，我们要通过敏感期来让大脑做好充分准备，以适应复杂的环境因素，掌握这些最基本能力。与人类能想象出的最精密的电脑相似，大脑也在分秒必争地对它得到的数据信息进行挖掘，以回应我们生存于其中的这个世界。从在极短的时间内处理海量信息，还要根据各种事实随机应变这个角度来看，这一运行机制是非常高效的。当然，同样的过程也不免暴露个体的种种弱点，给负面事件创造了可乘之机。

如果大脑得到了扭曲的信息或者运转中出了问题，人生的旅程就可能出现偏差，并引发一连串后果。如果及早纠正，趁着大脑还具备进行大规模调整的能力，这些偏差也许还能挽救——正如罗马尼亚孤儿院的例子，去了寄养家庭的孩子们后来的日子总算过得不错。

持续不断的"经验—依赖"适应性让我们可以在适应生活环境的同时调整大脑各个中枢的运行状态。所以，我在本章的开头就提出，弗洛伊德和华生的观点都有一定的道理。弗洛伊德认为，婴儿期和童年最为关键，敏感期的存在，意味着每个生命的基础因素完全取决于在通过这些窗口时我们周围世界的样子。而华生则强调我们能通过学习和做出重要的改变来克服早年经验的影响。

在本章和上一章中，我已经介绍了"正常"的生物机制的几个关键因素：自然选择、基因变异，以及生活经验。在接下来的几章里，我们将要探索，在个体面对"古今一般同，没人躲得过"的挑战时，这些因素究竟会造成哪些影响？它们是如何塑造我们的生命轨迹的？而当这一轨迹出现了偏差时，又会发生什么？

第四章

狗、扑克牌和孤独症：
读心术的生物学

2006 年 8 月 11 日的《纽约时报》报道了世界扑克锦标赛决赛的情况：

> 面对杰米·古尔德的虚张声势，他的对手只有认输一条路。即使手握一把对自己最有利的好牌，他也能哄得对方投下所有筹码！凭着一手好牌、大堆筹码和读取对手内心的独门绝技，这位爱唠叨的前好莱坞金牌经纪人一路过关斩将，在上周五晚间赢得了世界扑克锦标赛 1200 万美元的终极大奖！

从 1903 年到 1910 年，卡希尔斯·马塞拉斯·柯立芝创作出的一系列画作，至今仍是美国油画市场中印数最多、销量最好的作品之一。在大多数人看来，这些以玩儿扑克牌的小狗为主人公的作品是粗率之作的代表，可对我们来说，它却象征着令人着迷的有关社会认知的科学。看上去，小狗和顶尖扑克牌选手有一个共同之处：都是读心术高手。我们先把不能完全令人信服的心电感应超能力（ESP）放在一边，读心术（mind reading）——从其本来意义上说，即分析他人脑中的想法与感觉——这项本领，本来就是每个人类大脑都具备的一项极为重要的功能。想想看：如果你完全不知道自己的伴侣究竟在想什么，或是他／她的心情如何，是不是有些无所适从呢？（针对这个问题，我妻子的回答是：你表现得还不错。）

　　回想一下吧：在童年的某些时候，你忽然领悟到，其他人也有自己的想法、目的或是信念。这种被心理学家们称为"心智理论"（a theory of mind）＊的理解他人的能力，在日常生活中极为重要，它贯穿着从童年起一直延续终生的个人社会交往——平息校园里操场上的小纷争，赢得高中女生的青睐获得约会的机会，工作中和老板讨价还价。

　　正如我们所见，人类的大脑能感知到并对别人大脑的行动做出回应，这是千百万年来自然选择的结果。进化给了每个人对社会的触觉，让我们凭此在人际互动的海洋中徜徉。"心智理论"和共情能力是人类在一个社会化了的世界中竞争与合作的精神工具。对于每个人来说，这一功能是如此重要，它早已深植于大脑最基本的配置之中。在这一章里，我们将讨论这一社会性的感觉如何正常发展，以及失去它将造成的后果。

"脸谱化"的事实

　　要想走进别人的大脑，首先要从他们的脸开始。面部表情是展示每个人内心想法的一扇窗户。在 0.039 秒的时间里，我们便能根据一张脸上的表情得出对他人的第一印象。[1] 同时，不论在任何时候，面孔也能提供有关社会环境的关键信息。快速识别面孔的本事

＊　A theory of mind 字面意思是"心智理论"或"心理理论"，指的是一种解读他人的心理状态的能力，本章根据语境将其翻译为"心智理论能力"或"心智解读能力"。——译者注。

能让我们立即辨认出面前的人是亲属、朋友，还是陌生人。我们注视着对方的眼睛，想知道他们要干什么：她在看着我吗？那个男人盯着瞧的东西我是不是也该注意，是某个潜在的威胁，还是可能的食物？显然，人类都是识别和分析面孔的高手。这是我们必备的技能，但我们是怎样得到这一技能的呢？

有一种观点认为，我们之所以能够识别并分析他人的表情，是因为无时无刻不在这样做。也就是说，大脑有处理并加工各种事物的能力，尤其擅长分析面孔，是因为它在一直不停地做这件事。比如说，要是我们生活在一个需要时刻分辨行李箱的世界里，你也会对此驾轻就熟的（回想一下上一次在机场行李传送带旁边焦急寻找你的黑色旅行包的经历，你就会发现自己其实缺乏这项能力）。而另一种观点则认为，人类识别面孔的本领是一项在生命早期即已经内化于心的技能。

无论怎样，众多研究显示，人类的大脑中有一个专门分析面孔的生物系统。首先，某些脑部功能异常可能让部分大脑失去面孔识别的功能，即医学上被称作脸盲症的患者，即便能认出其他东西，他们也无法认出或是识别人类的面庞。[2]部分脸盲症患者是后天所致，病因可以追溯至脑部损伤或中风；但绝大多数脸盲症患者从出生时便是如此。脸盲症患者并无明显的脑部损伤——他们就这样背着"不认识人"的名声长大成人，直至有一天，这一缺陷与社会规范发生冲突，才意识到问题的严重性。脸盲症专家布拉德利·杜切恩曾听到自己的病人讲过无数类似的故事（有些来自他个人网站的访客）。比如，有个女人说，"这周我到儿子的日托中心去接他时，走到了其他小朋友的床边——直到那里的工作人员用令人恐怖的怀疑目光盯着我看的时候，我才意识到自己犯了多么严重的错误"（p.166）。[3]

在杜切恩和同事们的研究成果通过媒体被公之于众后，一件奇怪的事情发生了。他们不断听到与脸盲症的症状完全相反的例子。

这些人不是记不住别人的面孔，而是在识别和记忆面孔上具有非同寻常的本领。杜切恩和他在哈佛大学的同事理查德·拉塞尔、中山肯对此很感兴趣，因此决定给他们做个测试。走进实验室展示识别面孔本领的有四个人。一个人说："我后来才意识到，有些随口说出的话其实让对方感到非常吃惊。比如，'去年秋天你是不是去过某个音乐会？我记得你。'后来我就不说那样的话了；因为我这记性偶尔会把他们弄得很不舒服。"另一个人说："我必须假装自己不认识（他们）。不然就好像我是个跟踪狂，或者他们对我来说有多重要似的。毕竟，还记得四年前偶然在校园里面对面走过的人这样的事儿不常发生。"[4] 他们的故事告诉我们，这种超能力对个人来说实在是件令人喜忧参半的事情。

为了验证这些人是否在记忆面孔方面具有优于常人的能力，研究者设计出了几种特别的试验方法。其中之一直接借用了《人物》杂志。他们向被试出示名人出名之前的照片，请被试将这些照片和名人现在的样子一一对应。有些照片是儿童时拍摄的，还故意被弄皱弄破，很难辨认（图4.1是四张实验中用到的照片，看看你能不能认出来）。

实验结果表明，这些被试识别面孔的本领确实非同小可。他们的表现将普通对照组远远甩在身后。研究人员把他们称为"超级识

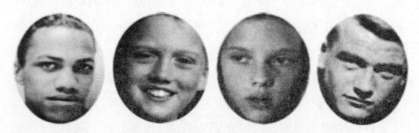

图 4.1 "他们出名之前"实验的四张照片。答案在本章最后。承蒙 Richard Russell、Brad Duchaine and Ken Nakayama 授权使用图片。

别者"。实际上，我们甚至可以说，在认人这件事儿上，他们和脸盲症患者处在一天一地的两极上——一边极好，一边一塌糊涂。

脸盲症和超级识别者的存在并非仅仅意味着生物学意义上的小插曲。也许，这些个体恰恰能揭示出我们在建立社会联系时，基本的心理功能发挥作用的两种极端情况。实际上，面孔识别能力水平本来就是一个区间——有些人的表现比别人好；而一个针对双胞胎的实验表明，决定你在这个区间里的位置的，几乎完全是遗传因素。[5]

1990 年代晚期，麻省理工学院神经科学家南希·卡维希尔用功能性核磁共振成像来寻找大脑的面孔识别中枢。她发现，位于颞叶、被称为梭状回的区域对带有面孔的图片会有特别的反应。[6] 只要看到面孔，一部分大脑皮层网络即被激发进入兴奋状态，而梭状回面孔区（fusiform face area，FFA）就是这一网络的中心。[7] 这些部位会与包括杏仁体在内的大脑下皮层沟通交流，快速解读面孔的结构和情绪特征。

正如结果所示，学习如何处理面孔，既涉及天生的、大脑中和面孔有关的特殊机制，也包括习得的经验——既有先天，也有后天。对于儿童来说，"社会性大脑"的发育包括一系列重要的内容，既有留意他人面孔、感受他人情绪这样相对简单的小事，也包括复杂的读心术和移情体验；而这一切都要在短短几年之内完成。

出生几分钟之后，新生儿的面孔识别模式就已开启。我们每个人处理社会化信息的能力与生俱来，但依然要依靠不断获得的经验来与周遭的世界互动。实际上，识别和分析面孔这一综合性能力在童年早期开始获得，一直到十岁左右才能发展为较为完备的针对面孔的读心之术。[8]

随着与社会的不断接触，神经网络的反应机制越来越敏锐、有效且专业化。大体上看，社会环境借助与每个个体一同来到这个世界上的内在神经网络来促进大脑的发展，虽然这一神经网络最初的连接较为松散。正如我们在第三章中已经讨论过的，对于心智和大脑的核心功能如识别面孔、学习语言等，每个人的大脑都不是从零开始的，我们就像一块被预先调试过的接收面板——经过自然选择过程的漫漫长路，大脑已自动对某些环境中可预期的线索（如某个面孔和话语）开启了灵敏反应模式。在经验—预期的过程中，这些环境中可预期的线索能强化染色体层面的联系，同时排除不必要的信息。过往经验引导大脑沟回做出决定，强调某些信息的同时，放弃另外一些信息。

通常六个月大的时候，在熟知了几张面孔之后，婴儿开始在社会认知方面展示出进步：他们已经能认出每天接触最多的人——妈妈的脸，同时还能分清别人的表情是正面还是负面。[9] 宝宝们还学会了捕捉他人注视的目光——每当成年人和他们有了眼光接触，便紧盯着不放。[10]

在掌握了以上基本能力之后，婴儿习得认知技能的速度简直可以用突飞猛进来形容；这些技能带有明显的社会化特点，甚至可以说为人类所独有。比如，将不同个体的注意力集中并联合起来的能力——这一心理学意义上的突破性进展将幼儿的认知范围从简单的"你/我"二元世界带到了"你—我—它"的三维空间。我和你都看到了"它"，"它"吸引了你和我的注意力。在十二至十五个月左右，大部分发育正常的宝宝能够明白，成年人不仅仅是随便看看或指指，更是对某些事情和某个人有特别的兴趣。[11] 不出意外的话，婴儿也是在这个年纪开始掌握与这个世界交流的最有力武器之一：他们学会用手指东西了。[12] 共享的注意能力（或者被称为共同的关注）这个概念看似简单，却是很多非常精巧且复杂的心理能力的基础。这一观念暗含着这样的潜台词：我和你是独特的个体，而且在我和你之外，是另一个世界。共享的注意能力还需要将对方的注意力与"我的注意力"联系起来，识别并记住对方的目光所至之处和变化轨迹，并且随着这种变化来调整"我们"对其他事物的关注焦点。[13] 这样

正常的另一面

的行为还是一整套只有人类才能具备的能力的基础——如果不能分享彼此的关注或是共享信息，今天的人类社会将不复存在。

使人区别于动物王国其他成员的不同之处颇有不少，人类文化的诞生且延续算是其中最富有戏剧性且影响至深的一个。大部分哺乳动物的习性只能零星作用于生活在同一地区的同类身上，野生大猩猩甚至在社区内建立了复杂的风俗习惯——使用工具的方法，对老年个体的策略，甚至是已经成为社会习俗的互相梳理毛发。有些科学家将动物种群中的这些传统也称为"文化"。[14,15]

但是，人类行为的丰富多样、其在不同人口种群中流传之广，以及世代延续之久远，是动物们无法相提并论的。人类对社会习俗和行为模式的安排，涉及生活的方方面面，具有极为重要的价值——就餐习惯、沐浴安排、食物偏好、宗教信仰、审美理想、两性交往和婚配风俗、育儿行为、道德戒律，凡此种种，不一而足。部分习俗跨越了地域的界限（如用餐器具和交流时使用的手势和符号），也有的为某些群体所独有（如何"正确地"使用刀叉，怎么样和上年纪的人打招呼）。在某个社会中功成名就还是失意潦倒，甚至能否生存下去，部分取决于我们对这些习俗的掌握。

可是人生毕竟苦短，对某一个具体的个体来说，如果单纯依靠不停地"试错"，甚至是简单的观察和模仿来习得一切知识，都是不可能完成的任务。我们该如何是好？要是一个孩子打算靠自己的力量来翻越这些学习之路上一座接一座的陡峭山峰，他还能有时间睡觉吗？答案是，幸好我们的大脑早已被设计成能够利用只有人类才能走的捷径：教育。[16]

看到一件事，做一件事，教别人做这件事

所有的哺乳动物都有学习的能力，但是只有人类才能教育他人。

通过模仿，一只黑猩猩能学着同伴的样子，用木棍将蚂蚁从蚁丘上赶下来，让自己饱餐一顿。可黑猩猩之间不可能有这样的对话，"这事儿你得这么办……"或者是"再教我一次"，就连很简单的"注意看！"也不行。缺乏教育的能力，并不仅仅因为动物没有语言功能。

只有人类才会有意识地在明确的动机驱使之下去分享信息。[11,12,17] 这一为人类大脑所独有的调适能力的基础构造即为共享的注意力——它使"你"和"我"能够互相交换有关外部世界的信息。在和另一种人类独具的能力——语言（与共享的注意力相似，婴儿也在十二至十五个月左右开始掌握这一功能）联手之后，我们才能与同类分享知识并将其代代相传，也据此建立了复杂的社会结构。婴儿之所以能在恰当的时候开启学习模式，是因为早在他们出生之前，其大脑就已为此做好准备了。

共享的注意力既是共同目标的原动力，也是各种合作行为的基础。人类分享行动目的并据此制订计划的能力，就连在动物界中跟我们最接近的物种——大猩猩和倭黑猩猩也完全无法比拟。尽管它们的基因图谱与我们相同的部分达到了99%，但是它们缺少的恰是我们轻而易举地使用的与同伴达成合作的关键能力——它们不会说话，不会指，甚至不会笑，而这样的行为，绝大多数十四个月左右大的人类婴儿身上即已开始出现。

所以，从我们很小的时候，大脑就具备了处理不同的面孔、与他人打交道，以及和别人沟通信息的本领。但是，掌握完整的心智理论能力（理解他人的心理状态）要比这复杂得多。我们要思考有关思考的问题。

和香蕉聊天

试着想象一下这样的场面：你坐在一家餐厅里，正准备和妈妈以及她的一个朋友共进午餐。看上去一切都不错，直到那个朋友拿起一根香蕉放在她的头边。接着，她一边对你露出夸张的笑容，一边对着香蕉的一端说话。最令人迷惑的还不是这些，你妈妈不但没有任何吃惊的表情，还拿起另一根香蕉，把它放在耳边，仿佛正在努力捕捉来自香蕉的信息。然后，她笃定地把香蕉从自己耳边拿开，递给了目瞪口呆的你："是找你的。"

这到底是怎么回事儿？这些人是精神病患者吗？作为一名精神科医生，要是恰好路过目睹这样的场面，我也会不禁发出这样的疑问。不过，有件事儿不知道我有没有提到，桌旁的你，两岁。这一小小的细节将上面的场景从荒谬变成寻常。在我们的童年中，这样的事情曾发生过成百上千次："过家家"（pretending）永远是童年里最重要的活动，这一点也不奇怪。不过，真是这样的吗？

稍微往深里想想就能发现，对儿童来说，过家家可能是一件非常危险的事情，甚至是个灾难。在两岁的时候，你正沉浸在对于现实世界如饥似渴的学习之中。对这时的你来说，第一要务是理解周围的世界究竟是如何运行的？万事万物到底有何意义？同时，你的小脑袋还在努力地预测成年人的行为模式。如果父母、亲人和伙伴们时不时地跟香蕉对话，假装开晚会，还学牛叫……天哪，看在上帝的份儿上，这让人怎么学习并理解这个世界呢？

当然了，实际上，我们的孩子们并没有被成年人的"假装"而弄得在认知上无所适从。相反，在认知的社会化过程中，学会"过家家"是非常重要且不可或缺的一步。不论是否曾经从父母那里获得鼓励，全世界的婴儿大约在十八至二十四个月大的时候开始过家家。[18]精神病学家艾伦·莱斯利是研究过家家游戏之发展的专家；他指出，过家家是深植于人类大脑之中的社会行为，基本上每一个孩子都能在差不多年岁的时候掌握这一本领。[19]

莱斯利还说，当孩子们学着"过家家"的时候，其实是在大脑里引用某一行为或事物，这涉及一种创造"元表征"（metarepresentation）的能力。[20]虽然听上去很玄，但其实很好理解：我们的大脑必须创造一个不同于现实世界的精神世界。当大脑在认知事物或人的时候，我们就将其定义为一个元表征（"那是一只香蕉"）。这种直接的元表征带领我们认识这个世界。而当我们开始琢磨别人大脑里的东西，就上升到了表征的更高层次——我们必须以周围的事物来进行类比和引用："她假装'那只香蕉是个电话听筒'。"

这种定义元表征的能力将"过家家"的行为与人类更为普遍的思考能力联系在一起。在"她假装"和"她相信"之间只有一步之遥。这也是"使人相信"（make believe）这一概念的意义所在。在艾伦·莱斯利看来，过家家正是供我们学习如何思考的王国。

你就是这么想的！

你该如何确认，一个孩子是否已经理解了别人也有其自己的想法这一事实？很多学者认为，最有利的检验方法是看孩子们能否理解别人也会持有错误的观念。如果一个孩子已经具备这样的能力，他一定认识到了他人看待这个世界的方式可能与自己不同，他还要想象出别人的看法（定义一个元表征）。对于这项具有里程碑意义的研究的经典展示，需要借助一个名为"萨丽—安妮任务"的过家家游戏。在游戏过程中，大人向儿童展示两个玩偶——萨丽和安妮，并让玩偶萨丽把一枚鹅卵石放在篮子里。大人拿走萨丽，并让安妮将鹅卵石从篮子挪到盒子里。大人接着问孩子："要是萨丽回到屋子里，她会到哪里去找鹅卵石呢？"典型的三岁儿童回答是"到盒子里"，当然鹅卵石就是在那儿。但大部分四至五岁或者更大的孩子已经可以明白，萨丽会持有错误的想法，觉得鹅卵石还在她放的地方——篮子里。这么大的孩子明白，萨丽脑中的观念可能与事实真相不同（也与孩子们看到的东西不一样）。

更新的研究表明，儿童在四岁或五岁之前，就具备把错误观念"转嫁"给别人的能力。通过一些不需要儿童同时处理大量信息的简单的实验设计，表明十三个月左右的婴儿就能察觉到他人身上的错误观念，尽管相关心智技巧的发展显然要随着他们的成长才会逐渐明朗化。[21]

认识到别人也有其自己的观点和想法，这一看似简单的转变开启了一扇通向社会关系和社会交往的大门。我们的心智理论的操作又被称为心智化（mentalizing）或者读心术（mind reading），强调要了解他人头脑中在想些什么，同时观察并分析其精神状态。掌握了心智理论能力，我们才能与他人竞争合作，认识他人行为的动机和信念，预测他们可能的行为，去同情和信任，当然也能借此骗人和避免受骗。

如果不具备分析他人行为动机、观念、感觉以及其他精神状态的能力，我们根本无从发挥任何创造力，或是欣赏文学、戏剧抑或任何一种艺术形式。心智理论能力虽然对人类具有如此举足轻重的基础性意义，却仅仅在三十年前才被认定为专门的研究对象。正如我在本书的前言中引用的爱伦·坡的小说《失窃的信》中的情节一样，人们总是对最明显的事情视而不见，因为它们总是被轻而易举地一笔带过。只要与他人相处，看到他们的行动，我们就自然而然地进入智能化的过程之中——我指的是，分析他人的精神状态。1944年，心理学家弗里茨·海德尔和玛丽安妮·西美尔给出了对这一现象的经典展现：他们为被试播放一段两分钟长的影片，在片中，两个三角形和一个圆形围绕一个长方方形不停地转动；同时要求被试描述看到的东西。[22] 几乎所有人都把运动物体描述成有感觉和目的的。如果你想切实体会人类描述他人（或"他物"）精神状态那种不由自主的强烈劲头儿，就到 YouTube 网站里输入海德尔

(Heider) 和西美尔（Simmel）吧。就算不这样做，我敢打赌，你也会不自觉地把那个巨大的三角形的动作视为一种威胁。

读心术的进化

有关他人心智的知识从何而来？我想，至少部分答案应该指向千百万年的自然选择在人类的大脑里早已植入的可以用来窥探他人心灵的基因蓝图。

"心智理论"这一定义首次出现于 1978 年一篇名为《黑猩猩是否具备心智理论》的文章中，作者是宾夕法尼亚大学的戴维·普里马克和盖伊·伍德拉夫。他们将分析精神状态的能力称为具备心智理论："首先，类似的精神状态并非直观可见的，其次，这一机制能被用来做出预测，尤其是针对其他个体行为的预测。"（p.515）[23]

在最初的实验中，普里马克和伍德拉夫的研究对象是一只人工饲养的名叫萨拉的雌性黑猩猩，实验方法是给她观看录像带——画面中的男人总是身处困境，比如站在一串从房顶上垂下来的香蕉正下方，却够不到。然后，他们再向萨拉展示两组图片，其中一组里男人想办法解决了问题，摆脱了困境（比如，站在木箱上拿到了香蕉），另一组中的他无能为力。萨拉的任务是找出"正确"的图片。显然，她可不是一般的黑猩猩——听说"萨拉在此之前看过不少电视，还曾亲自出演电视节目"。萨拉基本上每次都能找到正确的图片，表明她也能明白人类想要食物并且正在试着解决这个困难。他们的研究虽然并未给黑猩猩是否具有心智理论能力下一个结论，却开创了一个全新的研究领域。

在总结其后三十年相关研究的基础上[24]，心理学家约瑟夫·卡尔和迈克尔·托马塞洛总结出了对黑猩猩能否掌握心智理论能力这一问题的答案：它们既能也不能。黑猩猩能够分辨出某个人类个体

正常的另一面

是有意识地去做某件事还是无意而为之；同时，它们也能识别人类的正面情绪和负面情绪。[25,26] 就像人类的婴儿，黑猩猩也能感受到其他同类的观点。例如，在争取拿到在对手视野范围之内的食物和对手看不见的食物之间，黑猩猩一定会选择后一种。换句话说，它们知道别人能看到、听到或是知道哪些东西，同时，还能运用这些信息避免争端。[24] 要是正被竞争者盯着看，有些聪明的黑猩猩甚至还能采取迂回战术，另辟蹊径，用障眼法来取得食物。[27]

然而，黑猩猩能通过心智理论能力经典的全套测试吗？它们能否理解错误观念这一概念？我认为，这正是区分人类和我们那些毛茸茸的表兄弟的界限所在。黑猩猩无法完成"萨丽—安妮任务"，这是它们力所不能及的，因为它们无法捕捉到"他人相信的某些事实并非如其所想象"这样的观点。[24] 证据再次支持了戴维·普里马克的经验法则："儿童在三岁以后掌握的观念黑猩猩永远也不明白。"[28]

为什么我们如此在意猿类能否"想他人之所想"？一方面，这能让人类更好地理解自身大脑进化的历史。有关黑猩猩的研究显示，心智理论能力在进化的历史中直到相当晚近才出现。托马塞洛和他的同事们猜想，在大约15万年前，当人类的生存方式是小团体时，融洽合作的好处给自然选择施加了倾向于互相协作的压力。[11] 联合起来狩猎和采集野果的小群体完胜坚持"人人为自己"的孤立个体。互相合作不仅意味着能预判本群伙伴的下一步行动，还要理解他们的目标和动机，并且将个人的动机与组织协调一致。现代社会的诞生离不开这一决定性因素——能够理解他人想法并分享信息的大脑，而分享信息，正是人类文化的基石。然而，另一组同样鲜明的证据显示，在某些和人类的亲缘关系与猿类相比极为疏远的动物身上，也相对独立地发展出了心理化的某些因素（生物学家们将这种现象称为趋同进化）。比如说，属于乌鸦类的西丛鸦（Western scrub-jay）不仅会偷窃同类贮藏的食物，还会提防其他同伴偷走自己贮藏的食物——尽管这些食物的一部分就是偷来的。当一只西丛鸦贮藏食物时，它会注意周围是否有同伴看到了它贮藏食物的行为。如果这只西丛鸦发现某只同伴看到自己和自己的"食品仓库"，就会记住"目击者"，并有针对性地调整"食品仓库"的地点，防止食物被偷走。[29] 当然了，还有一个物种的社会认知能力不但要超过猿类，而且很可能在你家里就有它们的一员。

"提米在井里？"

在电视系列剧《灵犬莱西》(Lassie) 中扮演提米这个角色的演员约翰·普罗沃斯特给自传取名为《在井里的提米》(Timmy's in the Well)，以感谢莱西在剧中对提米的救命之恩：

> 莱西：汪！汪汪！汪汪！
>
> 成年人：怎么了，小姑娘？提米掉进井里了？天哪，快去找根绳子！
>
> 莱西（嘴里叼着一根绳子飞跑回来）：汪！汪汪！

讽刺的是，在提米惹下的众多麻烦之中，掉进井里这事儿还真不是他自己的错误。但是，莱西对人类思想的准确理解，它的同情心，以及物种间沟通交流的能力无一不令人惊叹，这也是这一场景的核心内容。从某个意义上看，《灵犬莱西》就是一部讲述狗狗的社会认知的电视片。莱西在这方面的表现无懈可击：它有集中的注意力，能领会并分析其他个体的意图，也掌握了复杂的心智理论能力。最近的科学研究还显示，像莱西这样的犬类，其心理成熟度带有明确的意义，不容忽视。

研究发现，家庭饲养的宠物犬具备与人类相似的社交能力，其程度之高，连猿类也无法匹敌。一个名为"目标选择任务"的实验清楚地展示了这一事实。实验人员将两个不透明的容器倒扣在地板上，在其中一个下面放了食物。实验对象，比如说，一只黑猩猩被带到屋子里，实验人员不断为它提供有关食物位置的暗示，比如说盯着放了食物的容器看，或者直接指出来。尽管具备相当的精神上的天赋，可黑猩猩完全无法理解——它们搞不懂人类交流的信号。与此同时，大部分实验中的狗都能准确地找到盛食物的容器。[30,31]

"等一等，"也许你会说，"狗当然比黑猩猩做得好，它们整天围着人转，所以明白人类的暗示。"这种说法有它的道理，但它并不能解释犬类的社交能力。2002 年，布莱恩·海尔、迈克尔·托马塞洛和他们的同事在顶尖的《科学》杂志发表文章，公开了一系列实验结果，其目的是检测犬类解读人类社交线索的能力是不是在动物界独一无二且天生具备的。[30] 首先，他们证明，在目标选择任务实验中，犬类不仅战胜了大猩猩，也超过了其关系最近的进化祖先——狼。但是，犬类在理解人类社交暗示上超越狼或者大猩猩的优异表现，到底是不是因为和人类接触更多呢？

要回答这一问题，研究者必须深入一步。要是看出人类的心思完全是由经验或训练所决定，经验丰富的狗理应比经验少或是没有经验的狗表现得好。为了检测这一假设，他们用出生不久的小狗崽作为实验对象。像成年犬一样，小狗崽也能理解人类的提示，与人类交往的多少并未构成任何影响。所以，犬类的社交能力自有其特别之处。在理解人类行为方面，它们不但比猩猩和狼做得更好，而且正如小狗崽实验所表明的那样，这一本领似乎是天生的。

这个本领是从哪儿来的？它是一种"非自然选择"。众所周知，家犬是"人类最好的朋友"：正是人类一手打造了自己最好的朋友。遗传基因分析表明，犬类大约诞生于 1.5 万年之前，正是在那个时候，人类开始驯化狼——犬类的进化祖先。[32,33]

要想把野狼驯化成为家犬，至少需要两个因素共同发挥作用。一方面，犬类要接触人类社会群体，后者不但采集食物，也丢弃吃剩的残余之物，这给了那些在觅食时一直觊觎人类剩饭的狗们一个密切接触的机会。同时，不停迁徙的人类也从狗那里收获了回报：在搬运家当、狩猎和保卫方面，犬类功不可没。人类和狗的互补搭档初具雏形。

另一方面，遗传变异的影响也使得一部分敏锐的狼抓住了这个机会。我们可以假定，某些携带了特定遗传基因的狼更倾向于接近而不是躲避或者袭击与它们接触到的人类。它们得到的奖赏是充足的食物（当然，都是人类吃剩下的）。现代犬类的祖先在当时获得的这一优势，促进了它们的繁衍，进化的方向也在不断倾向于与人类环境相适应。驯化的基调一旦确定，其余便是大势所趋，人类自会选择那些攻击性较弱、合作能力较强的犬类个体。在大约 1000～5000 年之间，人类和狗之间的伙伴关系有了一次巨大的飞跃，而引发这次飞跃的原因，是人类开始根据犬类的外表、行为以及做事能力来进行选择性饲养。* 随着人类和狗之间伙伴关系的不断深入和强化，犬类的大脑也开始有意识地加强对某些人类社会认知技巧的把握，如放牧、劳动和察觉到人类对朋友的渴望。换句话说，对犬类的驯化实际上变成了制造工具的过程，这一工具就是另一种动物的大脑。

狗狗的心理机能听来有趣又引人入胜，而且还非常重要，因为它能支持这一结论，即要想解释读心术背后的生物学机制，对遗传选择的解读至为关键。与野生犬类相比，家犬对社交暗示的理解力要高出一筹，这也说明在被人类驯养的过程中固化下来的遗传选择使后者大脑更为社会化。但是，尽管如此具有震撼力，这一结论仍然在很大程度上取决于环境因素的作用；最近的科研成果也显示，无论是狼还是狗，理解人类暗示的能力都与其和人类打交道的经验

---

* 现存几百种犬类之中的绝大多数是在过去 500 多年里经过选择性繁殖而逐渐确定下来的。[34]

相关。[35] 要想深入研究遗传选择是否形塑了动物的社会性认知，必须分别在这一物种被驯化之前和驯化完成之后测量其社交技能。

21 世纪的狐狸

在针对社会行为之进化的实验中，最为戏剧性的一个来自一处让人意想不到的地方——爱沙尼亚的狐狸养殖场。20 世纪 50 年代，俄罗斯遗传学家迪米特里·K. 别利亚耶夫正努力摆脱苏联生物界最为黑暗一幕的余波，重建自己的事业。斯大林将整个苏联科学界置于特罗菲姆·李森科的掌握之中，这个反智主义的科学暴君不承认经典的孟德尔遗传学说，反而支持后天性状可以通过遗传获得的伪科学理论。质疑李森科在遗传学上的正确性是刑事犯罪，下场便是被投入监狱甚至更糟。别利亚耶夫的经典遗传学观点使他丢掉了莫斯科毛皮类动物饲养实验室主任的位子。他被遣送至西伯利亚，在那里继续研究如何提高皮毛产量。[36,37] 幸运的是，他在遗传学上的兴趣实际应用性很强。银狐以其皮毛而备受追捧，但它攻击性极强，不听人类的那一套。如果能驯化银狐，对饲养者和农场工人来说不啻一个大福利。

1959 年，别利亚耶夫创造出了一项沿用至今的实验设计。他发现，经过驯化的动物在外表上都和它们的野生同类有所不同。这一点让他很是着迷。别利亚耶夫假设，针对驯化行为的选择过程既作用于影响情绪发展特征的遗传基因，也作用于决定外貌特征的遗传基因。

为了证明这一观点，别利亚耶夫从饲养场弄来了几只银狐，开始针对其行为进行驯养。最开始时，几乎所有的狐狸都很让人头痛——它们极具攻击性，且非常害怕人类。[38] 在每一代个体里，别利亚耶夫都进行了剔除，并选出那些最听话、也就是攻击性最低的狐狸。"这样做的目的是，"他写道，"通过有针对性地选择顺从的行为，来获得在行为表现和习性上近似家犬的个体。"（p.302）[38]在大约繁殖了40代以后，出现了令人震惊的结果：银狐变成了狗！它们爱玩爱闹，围着饲养员团团转地讨好，高兴的时候甚至还摇尾巴！更不可思议的是，这些银狐外貌也越来越像狗：原先尖尖地竖立着的耳朵耷拉下来，毛茸茸的长尾巴成了狗狗那样卷起来的短尾巴，它们的皮毛更轻，脸变宽了，还长出了狗一样的短鼻子。[37]

另外，这些被驯化的狐狸似乎已掌握了犬类读懂人类暗示的本领。在一次针锋相对的目标选择任务实验里，在理解人类的手势方面驯化了的狐狸小组战胜了未被驯化的狐狸，和小狗们打了个平手。[39]因此，通过饲养而驯化的过程（使被驯化的动物获得某种特性）引发了戏剧性的副作用——其中之一便是与心智解读能力相关的社会认知科学的诞生。

在整理了所有证据之后，布莱恩·海尔和迈克尔·托马塞洛提出，犬类的社会认知能力最早是自然选择压力在塑造其个性、并因此而形塑负责情绪的脑部沟回（详见第二章）带来的副产品。[31]人工驯养动物的主要目的是降低情绪反应（如攻击性和对人类的恐惧）。但是，这种对负责情绪的脑部沟回以及应激激素系统的调整，却直接引发了这些物种社交智能的发展——也就是识别并回应其他个体意图和需求的能力。海尔和托马塞洛认为，如果类似的事情也曾发生在人类身上，那么我们现在讨论的心智解读能力的基础也许正是自然选择过程中愤怒管理这一环节的衍生品。*

随着灵长类动物和我们人类的祖先不断适应群居生活的挑战，将所思所想传递给他人的能力逐渐成为一种作用很大且引发了变革

---

* 并非所有科学家都同意有关"情绪反应"观点的论述，在动物是否真的具备心智解读能力这一点上也存在激烈的争论。[40,41]没人会认为犬类、西丛鸦和非人类的灵长类动物具备了可与人类匹敌的心智解读能力。但是，许多针对不同动物的研究确实发现，心智化的基础的确可能源自进化过程对脑部机能的影响。

的适应性优势。能读懂同类想法的动物可以预测同伴的行为，会合作，能欺骗，也能互相指导。只要这些技能的种子被播下，来自遗传选择的压倒性优势很快将其提升到心智理论的高度。

思考大脑的大脑

在我们的大脑中，究竟是哪一部分负责思考别人在想些什么呢？麻省理工学院的神经科学家丽贝卡·萨克斯将其研究生涯几乎全部奉献给了社会认知功能的脑部基础的研究。在做研究生时，萨克斯开始寻找大脑思考别人在想什么的时候最为活跃的那个部位。典型的心智行为可能会包含众多特征，也因此会刺激众多脑部沟回的活动——人们根据他人的面部表情或是社交线索来采取行动，下意识地思考，还要形成自己的观点——她的任务就是把只反映精神状态本身的脑部活动区域分离出来。在一个设计得极为精巧的实验中，丽贝卡·萨克斯和南希·卡维希尔[42]给被试讲述了分别能独立代表各个特征的一些小故事，同时用核磁共振成像技术来测量他们的脑部活动情况。两位女性科学家发现，连接顶骨和颞叶皮层部位的左颞顶交界区（TPJ）专门负责琢磨其他人的想法。

尽管TPJ对精神作用非常关键，但它只是包括内侧前额叶、后颞上沟等部分在内的负责心理作用的神经网络之中的一个环节（图4.2）。[43,44] 在学龄前儿童中这一区域愈是活跃，孩子们在心智作用实验中的表现就愈是突出。到了四岁左右，这一神经网络即已成熟到能使得孩子们理解错误观念这一概念了。[45]

先天、后天和心智化

现在我们已经明白了，读心术其实是一种非常重要的精神能

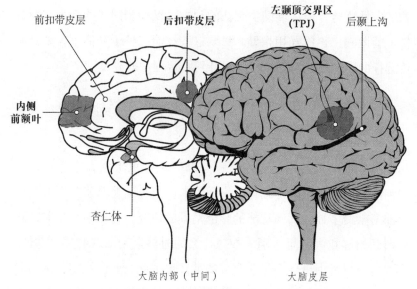

前扣带皮层　　　后扣带皮层　　　左颞顶交界区　　　后颞上沟
　　　　　　　　　　　　　　　　　　（TPJ）

内侧
前额叶

杏仁体

大脑内部（中间）　　　　　　大脑皮层

图 4.2　大脑社会认知工作网络的核心元素。加粗字体对心智作用至关重要。

力，以至于我们的大脑中有专门的部分来负责这项任务。这是人类天性的一部分。但是，在具体到每个人的时候，掌握这项技能的水平有很大的差距。

双胞胎实验显示，在三四岁的孩子之中，掌握心智理论能力的高低，约有 67% 可以由遗传基因的差异来解释；但五岁之后，生活经历的影响明显增加。[46,47]

决定我们解读他人想法的能力的最关键因素之一，莫过于成年人在我们儿时的影响。有一天，妻子回到家中，撞见我正要吃下一个美味冰激凌的最后一口，"哦，给我吃一口行吗？"我只好承认，只买了一个。她不满地嘟囔着："你就是'只有一个'儿童！"显然，她意有所指。研究表明，在替别人考虑方面，独生子女的表现确实不如那些有年龄相近兄弟姐妹的孩子。不过我必须马上严肃地指出：这并不意味着独生子女不够聪明。实际上，与非独生子女相比，独生子女在语言表达方面的优势非常明显。[48]

但是，有兄弟姐妹确实能提供很多包容（当然也包括对抗）他人观点和愿望的机会。比如说，和兄弟姐妹玩儿过家家的游戏，便创造出了一个不同于现实的、彼此分享的精神世界。[49,50] 儿童之间的互动中充满了争吵、劝诱和辩解——这些都离不开对他人想法和观点的理解与包容。同时，兄弟姐妹之间还要学会保护自己的领地，抵御"敌手"。当孩子们争吵时，母亲就要出场平息纷争；而她要设法让孩子明白其他小鬼到底说了什么，想要怎样。在这一过程之中，她必须掌握孩子们的精神状态——他们有哪些愿望？目的何在？感受如何？如果能早些接触他人的想法，儿童就能更好地发展自身的心智机能。

这是不是说明，大脑的差异越大，对孩子们的成长越有利（当然，是在一定的范围内）？一个关于心智机能的有趣实验得出了这个结论。这个实验在三组四岁儿童中展开：独生子女、双胞胎和有不同年龄兄弟姐妹的孩子。[51] 他们的任务类似前文提到的萨丽—安妮任务，测试其对错误观念的理解能力。有兄弟姐妹组的表现大大优于双胞胎组，而独生子女组和双胞胎组基本上半斤八两。也就是说，仅仅有兄弟姐妹是不够的——兄弟姐妹的精神发育水平必须具有相当的差异才行。想想吧，作为双胞胎一起长大，基本上等于和一个心智同步发展的家伙一起成长，你们的大脑处于同一发育水平，你们大约在同一时期获得相似的人生经历；如果身为同卵双胞胎，两个人从遗传的意义上是完全一模一样的！本项研究和其他一些研究[51]均表明，让孩子获得心智发展的最佳途径是与异性不同年龄的兄弟姐妹一起成长。

不过，我们在下一部分将会了解到，对一部分人来说，这种在心智上的微妙差异可能带来很严重的后果。他们饱受一种足以改变其人生轨迹的脑盲症的困扰。

脑盲症？

对读心术的研究为我们提供了一个完美例证——了解心智机能正常的运作方式，会加深我们对心智失常的认识。想象一下，如果某个人的心智解读能力从未正常地发展过，他的生活将会怎样？如果一个人不能认识到别人也有其自己的想法和观点，那他连最简单的社交活动都无法完成。走进商店的时候你不小心碰到了另一位顾客，她皱眉盯着你，目光中仿佛在期待着什么，可最后只说了声"我该谢谢你！"如果对她的想法一无所知，你就根本听不出其中的讽刺之意。这时的你该怎么说呢？"别客气"吗？可想而知，你会粗心地失礼多少次啊！你的姐妹满怀信心地微笑着问："你觉得我穿这条裤子显得胖吗？"哦，是有点儿……

如果意识不到每个人都有自己的打算，你在这个充满剥削和欺骗的世界里就会寸步难行。你也无法分享伙伴间的欢乐，因为大部分幽默源于讽刺，而后者同样需要对表面现象和实际意义之间细微差异的敏锐洞察力。[52] 另外，如果不能了解别人的想法和意图，你也无法预测其可能的行为。

实际上，有一种疾病就是由心智解读能力缺陷所致，那就是孤独症。

尽管孤独症作为一种疾病在 1943 年才被儿童精神病学家里奥·坎纳命名 *[53]，但它长久以来既神秘又屡被误解。坎纳认为这种病症非常古怪且少见——他最初的论文中仅仅给出了十一个病例，并解释说，在文章发表之后，他只发现了两例。不过从一开始，他

---

* 同年，另一位出生于奥地利的医生汉斯·阿斯伯格也在完全独立的情况下描述了这种症状，他将其称为"孤僻的精神病态"（Autistic psychopathy）。尽管坎纳通常被视为最早给出了这一病症的概括，但实际上汉斯·阿斯伯格的名字才是因这种高功能孤独症而广为人知，并为这种病症命名。

便准确地捕捉到了这种病症的核心之处，与现代医学对其定义相差无几。他写道，患有孤独症的儿童最典型的症状在于，他们"从很小的时候，即无法将自己与他人和周围环境正常地联系起来……这是一种源于生命之初的极度的孤独"(p.242)。

当前学界对孤独症的诊断包括了三个症状集合：(1) 社会交往能力上的严重缺陷（如缺乏目光交流，不能指东西，与他人没有感情联系，未发展出同辈群体）；(2) 沟通能力缺陷（如语言能力，表达自己意思的能力，不会玩儿"过家家"游戏）；(3) 重复且僵化的固定行为模式。这些问题在孩子过三岁生日前已经出现。

过去十多年，孤独症引发了广泛的公众关注，很大程度上应该归因于媒体对这一病症近年来显著高发的大肆宣传。20 世纪 80 年代，孤独症的预测发病率是 0.04%，也就是说，大约 2500 个孩子里会有一个病例。但是这一预测值逐步攀升，到 2006 年，美国国家疾病控制中心（CDC）的预测是每 110 个孩子里就有一个患有孤独症。[54] 这一预测并非完全出于美国人将某一现象病态化的偏好。2011 年，针对韩国儿童的一项大型调查[55] 显示，大约每 40 个孩子里就有一个表现出某种程度的孤独症症状，几乎是美国最新数据的三倍之多！有些专家认为我们都陷入了对于孤独症的恐慌性狂热，但对发病率持续激增的原因依然争论不休。众多原因之一便是家长对这一非正常现象的了解和察觉，这反过来促进了他们平时对孩子的注意和及时求医。

当然，孤独症治疗领域的进展和扩张，根本原因还是其本身发病率的提高。事实上，大约只有当前报告发病数量的 20%～30% 才符合传统的孤独症的确诊症状。[56,57] 部分症状现在被归为"孤独症范围内的失常表现"。除了传统的孤独症，这些症状包括阿斯伯格综合征（Asperger）以及广泛性发育障碍（Pervasive Development Disorder, PDD-NOS）。阿斯伯格综合征也称高功能孤独症，是一种症状相对温和的孤独症，其患者在语言和一般智力上的表现并没有非常明显的落后。而如果患者虽然表现出某些类似孤独症或阿斯伯格综合征的症状却尚未符合其诊断标准，就会被归于广泛性发育障碍之中，也被称为非典型孤独症。*

1985 年，西蒙·巴伦 - 科恩和艾伦·莱斯利以及乌塔·弗里斯合作发表了题为《患有孤独症的儿童是否具备心智理论能力？》的文章 [58]，以此对普里马克和伍德拉夫最早研究黑猩猩的论文表示敬意。作者们用萨丽—安妮实验来检测心智理论能力在三组儿童身上的表现水准，第一组儿童患有孤独症，第二组儿童是唐氏综合征患者，第三组则是正常发展的普通孩子。他们发现，80% 的孤独症患儿无法通过对错误观念的测试，而唐氏综合征患儿和健康对照组儿童的通过率都高达 85%。唐氏综合征患儿组的良好表现彻底排除了孤独症儿童仅仅是因为认知障碍而无法完成这一任务的可能性，因为两种病症都能造成心智发育的迟滞。巴伦 - 科恩和他的同事认为，缺乏心智理论能力是孤独症的核心症状，这也解释了该失常行为最主要特点——社交障碍。

巴伦 - 科恩造出了"脑盲症"这一概念来描绘并阐述孤独症的内核——心智能力不足。[59] 患有孤独症的儿童在掌握心智理论能力的每一步上都落后于正常的同龄人。在婴儿期，他们不关注成年人的面孔和表情，也不愿微笑或是追视别人的目光。一岁以后，这些孩子既不能指示物体，也不擅长集中注意力；到了两岁左右，在小伙伴们都热衷过家家游戏时，孤独症患儿很少表现出类似的兴趣。

---

* 第五版也是最新版的《精神疾病诊断与统计手册》（DSM-5）于 2013 年出版。它提出了针对孤独症的几条新标准。最重要的一条即为将传统的孤独症、阿斯伯格综合征以及广泛性发育障碍均被归为孤独症范畴内的失常（autism spectrum disorder）。

从电冰箱到遗传基因和突触

究竟是什么原因造成了孤独症患儿在社会认知方面的缺陷和异常？在 1943 年的论文中，坎纳根据他在 11 个案例中的所见所闻给出了对婴儿期孤独症原因的猜想：

> 另一个因素不可忽视。在整个小组里，真正算得上温柔又耐心的父母少之又少。大部分孩子的父母、祖父母和他们的亲属，其天性沉浸于科学、文学或艺术，缺乏对人的真正兴趣。哪怕其中最幸福的婚姻，其家庭关系看来也相当冷淡和疏远。有三个家庭关系是彻头彻尾的失败。问题在于，在这样的家庭环境中成长，对这些孩子目前的病情是否有影响？如果有，这种影响的程度如何？这些患儿与生俱来的孤独感让我们无法将其遭遇完全归咎于他们在儿童期的亲子关系。因此，我们必须假设这些孩子来到这个世界的时候，其天性中就缺乏生物学意义上本该具有的与他人亲切交流的能力，正如其他儿童可能天生在身体或智力上有这样或那样的残疾。(p.250) [53]

虽然坎纳在当时已经感觉到这种心理学意义上的"非正常"可能是由生物学方面的内在原因所引起，"父母行为不当"的指责还是引出了一个影响广泛的观点，即"电冰箱母亲"是孤独症的病因。20 世纪五六十年代，冷淡且疏远的亲子关系应该受到谴责这一观念支持者甚广。儿童心理学家布鲁诺·巴特尔海姆在《空荡的城堡》（*The Empty Fortress*）一书中写道："婴儿期孤独症的最主要病因是父母恨不得孩子根本不存在。"

阅读这样的资料让人心里非常难受，而且从 21 世纪的观点来看，这种说法相当奇怪。另外，看上去令人难以置信的是，父母对儿子的厌恶更为明显，因为 80% 的孤独症患儿是男孩。不幸的是，这样的说法一时甚嚣尘上，给孤独症患儿父母带来了巨大的伤痛和负罪感，且因为无处可诉，这种痛苦更为深重。

直至遗传学家和神经科学家用近二十年来发展出的新方法对其进行了彻底的驳斥，这种观点才逐渐失去了市场。人们现在已经明确认识到，孤独症源于脑部发展的异常，而且遗传在其中起到很关键的作用。针对双胞胎的研究表明，遗传因素可解释孤独症病因的 80%～90%（在不同的人类种群中，这一比例会有一定的变化），这使孤独症成为医学上遗传率最高的病种之一。另外，某些典型的遗传缺陷（例如 X 染色体易损综合征和结节性脑硬化）会使得遗传了这些基因突变的孩子患上孤独症。但究竟是哪些遗传因素引发了大部分的孤独症，我们至今一无所知。在过去几年里，遗传生物学的最新技术手段带来了一些变化。现在，科学家可以从整个基因组的高度俯视各个遗传变异，看看哪些普普通通，哪些较为少见：而这其中，到底哪些是有可能在孤独症患者身上找到的呢？

在遗传学领域，找出能引发孤独症的遗传基因已成为当今最热门的研究领域之一。大多数已被遗传学家捕捉到的遗传变异都很少见，并且涉及那些能分泌出可把突触整合在一起的蛋白质的遗传基因。但是，2004 年一项极具戏剧性的研究引导我们认识到了某些存在于极少数人身上的遗传差异，而此前医学界对这一现象的认识极为模糊。拷贝数变异（又称 CNV），是指从几百个到上百万个碱基组成的 DNA 序列中的某些部分缺失或重复，这些缺失或者重复的 DNA 段落可能包含几种甚至几十种遗传基因。2006 年，一组来自世界各个国家的科学家共同绘制出了人类基因组的拷贝变异数图谱。[60] 这一成果在遗传学领域引起极大震动，因为它表明，多达 10% 的人类基因组都存在缺失或重复现象。如果将我们的基因组比作一本生命之书，这就意味着，人与人的区别不是这儿多个字那儿少个词，而是在各个段落中随处可见。大部分遗传差异比较常见，而且是比较正面的。但极少数拷贝变异数会给大脑带来深远的影响。

很显然，这些很少见的 DNA 重复或缺失很可能导致孤独症。*[61-64]随着这方面的证据越来越多，情况已愈加明朗：与脑部发展相关的遗传基因被删除、扰乱或复制了，这就是孤独症的病因。受到影响的遗传基因的责任包括：确定神经元在脑部的位置以及神经元突触的组合形式，达到对外联系和向内联系的平衡[64]——这些均是脑部回路正常运转的基础。

在此基础上，我们都已发现，扰乱这些遗传基因会对大脑造成广泛且复杂的影响。实际情况似乎也是如此。基因研究最具震撼力的发现之一，便是能引发孤独症的 CNV 同样是引发其他脑部发育异常现象的原因——例如精神分裂症。[65,66]这也能解释为什么父母的年龄越大，子女罹患孤独症和精神分裂症的风险就更高一些。[67,68]实验表明，产生这些 CNV 的原因很大程度上是我们的细胞在分裂出新的细胞之前复制自己的基因组时犯下的错误。[69]生殖细胞（负责制造精子和卵子的细胞）越老，复制时候出差错而造成变异的可能性也就越大。实际上，孤独症患病比例大幅攀升的原因之一即是人们生育年龄的推迟。[70]

事实上，破坏与脑部运作有关的遗传基因可能会造成与心智解读能力相关的脑部回路无法正常运转。对孤独症患者的脑部造影结果显示，其负责心智解读能力的脑部区域已有功能上的变异。[71]迈克尔·隆巴德、西蒙·巴伦-科恩和其他剑桥大学的科学家通过比较成年阿斯伯格综合征患者和健康人对照组在对他人的精神状态做

---

* 截至目前，与孤独症有关的 CNV 只能解释全部病例的一小部分——大约 10%。其他遗传基因和后天因素同样与孤独症有关，但绝大多数孤独症的原因和风险因素仍然不为人知。

出判断时的脑部活动，发现在左颞顶交界区（TPJ）右侧有明显区别——这也是丽贝卡·萨克斯和其他专家指出的，对判断他人心理活动至关重要的脑部区域。与阿斯伯格综合征患者相比，对照组的健康成年被试在考虑他人的精神状态时的脑部活动要比关注他人的外部特征时更为强烈，而阿斯伯格综合征患者并未表现出这一特征。换句话说，人类大脑中左颞顶交界区针对他人精神状态的特殊功能在这些患者身上被完全抑制了。其 TPJ 活动越少，他们的社会交往能力就越差。[72]

另一方面，很显然，心智解读能力以及社会认知网络的差异并不构成孤独症脑部病因的全部。越来越多的证据表明，在这些患者的大脑中，多个系统之间的联系都被打乱了。全社会逐渐认识到，孤独症的病因一方面是大脑的正常运转出了根本性的问题，另一方面是连接神经细胞的突触在早期发育阶段犯了错误。

读心术与"正常"的范围

也许孤独症可以被视为缺乏理解他人心理这一能力的极端情况，但是，随着我们对心智解读能力了解的深入，便会逐渐认识到，在正常与非正常这两极之间，并没有非黑即白的明确界限，只有由极为微妙的差异构成的涵盖范围极广的谱系。正如我们已经谈到的，孤独症这一定义的外延很大，不仅阿斯伯格综合征被纳入其中，甚至还包括一些仅仅是有轻微社交障碍的人士，而后者显然一直是被归入"正常"这一范围的。[73] 举个例子来说，孤独症患者的亲属，在"广义孤独症表型"的测试上的表现也显示出了类似的倾向，包括个性类型偏严厉及冷淡，缺少变通和畏惧在公共场合发言。[74-77] 而且，西蒙·巴伦-科恩和他的同事在测量剑桥大学学生的孤独症表征水平时发现，理科生的孤独症倾向要比人文和社科类学生明显得多[78]，而数学专业学生和英国奥数比赛获奖者的得分是最高的！

流行文化刻意将那些特别关注数字和技术的怪人与大众区分开来，给他们贴上一系列标签："书呆子"、"极客"或是"星战迷"；不过如今这些人却令人满怀敬意。《美国传统词典》（*American Heritage Dictionary*）对极客的定义为"头脑单纯、沉迷于对科学和技术的追求而无法自拔，在社交方面有障碍的人"。现在，我们已经有了"极客时尚"、极客约会网站，以及每年一度的"极客最骄傲的一天"（Geek Pride Day）——5 月 25 日，与第一部《星球大战》电影的首映礼同日。

当然，并不是所有电脑高手都有心理失常表现。相反，我认为，在既能支撑正常社交能力又负责处理信息的这部分大脑系统中产生的遗传变异，让我们更好地理解了孤独症这样复杂的综合征的来龙去脉。遗传基因和环境因素对孤独症的影响与大脑中负责认知和社交的部分的影响非常相似。[79]部分孤独症患者（特别是那些高功能孤独症患者）身上所具备的潜质和能力显然非常有利：系统化的思考能力，对数字和技术概念的敏感，快速识别模式的本领，对细节方面的讲究。[80]这些技能对于当前某些复杂职业来说非常重要——计算机技术、金融、机械，等等。

科罗拉多州立大学的教授坦博尔·格兰丁在幼年时即被诊断患有孤独症，但这并未妨碍她以其对动物行为科学的研究而闻名全球。2010 年，她入选《时代》杂志"全球 100 位最具影响力人物"，她将自己成功的大部分原因总结为对图形的思考能力和对细节的关注。她同时还强调"这个世界需要各种各样的心智和大脑"[81]，提醒公众应重估甚至有可能的话，有意去培养那些被归类为广义的孤独症范畴的重要技能。

显然，大部分孤独症患者在某些能力上有严重的不足。但是，患病的程度有轻有重，而在轻度病情的那一端，在社会交往与认知功能发挥方面，正常与非正常的界限并非泾渭分明。*

在我们第一次约好的整个诊疗过程中，斯蒂夫·帕里斯一直坐立不安，并显得有些焦虑。我将他请进办公室，他先是不知道该坐哪一把椅子，选定椅子坐下之后，便安静地环顾四周，一言不发。过了一会儿，我试着建议他告诉我为什么要到我这里来，并说我也许能帮得上忙。他的语气非常正式，不时因为要称我为"大夫"而打断自己的话。他说自己感到非常沮丧，而某个同事建议他"去做些检查"。

他向我介绍了工作中与某些同事交流时所感到的不便，这份出版工作开始于十八个月之前。他感到被孤立，而且怀疑其他人正在利用自己。"大夫，我本来要去纽约出差，可是就在出发前一天，老板决定让另一个家伙代替我去，而且拒绝告诉我这么做的原因。"这样的经历不止一次。从小时候起，他就没几个朋友，还经常被同龄人嘲笑为"怪胎"。

但随着我们谈话的深入，我清楚地发现，他大部分的痛苦源于四年前一段恋情的终结，那时他三十一岁。二十多岁的时候，斯蒂夫几乎很少约会，但他感到自己必须迈出恋爱的第一步。住在加利福尼亚的时候，他通过工作关系认识了一个女孩儿，这段感情持续了大约几个月。"我终于有了正式的女朋友，大夫。"可是半年之后，这个女孩告诉斯蒂夫，自己看上了别人并向斯蒂夫提出分手。他深受伤害且茫然无措；在接下来的几个月里，他继续给她打电话，到她工作的地方去看她，还会安排一些两人一起做的事情；但女孩不为所动。女孩的拒绝越来越直接，而这更激起了他坚持下

---

* 支持接受"神经多样性"这一概念的人们宣称，所谓"正常"或是"典型的正常人"（neurotypical）带有内在的歧视色彩，且这些观点忽视了心智功能无所不在、自然而然的多样性。[82,83]

去的决心。他开始焦虑地思考，辗转反侧不能入眠，工作上无法集中精神；他彻底不知该如何是好了。在接触过几次之后，我对他进行了一次神经—精神评估，结果显示，他患有阿斯伯格综合征。但是，我必须帮助他解读那些他自己无力识别的社会交往线索；对我和他来说，这都是一项很大的挑战。

阿斯伯格综合征患者有能力根据社会交往中的暗示行事，但这需要他们付出很多努力才能达到。对他们来说，要想理解这些讯息的确切含义，就必须仔细观察他人具体的外在行为，并对其进行重新解读。对于那些身患高功能孤独症的人来说，解读社会交往行为背后的含义，有点像硬啃一本用你一知半解的语言写成的书——实在非常费力。我在高中时学过法语，能勉强领会原文的意思，但跟以法语为母语者的差距实在太大，也不可能用法语进行逻辑思维。这不是一件靠直觉就能完成的工作。在读法语书的时候，我必须要在脑子里先把内容翻译成英文。而了解他人的大脑"用哪种语言工作"，是社交能力训练的重要组成部分之———孤独症患者通过这一过程来学习社会交往中不同信号的含义，然后学着在各种情况下做出得体的回应：怎样开启一个话题，如何聊天儿，进行目光接触，解读他人的面部表情含义，想象其他人在类似情况下有何感受，等等。对这些学习过程的研究得到的结论不甚一致[84-86]，但它们至少都表明了这样一个事实：和语言一样，读心术也是一门能够习得的技艺，哪怕它并不是你的母语。

谱系的另一极端：虚张声势的骗子和谎言识别者？

如果说，读心术确实是人类心灵的一门特殊技能，而孤独症患者不幸落入了这一谱系的一端，那么另一端的情况如何呢？会不会有一些人，像我们前面讨论过的"超级识别者"一样，对这一方面特别擅长呢？有没有人的读心本领超乎一般？要是真有的话，这些人就具备了判别和解读他人心理状态的超能力。

在解答这些问题时，科学家对人类心智的研究表现出了一种很微妙但令人振奋的不平衡状态。截至目前，科学界对精神健康、大脑运行正常的实验对象（也被称为"发育良好的典型个体"）的研究已经取得了长足进步，也了解那些有精神失常症状或是神经机能损伤的患者的情况。但是，我们并不清楚人类的心智能否有超出平均水平的发挥。

从某种意义上来说，这样的结果丝毫不奇怪，因为这种不平衡实际上是由个体的DNA差异所决定的。我曾经多次强调，我们的大脑在漫长的自然选择中做好了周密的准备，掌握了在进化过程环境里要生存和繁衍所必需的各种能力。但是，对绝大多数能对人类进化造成切实影响的事物来说，神经系统"设定"的能力范围是基本够用，也许略好，也许略差。也就是说，个体之间在这些能力上会有一定的差别，不可能完全一致。像爱因斯坦那样的天才极为少见，但毕竟爱因斯坦确实存在。科学界对天才的研究还远远不够。

是否有切实的证据表明，有人配得上"超级读心者"的称号？科学家们对这个问题所做的最近似研究，是对谎言的识别。显然，判断别人是不是在说谎，需要一定程度上的读心术的技巧。你必须察觉出在哪些情况下，他人所传达出的信息与其真实想法是不一致的。说谎者就是要想方设法在听众的头脑里创造出错误的观念。

一般来说，处于发育期的儿童在三岁左右开始撒谎，基本上在他们通过了是否能理解"错误观念"的考试之后；但是直到七八岁的时候，儿童才会掌握让谎言自圆其说、前后连贯的本领。[87] 在学龄儿童里，说谎话的本领甚至可以看作心智解读能力发展正常的标志。不难理解，患有孤独症的儿童不会撒谎或是判断别人有没有撒谎；甚至压根不会想到别人会欺骗自己。

实际上，大部分人在别人撒谎时可能根本察觉不到。让实验对象观看他人撒谎或是实话实说的录像画面，当被要求挑出哪些人在说谎时，被试的成绩比随意猜测好不到哪里去。[88]终身致力于研究情绪沟通的心理学家保罗·艾克曼设计了一项实验，用来检测某些人在识别谎言方面是否高人一筹。有些受过识别欺骗训练的专业人士（比如执法机关的代理人）在这方面能否表现得比普通人更好一些？艾克曼和他的同事莫林·奥沙利文让一组实验对象观看录像，告诉他们这10个年轻女性中有一半说的是实话，还有一半在撒谎。艾克曼和奥沙利文还说，她们所说的是对正在观看的一部自然纪录片的正面评价。[89]但是实际上，只有一部分人看的是自然纪录片，其他女子看的是非常恶心的恐怖片——她们所描述的感觉都是谎言。

这项测谎实验中的部分被试是普通的大学生，其余的则是与识别谎言相关行业的从业者：美国财政部特工处法律事务部门的工作人员、CIA和FBI的联邦探员、警局调查员、法官，还有几位精神病医生。只有一组人的成绩较为突出，高于平均水平：美国财政部特工处的工作人员。在判断录像带中人是否诚实时，最擅长识别谎言的人通常更依赖对非语言线索的使用——比如面部表情的细微变化。在接下来的实验里，艾克曼使用的录像资料记录了人们在谈论自己的"信念"而非"感受"时或真实或虚假的表现，结果依然显示，部分专业人士在识别谎言方面更胜一筹，这次成绩突出的是接受过训练的调查员和从事法律事务的心理学家。[90]

尽管多项研究表明，普通人（大多数情况下是大学生）在识别谎言方面比随意掷硬币的结果也好不了多少[88]，艾克曼和奥沙利文却坚持认为，确实存在对他人是否说了实话特别敏感的"真相天才"——大部分是从事与法律有关的职业的人[91]。"人肉测谎仪"这个点子听起来实在是太酷了，当然逃不过娱乐工业的法眼。在《拜见岳父大人》（*Meeting the Parents*）系列电影里，由大名鼎鼎的罗伯特·德尼罗扮演的威严老爸杰克·拜恩斯，在片中大部分时间里瞪着怀疑的双眼，竭尽全力考察女儿的追求者——喜剧明星本·斯蒂勒饰演的可怜的格雷格·福克。杰克是前 CIA 情报分析专家，他的女儿也提醒过格雷格，自己的老爸不啻一台"人肉测谎仪"。最近大热的犯罪系列剧《千谎百计》（*Lie to Me*）则以卡尔·莱特曼博士为核心角色，他是"全世界最擅长识别欺骗行为的专家"。你知道吗，这个角色的原型就是保罗·艾克曼本人！

还有一项与读心术有关的专长最近使得全美国陷入疯狂：扑克牌。实际上，从很多方面看来，扑克牌实在是将读心术理论应用于实战的典范。除了熟谙游戏规则以及精研概率理论，将伟大的扑克牌天才和芸芸众生区别开来的最关键一点，莫过于前者能识别进而"利用"他人的心理状态。那么，有谁能比一个前 FBI 反间谍特工更适合传授这些秘籍呢？

前 FBI 特工乔·纳瓦罗在他的《牌桌阅人术》（*Read 'em and Reap*）一书中告诉世人，"赢得扑克牌比赛的胜利，70% 靠阅读对手的心思，只有 30% 靠手里的牌……"[92] 在《扑克牌理论》（*The Theory of Poker*）[93] 一书中，作者大卫·斯卡兰斯基抓住了作为顶尖扑克牌选手需要掌握的复杂心理阅读技术："想办法进入对手的脑袋里，分析他们想到了什么，判断出他们觉得你是怎么想的，甚至还要弄明白他们觉得你会认为他们是怎么想的"（p.236）。要想达到这样的水平，你必须努力识别其他选手的想法、情绪和意图，尽管这是他们千方百计要隐藏起来的东西。除此之外，你还要尽量隐藏自己的情绪，压抑任何可能泄露你心理状态的冲动。"摆出一张扑克脸"，意味着要克服被百万年来的原始进化所决定的展示个体情绪的生物学机制。伟大的扑克牌选手还是制造和传播假象的专家——虚张声势的艺术 *。

扑克传奇杰克·斯特劳斯在扑克牌虚张声势史上留下了最为光辉的一页。绰号"树梢"（身高 6 英尺 6 英寸，约 1.98 米）的斯特劳斯擅长高赌注的德州扑克，连胜的纪录无人能破。在德州扑克里，玩家在先得到两张扣着的底牌（hold cards）后下第一次盲注。发三张亮着的公牌（the flop）后第二次下注，第四张牌（turn card）之后再次下注，最后一次下注则是在第五张亮着的明牌（river）打出之后。经过所有押注圈后，若仍分不出胜负，游戏会进入"摊牌"阶段，也就是让所剩的玩家亮出各自的底牌以较高下，持大牌者获胜。

身为一个胆大包天的赌徒，斯特劳斯的策略是不管得到什么样的暗牌都要下大注。拿起手里的牌，分别是 a7 和 a2，还分属不同花色——会玩儿牌的人都知道，这是烂牌中的烂牌，差到极点。但是，他还是面不改色地跟着下了大注。只有一个玩家跟进。桌子上的明牌是 a7，a3 和另一张 3。斯特劳斯下注，要牌。他的对手把赌注大大提高，似乎想表明自己的手里至少有一个大对。斯特劳斯的形势相当不妙。第四张发牌了，是 a2。斯特劳斯有了两个小对（7 和 3），可显然对手的牌要比他好不少。他又下注了。根据心智理论做出的判断，斯特劳斯认定自己唯一的赢面是让对手认为自己有三张同花。在对手思考的时候，他故意显得坐立不安。他知道要是对手下注自己就必输无疑，而他接下来走的这一步被载入了德州扑克的史册——斯特劳斯提出了一个看似非常优厚的条件：如果能付 25 美

---

* 提供一个小窍门：效果最好的扑克脸并不是你想象的那样。在一项实验里，被试在实验室里进行德州扑克游戏。[94] 每个参与者能掌握的信息只有自己的牌和对手的面部表情。与面无表情的对手相比，当对手看起来值得信任且容易接近时，被试在下注的时候就更容易犯错。所以，下次玩牌的时候要想麻痹对手，不妨试着多多微笑，更温柔一些。

元，对手就能从斯特劳斯的暗牌中选一张翻明。他的对手接受了这个条件，给了他25美元的筹码，他选中的暗牌是2。在思考了一阵之后，对手认输，斯特劳斯大获全胜。到底发生了什么呢？与斯特劳斯预测的相同，对手认为，他能给出这样的条件，说明他至少有一对2，剩下的肯定是"满堂红"*。斯特劳斯对心智理论的运用，已经达到了"弄明白他们觉得你会认为他们是怎么想的"这个水平。

仅仅是感觉？

我们已经就如何读取他人的想法谈了很多，那读取他人感受是否可能呢？在想法和感受之间，存在一个重要的差别。想法和目的是不可见的。我们可以通过观察他人的行为或者根据他们的说法来推断其想法。但情绪能表现在每个人的脸上，回荡在每个人的声音里。一般来说，内心的情绪与外在的表情是一致的：获得奥斯卡金像奖，你欢呼雀跃，不停感谢上帝和你的经纪人。但是即便在这种情况下，台上的主角也会表里不一：输给了梅丽尔·斯特里普，这让你气急败坏，但是当摄像机的灯光聚焦在你脸上的时候，你赶紧摆上了招牌式的标准笑容。人体中负责表达自己的情绪和体察他人情绪的系统具有非常精密且复杂的特点。这一次，面部表情不能说明一切。

上一章提到，达尔文是最先将面部表情视为一种内在的、普遍的可用作表达情绪的工具的科学家。近一个世纪以后，他的衣钵被心理学家希尔万·汤姆金斯所继承。他认为，情绪（或引起情感的因素）可以被分为九大类；这九大类情绪是普遍存在、内化于个体身心，且有生物学基础的。也许你能猜到这九大类情绪

---

* 指三张相同以及另外两张相同的一手牌。

都有哪些——享受／乐趣，惊讶／惊吓，害怕／恐惧，害羞／羞辱，愤怒／狂暴，兴趣／兴奋，痛苦／伤痛，恶心，以及令人作呕（dismell）——他自己造出来的单词。恶心（disgust）意味着使人感到味道不佳，那么令人作呕（dismell）的意思也就不言自明了。

接着，汤姆金斯的学生卡洛尔·艾扎德和保罗·艾克曼提出了情绪化的表现普遍存在的有力证据，说明其能跨越族群和文化等界限。在表达恐惧、愤怒、恶心、悲伤、惊讶和高兴的情绪时，全世界的人使用的面部表情基本相同。而不同文化背景下，先天盲人的表情和那些视力正常者的表情也没有太大差别。[95,96] 这也说明这些表情都是内生性的。情绪的外在表现是一种国际通用的语言。在看到他人脸上愤怒的、悲伤的，或者是任何一种能代表基本情绪的表情时，无论是发达工业国家还是尚无文字的族群，个体对其意义的指认都是一致的。[97] 在表征我们的情绪状态时，面部表情就是在所有文化中都通用的真正的"世界语"。

为什么拉长了脸？

因此，我们用恐惧、愤怒和恶心等情绪表达来向他人传递内心的状态。不过，为什么自然选择会让人类的面孔在感到恐惧或是其他情绪时显出各自不同的样子呢？比如说，害怕的时候为什么要大睁双眼，张开鼻孔？如果说面部表情起到了社交语言中"单词"的作用，那么，它们是随意的口语表达，还是具备某些内在含义？

达尔文认为，特定的情绪都是因为具体的原因进化而来的。比如说，在一张生气的面孔上，一侧微微提起的嘴唇，与龇着牙一样具有威慑的作用。不过，2008 年，多伦多大学的科学家们运用 21 世纪的技术，给达尔文的预测提供了更为科学的检验。[98] 通过精密的计算机模型，他们绘制出了人类在感到恐惧时面部表情的详细结构图。然后，他们"翻转"了计算机绘图程序，绘制出了与恐惧时的肌肉运动彻底相反的面部表情。结果马上就被猜了出来，是恶心的表情。这令人震惊：两种看似毫不相关的情绪为什么分享了同一套却正相反的面部肌肉运动模式呢？

答案似乎表明，面部表情模式并非如我们所想象的那样随意——它们有自己的目的。被恐惧所覆盖的面孔会提高我们获取感官信息的能力。反过来，恶心感会抑制眼睛、鼻子和口部的行动，以便将这种感官信息屏蔽在外。恐惧的脸是时刻警惕着的，对周围环境密切关注；而当一个人感到恶心时，他会向外在环境发出拒绝甚至强烈排斥的信号。这为我们提供了另外一条有关自然选择为何如此关注识别他人情绪的线索。面部表情不仅是社交语言的一部分——让我们能借此预测他人的行为，并判断自己的行为对他人可能产生的作用，它甚至可以救我们的命！它能提醒我们警惕或规避险境，我们可以根据他人的情绪信号来识别周遭可能的风险。比如说，通过领会他人发出的恐惧或恶心的信号，我们就能提前为最坏的情况做好准备。

移情作用：最真诚的拍马屁？

以《国富论》而举世闻名的苏格兰哲学家亚当·斯密将同情心视为人类道德行为的基石，并认为我们可以通过模仿他人的心理来体察其他人的感觉："……就像我们走进了他们的身体，并且在某种意义上成了与他们相同的人，了解他们的感觉；虽然程度上不尽一致，但并非完全和他们毫无共同之处。"(p.4) [99]

从某个角度来说，"移情"(empathy) 字面上的意思就是一种"内在模仿"的方式。我们与他人互动时，一直在下意识地模仿他们的行为，这种现象被称为变色龙效应。[100] 移情和它的"近亲"——同情或怜悯一样，都包含了要识别他人的情绪状态，但是，只有在移情的时候，我们才有可能真正地体验与他人完全相同的情绪。[101]

认为移情和模仿在生物学意义上是一枚硬币的两个方面，这种观点是随科学界发现了专注于模仿他人的神经细胞而出现的。1990 年代早期，几位意大利神经生理学家在猕猴的大脑中发现了一组特征非常鲜明的神经细胞。当一只猴子专注于目的驱动的行为如用手去获得食物时，位于运动神经皮质的部分神经元（被称为 F5）的活动异常剧烈。意大利科学家试图仔细研究这组神经元的特征，碰巧获得了新的令人震惊的发现。当实验人员捡起了食物并将食物放在了猴子的面前时，它们脑部的 F5 神经元同样开始活跃起来。[102] 科学家发现，猴子自己要做某事时启动的神经元与它们观察到他者要做同样的事情时启动的神经元是完全一致的。实际上，这些神经元在猴子模仿它们看到的行为时的活跃程度最高。"镜像神经元"的存在完美诠释了"猴子看到了，猴子照着做"的规律。不久之后，科学家们即宣称，他们在人类的大脑里也找到了与猴子的神经系统相似的镜像神经系统（MNS）；它广泛分布在大脑的前额叶皮质和顶叶皮质之中。[103,104]

这个发现似乎恰好为变色龙效应提供了神经基础：当你观察到他人的行动，大脑的相应区域即开始活动，就好像你本人在从事同样的活动一样。有人认为，这种镜像效应已经超越了行动的范围，也"反射"他人的情绪。镜像神经系统通过大脑皮层上一个叫作脑岛的小小脊状物与大脑的边缘系统相连，而边缘系统正是控制情绪的神经中枢（有关脑岛的知识，我们在第一章中已经介绍过了）。因此，相关理论表明，移情的生物学机制应该是这样运行的：观察他人的情绪反应会启动镜像神经系统，而镜像神经系统又会通过脑岛将信息送回边缘系统，促使个体自身产生与我们看到他人的情绪反应相同的感受。

借助核磁共振成像的方法，来自美国和意大利的科学家共同得到了这样的结论：无论个体观察或模仿他人的面部表情[105]，还是遭受某种痛苦或看到自己所爱之人遭受这种痛苦，启动的都是以脑岛为中心的这部分大脑神经网络。[101] 你可能依然记得，在第一章中我们提出，当个体暴露于某种难闻的气味，或者仅仅是看到他人表露恶心的表情时，脑岛都会参与大脑的活动。[106] 极少数脑岛受损者识别不出他人感到恶心的表情，也体会不到恶心的感觉。亚当·斯密的观点并非毫无道理：移情确实是包括了将他人的情绪体验置入我们的大脑的过程。通过模仿，我们把他人的感觉与自己相连。

　　但是，且不说对这一点还存在不少争论，即便镜像神经系统真的给移情提供了生物学机制，这也只能解释谜题的一部分。神经科学家在"情绪移情"与"认知移情"之间做出了明确的区分。情绪移情包括由镜像神经元提供的即时的情绪反应和模仿行为——"我与你感同身受"；而认知移情则涵盖了对他人心理活动的解读和心智理论的技巧——"我能识别你的感受，也明白你为什么有这样的感受"。[107]

　　情绪移情的作用机制似乎更为原始。就连幼小的婴儿都能做出很基本的情绪模仿行为——比如说，用微笑来回应妈妈的笑容。这种模仿的能力让婴儿很容易受到情绪的传染。如果你曾去过婴儿日托机构，也许会亲眼见到孩子们此起彼伏的情绪浪花——一个孩子哭了，会传染给旁边的宝宝，接着就是一个屋子的大合唱。* 但是，理解他人的心理状态（认知移情）需要个体再多成长几年。

　　情绪移情和认知移情分别依赖不同的大脑区域。一项针对脑部损伤者的研究发现[107]，镜像神经网络的中枢——大脑中的额下回受损的患者在情绪移情方面的表现明显欠佳，但他们的认知移情功能（心智理论能力）正常。与此形成对比的是，心智理论神经网络的

---

* 当然，情绪的传染在成年人中也很常见——这也是上帝创造"背景笑声"的原因；否则，情景喜剧从业者就混不下去了。

关键节点——腹内侧前额叶皮质受到伤害者在体察他人情绪方面毫无困难，但无法完成和"错误观念"的有关任务（例如萨丽—安妮实验）。这些研究表明，被统称为"移情"的心理过程实际上包含了两个完全独立的大脑系统的活动。一个（镜像神经系统）让我们能体察并模仿他人的情绪状态，而另一个（心智理论神经网络）则赋予人类评判和预期哪些因素能使他人产生正面／负面感受的能力。

对我们每个人来说，要想准确识别他人的感受，这两个系统的功用缺一不可。[108] 我们的大脑中用来判断和回应他人情绪的系统非常复杂，也说明了移情对人类天性的客观重要性。镜像作用和情绪的传染对婴幼儿早期依恋关系的建立功不可没。接下来，随着认知移情系统的作用日益明显，我们逐渐掌握了从别人的角度看问题的能力——通过他人的眼睛观察和感受这个世界，进而与我们自己的内心相遇。从很大意义上说，我们尽量避免伤害别人，并愿意向他人伸出援助之手，是因为我们能感受到他人的痛苦。

无法"移情"的生活

如果移情真的是正常大脑的基本功能之一，那么移情本身会不会造成失常行为呢？如果有人头脑中的认知心理功能完好无损（能理解他人的想法、信念和意图），但情绪移情功能受损，会出现哪些意料之外的情况？这样的人能理解别人在想什么，情绪如何，但他对此一点儿也不在乎。这倒不足以带来麻烦。但如果缺乏移情功能与冷酷的攻击性人格结合在一起，则很容易造成毁灭性的后果。这样的人有一种特殊的称谓：精神变态（psychopath）。

连环杀手泰德·邦迪是精神变态的典型代表——有魅力，自信，擅长操控他人，没有丝毫的同情心和怜悯。"我不为任何事感到内疚……我为那些感到内疚的人感到遗憾。"在等待为犯下的30

余桩谋杀案接受审判时泰德如是说。[109] 最近的研究表明，很多精神变态者的大脑存在神经生物学的损伤，也因此缺乏识别和处理他人恐惧以及悲伤的面部表情和声音的能力。他们对周遭人的痛苦视而不见，充耳不闻，就像聋了瞎了一样。

这种了解他人所想但同时对他们的痛苦和恐惧免疫的能力非常危险，特别是在被自身利益所触动的情况下（我们谁又能完全抵挡这样的诱惑呢）。"精神变态"和"反社会人格"（socialpath）这两个术语基本同义；但与流行观念相反，它们都不是精神病学的诊断标准。在最新的《精神疾病诊断与统计手册》里，并没有精神变态的分类。psychopath 这个单词最早出现于 19 世纪，但其现代意义上的使用始于一本出版于 1941 年的颇具影响力的著作《清醒的面纱》（*The Mask of Sanity*），作者是美国精神病学家赫维·克莱克里。[110] 克莱克里还是另一著名作品《夏娃的三副面孔》（*The Three Faces of Eve*）的共同作者，这本书把多重人格障碍画在了精神疾病的版图之上。在《清醒的面纱》一书中，克莱克里给出了很多例子，病人在清醒、理智甚至颇具魅力的表面之下，内心的情绪无时无刻不在痛苦地纠结，社会机能也近于瘫痪。克莱克里观察到，这些人外表看来都很友善，好接近，但是在平静的表面下，他们虚伪，暴躁，空虚，是彻头彻尾的利己主义者，毫不留情地利用别人，"从不会为此良心不安"。在精神病学的范畴内，精神变态者与行为障碍和反社会性人格的症状诊断最为接近。

行为障碍一般发生在儿童和青少年时期，其主要特征是持续破坏规则并伤害他人。为了确保诊断的准确性，患者必须满足以下行为模式中的至少三项：（1）对他人或动物具有攻击行为，如身体虐待、攻击、强迫性行为或是抢劫；（2）破坏公共财产或防火装备；（3）有意的欺骗或偷窃行为；（4）严重破坏规则，如经常逃学或离家出走。反社会人格是行为障碍在成年人中的体现。

不过，也许你发现了，这些诊断标准都是和行为相关的，且与精神变态并不完全一样。据估计，在安全等级最高的监狱里，80%～90%的囚犯都达到了反社会型人格障碍的标准，但只有15%～20%的人被诊断为精神变态。并非所有具备精神变态倾向的人都是反社会人格，有些人能力很强，是世人眼中的成功人士。

鉴于他们可以正常运用读心术，精神变态者一般都能很好地隐藏自己的真实本性。他们能学会"为了聊天而聊天"，以此维持正常的社会交往。一旦他们越过了犯罪的红色警戒线时，那些自以为了解他们的人会感到非常惊讶。电视报道采访连环杀手以博头条时，"他看起来和平常人没有什么不同"是邻居们最常见的回答。

在美国国家心理卫生研究所的詹姆斯·布莱尔看来，精神变态者的问题在于他们的情绪移情功能受到了破坏。[111]大部分人在看到他人被恐惧击倒时，自己的情绪也会被唤起而产生变化。通过用机器测量皮肤的导电率，就可以得到这种变化的具体数值——电流通过皮肤时的难易程度；流汗是情绪被唤起的标志，潮湿会使皮肤的导电率提高。但是布莱尔和他的同事发现，精神变态者在看到不良情绪（如恐惧和悲伤）时完全无动于衷。在情绪唤起时，他们的皮肤导电率基本上没有任何变化。这一缺陷也存在于极少数杏仁体受伤的个体身上，而杏仁体恰恰是负责处理情绪刺激的大脑边缘系统的核心部位。

实际上，神经影像学研究表明，精神变态者大脑中的恐惧处理机制遭到了某种程度的扭曲。精神变态者的杏仁体较正常人偏小，因此他们在看到恐惧的面孔或是听到可怕的声音时的反应程度较低。[112-115]这种处理恐惧情绪的缺陷出现得很早：布莱尔和他的研究团队发现，与健康的儿童相比，在冷酷无情特质（精神变态者的核心特征）上表现明显的儿童和青年人在看到恐惧的面孔时，其杏仁体的活跃程度明显偏低。个体的表现越冷酷，杏仁体的反应越不明显。他们还发现，这种冷酷无情的特质与杏仁体和腹内侧前额叶皮质之间的联系不密切有关，而腹内侧前额叶皮质恰恰是大脑中负责做出与道德有关的决定的部位。[116]

精神变态者的特质，与不能识别并感同身受地回应他人的恐惧和痛苦有关，这与科学家的上述发现是一致的。将这些证据放在一起考虑，布莱尔认为精神变态是学习移情能力的大脑回路在神经生物学意义上中断了的结果。[117]

大部分人通过习得"利用或是伤害别人会使人家感到恐惧和痛苦"的观念而发展出了自己的道德观念。因为具备了移情的能力，我们能体察到他人的痛苦；这种感觉也会给我们造成不适，因此我们会尽量避免伤害他人。这种情绪学习的过程要依赖包括杏仁体的大脑回路（体察他人的痛苦），以及包括眶额叶皮质（OFC）在内的前额叶皮质（将他人的痛苦与我们自己的所作所为联系起来，还带有"你刚才犯了错误，可别再这样了"的含义）。在对他人的情绪状态判断准确程度和同情心水平的测试实验中，精神变态的罪犯与那些在眶额叶皮质部位受伤的患者所表现出的缺陷非常相似。[118]

布莱尔的工作显示，精神变态倾向来自大脑回路在如下区域的机能紊乱：缺乏感受他人的恐惧与痛苦的能力，控制冷酷以及反社会行为的"安全阀"未能发挥正常作用。当这些冷酷无情的特质与冲动、攻击的天性结合在一起（其他研究表明，后者与大脑的回报中枢高度紧张有关）[119]，犯罪的种子就在大脑里生根发芽了。

精神变态者大脑中杏仁体与眶额叶皮质之间联系的断裂能解释为什么这些人非常抗拒变化和治疗。我们必须借助大脑中的这个中枢才能理解为什么要尽量避免给他人带来伤害或痛苦的行为。布莱尔告诉我说："向这些人传授新的价值判断标准或是使他们切实去关心他人，都是非常困难的。要想真正地感受到攻击他人是一种错误的行为，个体的基本神经结构必须是完好无损的——我指的是否仁体与眶额叶皮质之间的联系。只有这样，你才能具备理解伤害他人的错误之处的能力。"

泰德·邦迪 * 在死囚牢房中接受的一系列采访中，曾经就那些（像他那样）残忍地折磨并杀害年轻女子的变态杀人狂的心理状态发表了长篇大论。这些谈话记录令人震惊，部分原因是他在讲述这些故事时使用的第三人称语气——淡漠，冷静，无动于衷；而当时的采访者之所以允许他这样做，是因为邦迪拒绝对他的所作所为负责。这是邦迪眼中的"邦迪们"：

> 我觉得，这样的人不可能会为他所实际犯下的罪行感到遗憾或后悔，也不会为传统意义上对另一个人所造成的伤害而内疚。对他们来说，这类行为是否正确根本不在考虑范围之内。当然了，要是考虑这个问题，那么内心总是会充满煎熬的吧。
>
> 如果说存在遗憾和内疚，那么在无法确定警方的调查结果时最可能出现。只要他们确认自己可以全身而退，与犯罪行为划清界限，或是完全不会受到任何怀疑，显然最佳选择是再也不要将自己暴露于这样的风险面前。
>
> 我指的是被害人的死亡，而非这种行为本身的性质。通常是，"这是最后一个了，赶快收手吧！"但随着时间的流逝，重点就变成了"绝对不能被抓住"。(p.96) [109]

邦迪能感觉到对被捕的恐惧，但是那些被他折磨致死的女性所

---

* 泰德·邦迪，原名西奥多·罗伯特·考维尔，是活跃于 1973～1978 年的美国连环杀手。在 1978 年 2 月最后一次被捕之前，他曾两度从郡县监狱中越狱成功。被捕后，他完全否认自己的罪行，直到十多年后，才承认自己犯下了超过 30 起谋杀。不过真正的被害人数量仍属未知，估计为 26～100 人之间，一般估计为 35 人。通常，邦迪会棒击受害人，然后再将其勒死。他还曾有过强奸与恋尸行为。最终，他因谋杀于 1989 年在佛罗里达州被执行死刑。——译者注。

遭受的痛苦对他来说完全不存在。在描绘了一系列攻击行为和谋杀后，他自负满满地说：

> ……我什么都没忘，也不会有意隐藏或是减轻哪些想法……我不会被所谓"负罪感"所困扰，这一点显然是很令人羡慕的。(pp.280-281) [109]

这些大脑回路与正常人有异的精神变态者究竟是在哪些因素的驱使下一步步走向无尽黑暗的？答案并不陌生：遗传基因与环境因素的结合。双胞胎研究表明，在精神变态者之中，遗传因素造成的个体差异大概能解释全部因素的三分之二。[120,121]

和其他个性特征相似，与其说精神变态是一种分类标准，还不如说它是一个范围。从最广泛的意义上讲，很难断定一个人是彻底的精神变态者，还是完全不带有任何精神变态的特质。当然，很多罪犯在精神变态量表上的分数较高，泰德·邦迪的案例就是极致的代表；但调查表明，内心冷酷以及不同程度的精神变态特质在文明社会很普遍。在英国，特定人口中约有30%的人表现出了某种精神变态特征（男性的情况要比女性严重），但达到精神变态标准的不到2%。[122] 在大脑层面，表现精神变态倾向与表达同情心的区域甚至有重叠之处，这也让很多科学家认为，冷酷和同情心实际上是大脑正常功能范畴的两个极端。

同情心疲劳

那么"同情心"的另一端又如何呢？对他人的感受太过敏感的现象是否存在？大概我们每个人都认识几个太过婆婆妈妈以至于使人生厌的人，但我说的并不是这回事儿。不妨想象一下，持续不断地被他人的情绪状态所左右，这该有多么痛苦和恐怖！在《星际迷航》的某一集里，舰队降落在米纳瑞恩2号星球上，被一个生活在地下、完全没有任何情绪的维恩族人所俘获。科克船长则有幸被一名"亲善者"女性搭救，她拥有感受并处理他人痛苦情绪的超能力——代价是必须自己承受这种痛苦。

那些患有威廉姆斯综合症（我们在本书第二章中首次提到）基因缺陷疾病的患者，病症就与这些"亲善者"很相似。威廉姆斯综合症的病因是在第七条染色体上缺失一条序列，这种微小的变化让患者对他人时刻保持极大的兴趣。威廉姆斯综合症患者经常被视为极具同情心，且情绪高度敏感。[123,124] 你高兴的时候他们就高兴，你难过或生气的时候他们也不好受，还会想方设法安抚你的痛苦。不过，他们的同情心看上去完全是机械性的，只是对对方情绪的自动反应。与孤独症患者相似，他们在心智理论能力的测试中表现欠佳。[125] 因此，威廉姆斯综合症患者对他人的关心并非因为具备可以感同身受的能力，而是对不良情绪的一种天生的敏感。

这种高度的敏感可以造成灾难性的后果。尽管不会染上社交恐惧症，威廉姆斯综合症患者却会饱受广泛性焦虑症之苦；与一般人群相比，他们患上广泛性焦虑的风险要整整高出五倍。[126] 而部分原因可以归咎于被他人的不良情绪所左右。

威廉姆斯综合症患者的情况显然比较极端。但我们每个人随时都可能感受到同情心被唤起。[127] 你蜷缩在沙发上，舒舒服服地看着晚间新闻，忽然画面切换到了公益广告，一个小女孩悲哀的面孔出现在电视机屏幕上，画外音说：

> 这是十岁的玛利亚。两岁时，她就失去了双亲。她和双目失明的奶奶以及严重残疾的姐姐一起生活在非洲国家莫桑比克。只要太阳一升起来，玛利亚马上就得去干重活儿——拾柴火，四处

寻找吃的，照顾姐姐，还要下田劳动。每天如此，日复一日。她太累了。太饿了。全身是病。数以百万计的孩子像玛利亚一样，饱受摧残，勉强度日……每一个人——比如你——都能改变一个孩子的命运。只要拿起电话……*

你怎能拒绝这样的恳求呢？在《你所挽救的生命》（*The Life You Can Save*）一书中，哲学家彼得·辛格提出了一个简单却有力的观点：未能向慈善机构履行义务者，不仅可悲，而且是道德上完全不可原谅的。道德水平欠佳的原因很多，包括人类自私的天性，对描绘他者所遭受苦难的抽象数据的麻木，以及移情、同情能力的缺乏等。[128] 但在某些事例中，让我们转过身去的原因也许正是移情能力本身。[129] 当同情跨越界限，来到移情的领域，它所产生的效果是双向的。移情意味着将他人的情绪转嫁到自己身上；有时候，这样的感受过于强烈，即便是对承受能力最强的人来说，也有些招架不住。在这些微妙的时刻，我们都可能表现出一种精神变态般的无动于衷。

要是"移情"是你工作的一部分，那又该怎么办呢？医生、治疗师、救援人员以及儿童保护机构的工作人员必须日复一日地面对陌生人的痛苦和不幸。如果每次应邀去帮助别人的时候都要把后者的痛苦内化到自身，他们早就失控了。有些人确实如此。举个例子，研究发现，约有30%～60%的肿瘤科医生曾经情绪崩溃甚至完全垮掉。[130] 对参与"9·11"世贸中心袭击受害者心理辅导的纽约市社会工作者的研究发现，那些全身心投入辅导工作的被调查对象约有1/3出现了同情心疲劳或创伤后压力综合症的症状。[131]

---

* 这段视频名为《每一个人》（*One*），来源是"救救孩子"网站（http://www.savethechildren.org），查阅时间为2009年12月23日。

不过，在情况并没有如此严重时，照料病人、不幸者以及濒死之人的代价也可能是自身情感的麻木。这真令人感到讽刺。一方面，我们需要专业的照顾者具备移情的能力，同时他们还必须保持情绪上的距离。我依然记得当时与在医学院一起念书的同学们开始医疗训练时所感到的双重焦虑：在病人最需要我的时候，我能否真正地安慰他们而不被大量令人崩溃的绝望击垮？同时，我会不会丢掉人性变得像那些没心没肺的老油条医生一样，在病人最需要我时只会不断重复一句话"今天感觉怎么样"？我们的医学教育的第一天，从解剖一具因火灾丧生的尸体开始，而最难过的还是情绪关。整个医学教育的过程一直小心翼翼地朝着这个目标前进：培养能感受病人的痛苦（feel）并治愈病人的疾患（heal）的合格医生。为了尽可能高效地达到这一目的，我们这些以医治他人为职业的人，必须灵活地游走于同情心爆棚的"亲善者"和冷酷无情的精神变态之间。

---

* 第 126 页各个面孔的主人分别是：马尔科姆·X、比尔·克林顿、斯嘉丽·约翰逊和约翰·韦恩。

第五章

"专一的伴侣"：

依恋和信任的生物学

　　我只想说：谢谢你……我困在老一套的工作里无法脱身，只能勉强糊口……我试着用了"信任液"（Liquid Trust），很快就找到了一份让我满意的工作……开始使用"信任液"的这段时间里，我和女友的关系处理得不太好。但我还没来得及做些什么，情况在很短的时间里就有了变化，越来越好，简直太棒了！最令我高兴的是，她催着我赶紧娶她！我要强烈推荐这款产品！……

　　　　　　　　　　　　　　　　　　　　　　　　——乔*

　　要是世界上真的存在一种神奇的魔药，只需每天清晨起床穿衣服时像用香水那样轻轻一喷，就能让别人爱你、相信你、愿意不顾一切地信任你，这该有多好啊！这就是"信任液"郑重做出的承诺："全球首款能提高被信任程度的香水。"

　　这是不是听上去令人起疑，太不靠谱？那么你今天早晨一定是忘了喷上几下！

---

* http://www.verolabs.com/default.asp（浏览时间：2010 年 1 月 2 日）。

在这个古老的行业里，精通消费者心理的市场营销行家把一份对高科技的崇拜和一份不遗余力的推广糅合在一起，创造出了这个能"立即将你从前想都不敢想的亲密关系变成现实"的热门产品。其核心有效成分是催产素，一种在过去三十多年里被妇产科医生广泛使用、造福无数妇女的激素。那么，"催产素能提高信任和帮助建立亲密关系"这个主意是从何而来的呢？

有关信任和亲密关系的生物学机制的研究源自神经科学的最前沿分支之一；我们不得不承认，这一研究的市场化和投入使用目前看来势不可当，无法避免地催生了上面说的"魔药"。在这一章里，我们将讨论人与人之间的依恋和亲密关系的根本特性——把人与人黏合在一起的社会性因素，以及人类爱的能力的基础。

去依恋、去依附、去和其他人连接在一起的内在驱动力是人类与生俱来的本能。这是我们的大脑被预设执行的最基本也是最重要的功能之一。我们的生活围绕各种亲密关系而运行——首先是我们的父母，然后是朋友、恋人和子女。最近的研究表明，所有这些关系纽带都涉及多种激素与大脑相应回路部分的分工合作，而这就是我们本章要研究的生物学机理。

晃动摇篮的腺体

随着小宝宝诞生的时刻越来越近，有关依恋的故事就要正式开讲啦！说起来，这有点儿像为某个轰动性大事件预热——奥林匹克运动会的开幕式、一次国家级晚宴、奥斯卡颁奖典礼——有上百万个需要注意的细节，哪儿也不能出一丁点儿差错。而在这些表面上能看到的东西背后，有无数激素、酶和神经递质在忙忙碌碌，拼尽全力，为的就是让妈妈的身体和大脑做好准备，完成这个伟大的任务——让一个全新的生命冲破道道难关来到这个世界上，让这个无助的小宝宝努力生存下来。

　　而在聚积了世世代代的经验之后，自然选择将规划宝宝出生这一大事件的决定权压在了一种"微不足道"的缩氨酸——催产素肩上，这可是个不小的担子呢。由九种氨基酸链合而成的催产素能帮助妈妈把宝宝"推出"产道，催动乳房分泌乳汁，还能让妈妈的大脑改变模式——眼前这个不停哭闹、扭来扭去的小家伙是多么可爱啊！随着预产期的临近，准妈妈体内的脑垂体开始进入临战模式，分泌出的激素成分出现变化，催产素水平提高，并随着脉搏的跳动进入血液循环系统。[1]在准妈妈被推进产房之后，催产素刺激子宫收缩，痛苦的分娩过程正式拉开了帷幕。同时，母体血液内（也许还包括胎儿脑部）的催产素也在催促宝宝加快行动速度。它把婴儿大脑的新陈代谢需求适当降低，使其免于遭受在分娩过程中因氧气和血糖水平骤降而可能引发的意外。[2]同时，包括雌性激素和泌乳激素在内的其他激素也提醒妈妈的乳房要给宝宝准备好必需的奶水。婴儿降生之后首先要学习吮吸，催产素促进奶水流向乳房中的乳管和乳头方向，这样宝宝就能吃到了。

　　同时，看到、闻到、触碰到宝宝都能刺激产后母亲大脑中的催产素大量分泌，让她去关爱和照顾自己的孩子。为什么？答案是催产素能刺激大脑中负责处理回报和奖赏的那部分回路，让我们感受到更多的欢愉。人体在这一过程中所展现出的精妙和效率怎能不让我们感到惊叹！

　　一百多年来，研究人员和临床医生对催产素在分娩和哺乳过程中所起到的核心作用一直了然于心。自1950年代，若产程过长可能引起危险或婴儿在预产期之后很久还没有自然分娩迹象，妇产科医生就开始用静脉注射催产素的方法来加速或启动这一过程。但是，直到最近我们才知道，催产素是影响母爱的核心要素，这也带来了本章一开始说的那项划时代的发明——同样的激素可以在形成依恋、发展信任，以及维护我们与朋友、恋人和配偶的关系方面发挥重要作用。

妈妈的小帮手

在真正诞下自己的后代之前，很多哺乳动物对其他小生命都没什么太大的兴趣。未发生过性行为的母鼠常常无视甚至驱赶小鼠。1980年代，研究者发现，给这些未发生过性行为的母鼠的大脑注射催产素，能引导出它们内在的母性，仿佛控制母性的按钮被打开了。[3] 相反，阻挡催产素受体发挥作用会终止母鼠正常母性行为的表达；而那些催产素基因被移除的母鼠甚至认不出自己的孩子。[4] 在接下来的几年里，更为复杂细致的实验证实了这一结论：催产素是绵羊、猴子甚至人类等五花八门的物种发挥强大的"母性激素"作用的重要因素。

那么它是如何工作的呢？证据显示，催产素至少参与了两项在母亲大脑中发生的化学位移，这两个过程让我们从此爱上了自己的小宝贝。其一发生在"靠近／躲避"这一行动模式决定机制中的变化。催产素将位于杏仁体和负责控制情绪的大脑边缘系统中的受体联合在一起，以降低社会性恐惧和反感。它所起到的作用就像针对社会行为的安定片——让新妈妈能更从容应对不安等不佳情绪。做了母亲的女人在听到婴儿的哭声时反应都很敏锐，会主动上前安慰宝宝；而没有当过妈妈的女性听到这些声音的反应往往都是很不耐烦。[5]

但是，单凭这一点，还不足以解释妈妈们在看到、闻到、触摸到新生宝宝时所表现出来的那种强烈的感情。针对小白鼠的研究显示，在与其他和生殖有关的激素如雌性激素同时出现的情况下，催产素受体发挥作用非常迅速，且能快速开启大脑内奖赏系统的多巴胺通道。多巴胺是大脑快乐中枢中最广为人知的神经递质——可卡因带给人的快感也拜其所赐。从本质上说，刚诞生的小白鼠就像能引发快感的药物，而婴儿效应则是母性行为的有效催化剂。事实上，婴儿的能量可比普通药物大多了：分娩之后不久，小白鼠妈妈对小白鼠宝宝的感情就超过了可卡因，连食物也不再入她们的法眼。为了能和自己的宝宝在一起，妈妈们甚至甘冒通过带电栅栏的巨大风险。[6]

同样的情况是否会出现在人类身上，我们尚不得而知；但越来越多的证据表明很有可能如此。就算刚刚出生一两天的婴儿，在引爆母性这一点上都能让人刮目相看，惊叹不已。生态学专家康拉德·洛伦兹观察到，婴儿的小脸蛋儿是最能引发妈妈的关心和爱抚的利器。洛伦兹将这种可爱的样子命名为婴儿模式（Kindchenscema）：胖乎乎的脸颊，大大的脑门，眉骨下一对大大的眼睛，小小的鼻子和嘴。什么，你觉得米老鼠也是这副样子？听着，这绝对不是巧合！

根据最近的研究，生殖激素能引导女性的大脑感受并对这种可爱的模样做出积极回应。在识别婴儿的可爱方面，女性显然比男性更胜一筹；而未绝经的女性（以服用口服避孕药者为甚）对此尤为擅长，这似乎能说明女性的生殖激素会提醒妇女注意这些可爱的信号。[7,8]与动物研究得到的结果比较一致的是，对女性的脑电图扫描显示，微笑的婴儿和可爱的婴儿都能启动大脑的奖赏中枢。[9,10]除此之外，当妈妈们看到自己的宝宝不高兴的录像带，大脑中负责解读他人看法、引起共情和调动情绪的各个区域也都会表现得非常活跃，这说明妈妈们对宝宝的感受非常关注，并有强烈的安抚和保护本能。[11]

爱情魔药第九号

如此说来，大脑的回报中枢与催产素等生殖激素之间的联系在为妈妈和宝宝之间架起亲密的纽带上发挥了关键作用。但这还不是全部。同样的纽带还能连接我们和自己的另一半。

海狸、蝙蝠和狨猴这三种动物组成了一个排他的小团伙——3%俱乐部。在哺乳动物中，只有3%实行一夫一妻制。[12]在现代神经科学中，一种叫作草原野鼠的啮齿类动物已被视为一夫一妻制的典范。草原野鼠实行严格的一夫一妻制，雄性草原野鼠简直是理想丈夫的代名词：它们做出的承诺终身不变，而且在养育后代中的付出与妻子相比不遑多让；若夫妻中的一方先逝，存活下来的那一个也将孤独终老，绝不会寻找新的伴侣。相比之下，它们的近亲——山地野鼠和草地野鼠简直是另一个极端；无论雌性还是雄性，这两种动物都和多个异性交配，对配偶全无忠实可言，甚至还会遗弃自己的后代。那么，究竟是大脑中哪些构造的差异造成有些动物"极为保守"而另一些则不可救药地拈花惹草呢？多重证据都指向了催产素和另一种与它亲缘关系很近的激素——加压素（也被称为精氨酸加压素，AVP）。

催产素和加压素都由海马体分泌并释放，而后者也是人体整个激素系统的调节中枢。在所有脊椎动物（也包括人类）当中，决定这两种缩氨酸的基因在染色体上的位置紧紧相连。这并非巧合。在生物进化的历史中，在无脊椎动物和脊椎动物的进化历程分道扬镳之前，发生了一件被当代生物学家称为基因复制的大事。在现代脊椎动物的远古祖先那里，出现了DNA复制错误——原始遗传基因多出了一个额外副本，并被"强行"放置在前者的旁边。在漫长的岁月里，这两个姐妹基因分别通过变异形成了两种完全不同的激素。催产素和加压素都包含9个氨基酸，但是这9个氨基酸被分为两组，这一区别在动物身上造成了非常深远的影响。[13]

1990年代早期，来自马里兰大学的苏·卡特和包括托马斯·恩塞尔和拉里·杨在内来自埃默里大学的多名科学家合作，共同发表了一系列研究成果，向公众和同行展示了有关依恋和亲密关系的生物学图景。研究者把一只雌性野鼠和一只雄性野鼠放在一起，让它们共同生活或交配，草原野鼠和山地野鼠展现出了惊人的区别。交配和同居的行动对草原野鼠来说意味着在两性之间建立了深刻的纽带——"夫妇"彼此欣赏，心无旁骛。但对山地野鼠来说，共度的时光和发生性行为没有任何意义——原因与催产素和加压素有关——但取决于动物的性别。

雌性个体的爱情魔药是催产素。而对男性有效的激素则是加压素。通过启动奖赏中枢里的催产素受体，向雌性草原野鼠的脑部注射催产素直接促成了它们与配偶亲密关系的形成。在自然环境里，同居和交配的作用是不可替代的——促进催产素的分泌，连接了伏隔核（nucleus accumbens）里的受体，而在大脑的奖赏中枢里，这是多巴胺提示快感的关键节点。[14] 这一过程听上去是不是有些耳熟？这与我们先前介绍过的妈妈和刚出生的宝宝形成亲密互动的过程一模一样。在这两个例子中，都是由一个具体事件（妈妈对宝宝的爱抚、野鼠的交配）来刺激催产素的分泌，反过来这种愉快的经历又能给对方（宝宝和雄性野鼠）的快感中枢发出指令，将这种愉悦的经历传遍全身。雌性草原野鼠伏隔核里的催产素受体要比非一夫一妻制的物种如草地野鼠（以及田鼠和家鼠）相同部位产生出的催产素更多 [15]，这也解释了雌性草原野鼠更适合作为伴侣的原因。

在雄性个体亲密关系形成的过程中，加压素发挥了巨大作用。当一只雄性草原野鼠与异性交配后，加压素让它们结成了一对；为了保护这一关系，雄性个体不但要打退其他竞争者，以后还要担负起照顾后代的责任。这些行为背后的机制依然是激素受体。在草原野鼠大脑中的奖赏中枢里，加压素受体 1a（AVPR1A）的数量要明显多于它们"滥交"的近亲物种——山地野鼠和草地野鼠。埃默里大学拉里·杨的研究团队通过提高雄性草地野鼠大脑中奖赏中枢的 AVPR1A 水平，把花花公子变成了绅士。经过这样的处理，雄性草地野鼠也和它们的配偶之间建立起了如草原野鼠那样一对一的亲密关系。

这项具有开创性意义工作背后所隐含的巨大意义在于，如"一个物种如何定义终其一生的'婚姻生活——是天长地久，还是玩世不恭'"这样复杂的难题，居然可以由一个单独的基因造成的差异所决定。在托马斯·恩塞尔的实验室里做博士后的时候，拉里·杨就发现了草原野鼠和草地野鼠在基因上的一个非常细微但重要的区别，这一区别能影响其 AVPR1A 受体的数目。这两种动物携带产生蛋白质指令的部分是完全相同的，不同之处在于基因启动子上的 DNA 序列——基因中能决定其何时、何地表达的那一部分。他们发现，草原野鼠的基因启动子上有额外的重复序列。当把草原野鼠的基因与家鼠的基因人为结合后，原本不那么热衷于社交活动的家鼠也变得对其他同伴更感兴趣了。基因启动子序列上的这些差异决定了加压素受体的数量，且与草原野鼠社会意义上的一夫一妻制习性密切相关。*

但是，对野鼠的研究并未能完全回答哺乳动物是如何组建自己的家庭的；即便是对各种野鼠的情况，我们也没有彻底搞明白。不过这些研究结果至少向我们展现了自然选择过程是如何通过启动一个系统来解决某个特定的适应性问题的——让雌性哺乳动物和自己的后代和配偶建立亲密的关系。这种解决问题的方法实在是非常厉害，其事半功倍、一箭双雕的效率令人惊叹——把两种神经肽与大脑中依赖多巴胺的奖赏系统联系起来，而这两种神经肽，一种在漫长的进化过程之后获得了促进雌性分娩和泌乳功能的催产素，另一种则是能督促雄性个体保卫自己的后代和配偶的加压素。

---

* 当然，在自然界里，情况并非如此简单。一部分草原野鼠也和配偶之外的其他异性偶然偷欢。[16] 也有部分研究表明，在自然状态下，AVPR1A 启动子序列并不总是能准确预测婚姻模式。[17]

那么，在爱情和依恋关系方面，人类能从野鼠的故事中学到什么呢？我们还没有明确的答案，但显然已经得到了几条比较清晰的线索。人类有专门负责产生催产素和加压素的基因，而且人体内这两种激素的受体与其他哺乳动物的非常相似。与野鼠的情况相近之处在于，人类的 AVPR1A 基因在启动子部位的 DNA 序列也有非常明显的个体差异。这些基因变异会影响不同男性的忠实程度吗？

瑞典卡罗琳斯卡研究院的科研人员以 550 对伴侣为研究对象检验了这一假说。[18] 他们要求被试完成一份针对双方忠实程度和亲密关系的问卷调查，其中的问题包括：你们多久亲吻一次？在家庭事务之外，你和你的伴侣是否有比较一致的兴趣爱好？你是否曾与比较亲密的朋友讨论过和现在的伴侣离婚或分手？

携带一个 AVPR1A 变体的男性的伴侣间忠实程度得分偏低，单身或经历过严重婚姻问题的也更多。

催产素也能影响伴侣间的互动水平。在一项研究中，研究人员请 47 对伴侣分别写出其日常关系中最容易产生争执的两个领域。[19] 然后，研究人员请回答过问题的被试吸入随机指派的或含有催产素，或只是安慰剂的鼻腔喷雾；接下来被试有 10 分钟的时间讨论双方的分歧，受过训练的观察者会在这一过程中根据标准量表，对他们的语言或非语言行为打分。吸入催产素喷雾的伴侣之间讨论更为积极而充分，其压力激素——皮质醇的水平也较低。其他研究发现，催产素受体基因的变化与伴侣间忠实程度以及富有浪漫色彩的亲密关系具有非常密切的联系。[20]

脑电图研究支持了情侣之间的爱情与母子之间的联系都要依赖共享的大脑生理机制这一观点。英国的一项研究中，那些"由衷地疯狂地深陷爱河"的志愿者在观看爱人照片的同时接受核磁共振成像扫描。[21] 当这些图片被拿去与盯着自己宝宝的妈妈们的扫描结果进行比较时，结果真是令人震惊——其中重叠的部分太多了。浪漫的爱情与深沉的母爱都让大脑中富含催产素和加压素受体的区域表现活跃；同时，奖赏中枢的活动也非常明显。[22]

拉里·杨甚至据此推测，如果浪漫爱情的神经系统基础部分与进化为建立母子亲情的系统大部分是一致的，那么我们看待人类爱与性的视角都需要重构。"在亲密行为中，刺激宫颈和乳头会促使大脑大量分泌催产素，"他说，"这样做也许能让情侣之间的感情升华"。说不定这就是有些男性如此迷恋丰满乳房的原因？性爱过程中的前戏是打开"古老的母性亲密关系系统"的按钮吗？[23] 要确认这种联系需要一定的证据，不妨看看这个：根据对美国流行音乐公告牌排行榜（Billboard.com）的非正式统计，在歌名中使用"宝贝"（baby）一词的歌曲超过了 4 万首——相信我，其中绝大多数与婴儿完全无关，小甜甜布兰妮的《宝贝再狠狠地伤害我一次》（*Hit Me Baby One More Time*）可不是歌颂恋母受虐狂的吧？

更有意思的是，现代神经科学好像把弗洛伊德的理论彻底颠倒了过来。弗洛伊德坚信，婴儿与母亲的关系由婴儿的性欲望所决定；而我们刚刚讨论过的神经科学则认为母亲的性关系取决于对自己宝宝的爱。不管哪种理论，人类都逃脱不了接受一大堆治疗的命运。也许情况就是这样：自然选择在一幅最基础的蓝图之上为各种各样的哺乳动物（从野鼠到人类）定下了母子之爱和建立亲密关系的基调。当然，没有人能断定这就解答了人类的爱情和亲密关系这一千古难题。神经肽和多巴胺显然不足以概括令人心驰神往、目眩神迷的爱情。但是，也许爱情的根源，还是来自一个母亲和她最亲爱的宝贝。

增加重要性

在过去一百五十年里，心理学家和精神病学家针对人类的心智究竟如何运行，曾经抛出无数理论。大部分这样的理论生也默默，死更无闻，湮没在了茫茫科学之海中。但是偶尔有那么一两次，有些观点独领风骚，从根本上颠覆人类认识自我的方式——改变研究范式，确立新的研究方向，有时候还能促进临床实践的发展。而这些理论幸运儿之中最厉害的，早已迈出了单纯科学的范畴，重塑了人类对自身根本属性的基本认识。这些幸存下来的理论一般都有两个特点：有说服力的领袖人物，解释力极强的模型；两者相辅相成，互相印证，且能自圆其说。还有一个重要的第三元素：其出现的时机非常合适，恰能与当时的社会政治风潮交相辉映。西格蒙德·弗洛伊德在传播其精神分析理论方面的不凡表现就是明证。他声称，人类自婴儿时期就受到性驱动和攻击驱动的影响，这些能解释我们的梦、欲望和恐惧，以及那些初看起来荒诞甚至极具罪恶感的神经衰弱现象。精神分析理论的解释力量获得了极大的胜利，它不仅成为心理学界权威的研究范式，后来也直接决定了大众看待人类行为的视角。

而弗洛伊德精神分析理论的主要竞争对手"行为主义学说"来自约翰·华生、B. F. 斯金纳和其他科学家的研究成果；他们认为人类的心智如一块白板，现实中的经历和体验决定了我们的行为框架和方式。而"所有的行为都是后天习得的——无论是通过条件反射刺激、重复强化，还是惩罚——因此最终都具有可塑性"这样的观点，则与"美国梦"中的平等、实用主义和机会主义这几项典型特征不谋而合。在德国，希特勒上台后的种族主义优生学说使得生物决定论观点甚嚣尘上，而学习理论正是借助对前者的批判而发展壮大的。

1950 年代，另一种足以改变如何看待人类发展的范式的观点逐渐站稳了脚跟。其领军人物是来自英国的精神病学家和精神分析学家约翰·波尔比和他的同事，美国心理学家玛丽·因斯沃斯。20世纪40年代，波尔比的研究课题是婴幼儿时期与母亲的分离对儿童发展带来的影响。第二次世界大战爆发后，数不清的孩子失去了母亲，这一问题引发的矛盾在当时极为突出。而实际上，波尔比当时受世界卫生组织（WHO）的委托，撰写一份有关失去家庭庇护对儿童会造成哪些影响的报告；随着研究的深入，他发现仅仅依靠精神分析理论是不够的。

1952年，波尔比的同事吉米·罗伯特森拍摄了一部成本很低但足以震撼人心的短片《一个两岁的孩子在医院里的故事》。活泼健康的小女孩劳拉只有两岁半，她入院接受一个很小的手术。根据当时的习俗，妈妈把她留给医院里的医护人员照顾，并未陪护。罗伯特森只用一部手摇摄影机老老实实地记录下了劳拉在医院里度过的八天，并无只言片语的介绍——任何介绍都是苍白且无意义的。日子一天天过去，劳拉的不安和害怕愈发明显，她不停地喊着："我要妈妈！"和"我要回家！"而当妈妈来探望她时，她的反应也越来越消极且被动。第八天清晨，"劳拉哭成了一团"[24]。这部影片的作用是巨大的，它改变了固有的医疗护理政策，新的政策允许父母经常来探视并留下来陪伴自己的孩子过夜，力争将儿童的分离焦虑影响降至最低。

在有关儿童发展和成长的观点上，恐怕再也找不出比精神分析学说和行为主义理论之间差异更大的了，但奇怪的是，不管是哪一方，都从未对爱或依恋等理念表现出更多的兴趣。它们对婴儿与母亲之间的亲密联系的观点非常相似：这是满足感的"副产品"。精神分析学家认为，依恋是为了满足婴儿在口欲期对乳房的迷恋；而对行为主义者来说，儿童明显的满足感只不过是由哺乳和其他愉悦刺激所不断强化的行为。波尔比认为这些解释牵强且解释力明显不够：它们都没有抓住儿童依恋母亲的核心内容。他决定去寻找能令自己满意的解释。

在动物行为学家撰写的动物行为观察记录中，波尔比找到了自己想要的一部分答案。他发现，康拉德·洛伦兹的研究显示，刚出生的灰雁宝宝有给自己的妈妈"定记号"的本能。但是，与他的问题关系更紧密的是一位名叫哈里·哈罗的美国心理学家的工作，后者一直从事对恒河猴中存在的母亲角色被剥夺这一现象的研究。哈罗的实验也从此成为发展心理学的经典之一——在之后的五十多年里，只要曾经上过发展心理学入门课程的人，应该没有不知道它的吧？

一整块布后面的妈妈

哈罗的目的是找出在母亲—婴儿亲密关系之中的活跃因素。弗洛伊德提出了他那著名的问题："女人到底想要什么？"哈罗则问："婴儿到底想要什么？"对妈妈的依恋能带给婴儿苦苦寻觅的哪些东西？为了回答这个问题，哈罗将 60 只恒河猕猴从其出生的那一天起就从妈妈身边抱走，养在了实验室里。他与他的研究团队马上发现，这些猴子宝宝对挂在它们铁笼上的薄棉布挂毯产生了强烈的依恋。[25]

挂毯被拿走时，小猴子们情绪激动，非常暴躁。它们对这些挂毯的疯狂迷恋到底是为什么？这些没有妈妈的小猴子在软绵绵、毛茸茸的挂毯上是不是能找到一丝母亲的痕迹？哈罗制造出了两种"替身妈妈"，并将其摆在笼子前以观察带来的效果。"布妈妈"是用毛巾布包裹的木质圆柱体，"铁丝妈妈"则是同样大小铁丝编织而成的带网眼圆柱。实验人员举着瓶子在"妈妈"上方给小猴子们喂奶。两种"妈妈"之间的唯一区别是有没有用毛巾布包裹——这个柔软的表面能让它摸上去更加舒服。但区别并不明显。

在哈罗的经典实验里，有一半的小猴子由"布妈妈"喂养，另一半则由"铁丝妈妈"哺育。他花了整整六个月的时间来观察小猴子和它们的代理妈妈之间的互动。不管由哪个妈妈喂养，几乎所有

　　　　　　　正常的另一面

的小猴子都时刻依偎在布妈妈的身旁。当哈罗逐渐加入一系列能引起恐惧感的刺激（比如一个活动的玩具熊），布妈妈的孩子们马上跑来紧紧地搂住它。几分钟之后，小猴子的情绪平静并放松下来，开始好奇地研究玩具熊。但是铁丝妈妈那边的小猴子只会紧张地走来走去，大声哭叫，一刻也不能安静下来。

在另一组实验里，他让小猴子们在有奶瓶的铁丝妈妈和没有奶瓶的布妈妈之间选择。不出所料，小猴子们还是选择了布妈妈，而且在害怕的时候躲在它的旁边。这里的含义非常清晰：与只会喂奶相比，小猴子们更愿意选择能提供安抚和舒适的妈妈。

哈罗的实验看似推翻了当时主流的观点：婴儿对母亲的依赖和依恋是因为妈妈能满足他们最基本的需求，比如渴和饿。实际上，它支持了约翰·波尔比早已得出的结论：婴儿天生具有依恋的本能。依恋不是满足基本需求（比如饥饿）的副产品——满足依恋就是目的本身。哈罗是这样说的："人类不是只靠喝奶活着的。"(p.677)[26]

波尔比有关依恋的观点深受进化论的影响。其核心理念是：为了保证婴儿的安全和生存，自然选择过程在动物身上发展出了依恋的行为模式。对人类以狩猎和采集为生时的细节我们所知不多，但很明显，安全感是极为重要的。我们的老祖宗被捕食者、虎视眈眈的其他族群，以及无法摆脱的营养不良和脱水的危险时刻包围着。待在父母周围并保持密切的联系显然具有极高的生存价值和必要性。依恋的行为模式促使婴儿牢牢抓住照料者，并建立起一种足以保障他们放心大胆地探索周围环境，且值得信赖和依靠的关系。

而波尔比极高洞察力的另一表现之处看似矛盾：依恋能解放人的天性。有安全的依恋做后盾，你可以按照自己的意愿探索世界并能随意学习你想学的东西。若没有这一坚强后盾，你只能要么花费更多精力来处理与照料者之间的关系，要么靠自己的力量单打独斗。依恋的本能之处在于无论其照料者是否愿意，或有没有能力担得起这份责任，儿童都会尽一切可能建立起依恋关系。令人心酸的是，有些婴儿甚至会对虐待自己的照料者产生依恋。

最亲爱的妈妈

为什么会这样？动物研究表明，婴儿甚至会依恋一个有敌意的照料者，这和婴儿大脑中的一个生物学机制有关。

作为一个哺乳动物刚出生的后代，比如说，一只小鼠崽，依恋妈妈意味着和妈妈产生联系，待在她的周围，吃奶，还有让她竭尽所能保护自己。但是妈妈也要面对成年个体的挑战。她们要拖着鼠宝宝到处活动，给宝宝喂食，让它们暖暖和和的，有时候还要把它们藏起来，免得被天敌吃掉。所以，作为一只无助的新生鼠，你会被拉来拉去，踩上几脚，塞在哪个黑乎乎的洞里，这些不愉快的经历都是免不了的。这就带来了一个问题。我们都知道，鼠类、人类和其他哺乳动物的大脑中，都有专门用来提醒避免痛苦与不适的恐惧中枢。当某些事情威胁甚至伤害了我们，恐惧中枢就能帮助我们习得"避害"的重要性，挽救我们的生命——正所谓"一朝被蛇咬，十年怕井绳"。作为手无缚鸡之力的婴儿，与母亲建立亲密的依恋关系在关键时刻也是能救命的。即便她偶尔会不小心踩你几脚，你也不会躲开的。这样一来，婴儿应该怎么办呢？

由雷吉娜·苏利文博士和她在纽约大学的同事完成的研究表明，自然选择过程通过创造出一个叫作"敏感期"的阶段来帮助哺乳动物应对这一两难选择。在这段时期内，婴儿大脑中的恐惧中枢功能能被适当降低，同时鼓励与他人接触行为的区域活动则明显比较旺盛。苏利文和同事发现，小鼠出生之后很短的一段时间里，妈妈的存在能对降低宝宝的主要压力激素——肾上腺素的水平起到重要作用。压力激素水平低就能使婴儿的恐惧中枢保持休眠状态。[27]为了能和妈妈在一起，小鼠宝宝甚至愿意忍受电击之苦。大脑学习模式的这种转变为亲密关系的建立创造出了一段相对稳定的过渡期，"只要能与照料者产生依恋关系，（婴儿）往往不惜一切代价"。[28]

一般来说，从断奶开始的与母亲的分离，促使幼儿的压力激素水平迅速上升，恐惧条件反射系统开始工作；随着探索世界过程的逐渐展开，曾经天真无邪的婴儿也学会了要随时避免风险。

苏利文的研究结果中有两处未能得出切实的结论。其一，婴幼儿时期的压力水平异常会扰乱本该在母子间建立的依恋关系。只要妈妈在宝宝周围，就能起到将肾上腺素保持在低位的缓冲作用，并且让依恋关系的建立顺利完成。但是，母子长期分离或是时常情绪失控且不能陪伴的母亲会提高压力激素水平，建立正常依恋关系的机会就这样付之东流，且母子间的互动也会受到负面影响。[29]

其二，大脑的"依恋关系神经中枢"一般来说并不考虑照料的质量。这说明哪怕照料者的态度时好时坏，婴儿都会和他/她建立联系。一大批多种多样的哺乳动物——老鼠、狗、猴子，以及人类都具备这种"盲目"地信任并依附于照料者的内在冲动，而不管照料者实际上如何回报这份信任和依赖。

在过去三十年，人类社会中众多活生生的实例让我们看到，即使面对危险，最初的依恋依然能展示出强大的力量。其中一些故事既古怪又震撼人心。对苏利文的研究进行评论时，生物学家罗伯特·萨勃尔斯基介绍了杰西·杜加德的故事：在被残忍地囚禁了十八年后，女孩杜加德的获释引发了整个美国的关注。十一岁那年被精神病患者菲利普·加里多绑架后，杜加德被囚禁在一个隐蔽的后院里，在此被奸污还生下了两个孩子。不过，她曾有很多逃跑的机会，但还是选择留下。这"一家人"多次公开旅行，后来，她还在加里多的复印店里从事制图工作，能随意与顾客交流，打电话，写电子邮件。当加里多的假释官第一次访问她时，她把加里多描绘成了一个"很好的人，尤其是对孩子很有耐心"。[30] 在私人日记里，她曾多次表达对自由的极度渴望，但也写道："我真的不想伤害他，有时候我觉得，我的存在对他而言是一种伤害……如果依靠我的力量能阻止这一切，我希望永远不要给他带来痛苦。"[31]

杰西·杜加德、帕特里西亚·赫斯特以及其他备受瞩目的被绑架女孩都曾与绑架她们的人建立了一种亲密联系；她们也因此被贴上了斯德哥尔摩综合征患者的标签。1973 年，瑞典首都斯德哥尔摩发生了一起长达六天的劫持人质事件。人质获释后，居然亲吻并拥抱了绑架者。[32] 类似的行为表明，在某些情况下，人类对依恋的需要甚至可能超越理性的力量。

在人类婴儿身上也许找不到苏利文实验中的老鼠宝宝那样明显的敏感期，但是，类似的"知觉收窄或缩小"现象确实在其他敏感期中存在。还记得吗，随着视觉、语言和情绪知觉等能力的发展，幼儿的心智逐渐从"眼观六路耳听八方"的广泛吸收信息向更专注于某些对象转变。婴儿的依恋也遵循类似路径。在生命的头几个月里，各种各样的人都能给婴儿带去安慰。但到了七八个月以后，他们开始学会认人，这一最初的分辨过程让他们将依恋的行为寄托在首要照料者身上。他们一下就能分出"妈妈"和陌生人，而且当然只要妈妈。再过几个月，分离焦虑在他们身上表现得愈加明显。尽管如此，时间、未来这样的概念对婴儿来说还是模糊的——"我不知道妈妈到底是什么时候离开的，反正她还会回来呢"。婴儿与照料者之间的依恋关系有两个明显特征：在有陌生人的环境里他会害怕（陌生人焦虑），在照料者离开时他会显得烦躁不安（分离抗议和分离焦虑）。因此，在生命的第一年中，婴儿逐渐把依恋系统的具体对象投射在了其主要照料者身上。

接下来的两三年里，依恋行为发展迅速，并发展出了约翰·波尔比给出的三个主要功能：（1）保持亲近，避免分离；（2）将照料者视为安全后盾，并由此出发探索日常生活的点点滴滴；（3）将照料者视为安全的避风港，可以随时回来寻找安慰和支持。

陌生房间里的陌生人

研究依恋关系的发展心理学家基本上都曾依据"陌生人情境"范式来开展研究，它是由长期和约翰·波尔比共事过的玛丽·因斯沃斯在 20 世纪 60 年代确立的。一个典型的"陌生人情境"实验环境是一间房间，里面有两把椅子和各种玩具，时间大约持续 20 分钟。妈妈带着自己十二至十八个月大的宝宝，一起完成一系列对这么大的孩子来说稍微有一定难度的任务。这一实验背后的预设是，带有威胁性的环境——接触陌生人，被妈妈"遗弃"，可能受伤或感到不适——会启动儿童大脑中负责依恋的中枢。而陌生人情境就是创造出一个能让儿童的依恋本能显现出来的人为环境。它包括了两种可以强烈刺激依恋中枢的场景：被遗留在一个不熟悉的环境里，单独和陌生人相处。[33] 标准的"陌生人情境"包括八个阶段，每个持续 1～3 分钟不等，参与实验的儿童和妈妈（或其他主要照料者）以及一个由研究人员"扮演"的陌生人持续互动，而这一过程都被其他研究者观察并记录下来。在这个实验中，妈妈会离开两次，第一次让宝宝和陌生人单独相处，第二次则是只剩下宝宝一个人。随后，妈妈回到屋子里，研究人员会测量宝宝对"重逢"有何反应。

以这组看似简单但极具启发性的实验结果为基础，因斯沃斯和同事将儿童的行为分为三组不同的主要依恋模式。[34,35] 大部分孩子（约占 55%～60%）都能被归入"安全依恋"这一组。这些孩子将妈妈当作探索周围环境时可以随时回来依靠的安全保障。当妈妈离开房间，孩子的情绪马上转为负面；但只要妈妈回来，他们很快就能高兴起来，并且继续快乐地玩耍和探索。

其他两组被归为"不安全依恋"。大约20%的孩子没有表现出对妈妈特殊的依恋——他们马上在屋子里东瞅西看起来，并未黏在妈妈身上。在被单独留下后，这些孩子没有哭，看上去也不难过；而当妈妈回到屋里，他们也没有扑上前去，甚至还有点儿主动避开的意思。如果妈妈抱起宝宝，宝宝还会扭来扭去，表达不满，恨不得和妈妈保持距离，接着回去玩儿玩具。最后，有大约10%的宝宝表现有些自相矛盾。他们对周围环境很警惕，且具有明显的陌生人焦虑。妈妈离开时，这些宝宝非常不满；但重逢对他们并不意味着喜悦：尽管很想从妈妈身上得到安慰，但他们依然没有原谅她——既生气，又失望。

随后几年，越来越多研究表明，大约有15%的婴儿的表现也无法被归入以上三组，于是第四种类型"无组织/无目的"就诞生了。[36] 这一组的孩子在面对分离或重逢时，所表现出的行为策略缺乏连贯性，基本上没有道理可讲。他们不知所措，非常害怕，且其反应经常互相冲突或毫无章法可言。这些孩子大声尖叫，让妈妈回来；而妈妈回来后，他们要么一动不动地站着，要么跪在地上晃来晃去，要么在紧紧抱住妈妈的同时又想把妈妈拉走。

虽然对这一依恋的类型学分析一直存有争议，它依然被证明具有持久且旺盛的生命力。同样的依恋分组模式出现在欧洲、美洲、非洲和亚洲，尽管在这个地球的各个角落，照料者与儿童之间的互动模式因文化传统的不同而显示出明显的差异。

但是，尽管婴儿的依恋行为与生俱来且普遍存在，依恋的"质量"则严重依赖照料的具体特质。也就是说，在给定条件下，所有的婴儿都会产生依恋情绪，但表现出来的依恋的模式则由照料者和婴儿之间的互动水平所决定。那些对婴儿的需求较为敏感且反应积极的照料者更容易养育出安全依恋模式的孩子。在双方的互动中，照料者行为的一致性和可预测性能让孩子心安。在照料者一直在场的情况下，婴儿能学会控制自己的情绪，他们知道何时可以寻找安慰，也知道什么时候应该自己拿主意。

在专门讨论个性的第二章里，我们已经谈到过，依恋由照料者和被照料儿童之间的动态互动塑造而成——取决于两者的配合。神经系统总是处于高度易兴奋状态，高需求，或是易害怕——具备以上种种行为特点的宝宝，都会挑战爸爸妈妈的耐心和养育水平。而如果妈妈压力过大，独自带孩子，或者本身就爱激动，很容易将宝宝带入不安全依恋的那一部分。

约翰·波尔比认为，依恋形成过程的核心元素即他所称"内部操作模型"（internal working model）的发展。在每天与照料者持续的互动过程中，婴幼儿逐步发展出了对首要照料关系的心理认识，也大概明白了自己在其中的位置。我的妈妈 * 值得信任吗？我的要求能不能得到她的及时回应？她爱生气吗？让人害怕吗？她是不是有点喜怒无常？我的存在对她有什么影响呢？我可爱吗？在对这种关系的反思中，我们开始思考我们到底是谁，以及我们能对他人要求什么。随着个体的成长，这样的考虑也会不断更新或修正，但它仍然是我们在整个人生中建立其他依恋关系的基础。它决定我们交什么样的朋友，找谁做自己的恋人，并决定了我们与这些人交往的基本模式。依恋关系既能带来安慰又能造成痛苦，而个体在婴幼儿时期与主要照料者之间的互动模式则是我们对这些情绪认识的根源。

安全依恋模式是我们追求的标准或规范，但只要是系统化的依恋行为模式都是正常的——因为，它们都是针对不同照料模式所做出的调整性反应。与其说依恋模式发生错误，倒不如将不安全的依恋行为视作一种整体上的战略妥协。遇到一个不那么靠谱且小错不

---

* 在此我用"妈妈"来代表所有的照料者。尽管早期研究这一依恋关系的理论家都将注意力集中在母子关系上，但其后研究者发现，父亲和其他照料者也是首属依恋行为的对象。

断的照料者该怎么办？解决方法之一就是另辟蹊径，形成一种看起来有点儿自相矛盾的依恋行为模式：对可能被丢在一旁的信号时刻保持警惕，在想被照顾、需要吸引注意力的时候适当夸张，极力反抗可能的冒犯。而要是你的父母无法陪伴或总是拒绝你的要求，那么依靠回避反应型依恋无疑是最佳选择：别对固执的父母提太多要求，保持一定距离，给刺激寻找其他出口。因此，自然选择已经在婴儿的大脑里预设了不同依恋策略的菜单，只待孩子们根据自己家庭环境的特征再决定形成哪种依恋模式。[33]

不安全的依恋并非失常，但理解儿童情绪的心理生理学能帮助我们了解到底哪里出了问题。基本上，任何一种被确诊为精神失常的情形，其背后的原因都与人际关系和依恋相关。那么有没有只与依恋有关的精神失常呢？也就是说，有没有一种（或几种）精神失常，其核心问题就是依恋？情况确实如此。

如果依恋建立的过程因为各种原因被中断了，结果将是灾难性的——个体可能再也无法和任何人形成或建立稳定的关系。在最极端的例子里，有些孩子从未获得与照料者形成依恋关系的机会。当我们来到这个世界上以后，从生物学意义上讲，就在准备并期待着与照料者形成一种依恋。我们的大脑等待着去识别并与我们的照料者建立关系。等等，要是这个照料者从未出现该怎么办？失去这个和他人建立依恋关系的机会，对儿童的伤害和干扰是极为严重且深远的。

"反应性依恋障碍"（RAD）就是一种只在儿童身上才会出现的心理问题，这样的孩子早期照顾环境里通常充满忽视、虐待，且非常嘈杂，因此他们在与他人建立社会联系方面有巨大的能力缺陷。目前对这类失常行为的了解多来自对罗马尼亚孤儿院以及其他条件很差的照顾机构的儿童的研究，孩子们自婴儿时期就生活在这里。一般来说，"反应性依恋障碍"不太常见，在儿童中的发病率不足

　　　　　　　　　正常的另一面

1%，但值得注意的是，曾生活在各类机构中，或是因为父母的虐待、忽视等原因而被政府集中照顾的孩子里，约有 30%～40% 都表现出了这种症状。[37]

患有 RAD 的儿童极为内向。大部分这样的孩子在情绪低落时也不能或不愿意向他人求助。也有一部分儿童在缺乏首要照顾者的情况下对所有能接触到的人都很友好，"愿意寻求并接受来自任何人的安慰，包括彻底的陌生人"。[37]

尽管 RAD 向我们展示的实际上是人际关系的悲剧，但它实际上低估了人类心智的弹性和抗冲击能力。虽然有这些症状的儿童曾受到严重的伤害，但如果获得合适的机会，他们未来的生活并非毫无希望。大部分被收养的 RAD 患儿在离开福利院等机构进入收养家庭后，经过一段时间的调整，RAD 症状都会明显减轻或消失（尽管曾经的伤疤可能不会完全平复）。

但我们也发现，足以使儿童患上"反应性依恋障碍"的严重被剥夺感，并不是会给孩子们带来长期困扰的早期依恋缺乏的唯一可能。

"我为什么要信任别人呢？"

滴！滴！滴！心脏怦怦跳着忽然惊醒。我扭头看了看闹钟：凌晨 3:30。我摸索着找到床头桌上的传呼机，上面显示了一个电话号码，以及"桑德拉——紧急——马上回电"的字样。这是过去三个星期里来自这个号码的第三次紧急呼叫。我理了理思路，开始拨号，心跳也渐渐平静下来。电话线的那一端，等待我的是什么呢？

"你好，我是斯莫勒博士，回复信息。"

桑德拉的哭声顺着电话线传了过来。"我不知道该怎么办了。"桑德拉是我的病人，我担任她的精神药物医师已经好几年了。

"能不能告诉我出什么事了？"

"我没有治疗师了！"她生气地说。

一个月之前，桑德拉告诉我，她解雇了已经咨询三年的治疗师，因为她觉得这个治疗师不能听懂她的心声，态度冷淡，还缺少同情心。

"我知道，而且我知道对你来说这是一个很艰难的决定。"不过我还是冷静地提醒她我们曾经的约定：当这些痛苦的感觉袭来时，她应该把它们记录下来，留待我们下次会面时再讨论。

"我不知道还有没有下次。"她说。

"你这是什么意思？"

"哦——现在没事了。祝你假期愉快。"她的话里满是嘲讽，然后挂上了电话。我们的下次会面时间定在两周以后，在我从一个为期十天的假期回来之后。

两个星期过去了，我准时坐在办公室里等待桑德拉。时间一分一秒地过去，她还没有出现；我有点担心起来。她确实表达过取消这约会的意思。但她当时到底想说什么呢？几个月以前，我在急诊室里收到一个同事传来的信息：在和自己的治疗师达不成一致意见之后，桑德拉曾有过自杀的企图——一次服下了一周的抗抑郁药物和安定。当然她知道，这一剂量并不会致死。这一事故在我头脑中挥之不去；她又干这种傻事了吗？还是更糟糕？在离治疗结束还差10分钟时，桑德拉出现了，看上去非常恼火。"公交车晚点了"，她说话的表情带着一丝夸张。我长出一口气。

接下来几星期的会面里，我们谈了我度假时的一些趣事。她承认觉得自己被抛弃了——被她的治疗师，被我，被所有人。随着时间的推移，心里的伤痕逐渐愈合了。但她依然脆弱，不愿敞开心扉。"我为什么要信任你呢？我为什么要信任别人呢？"

桑德拉的童年生活混乱不堪。在几岁大的时候，她的妈妈时常毫无征兆地大发脾气，抑郁症发作也是家常便饭。在桑德拉童年的记忆里，妈妈总是躺在床上，要么对桑德拉大叫大嚷，要么哀求桑德拉去安慰她。桑德拉的爸爸是个很成功的商人，态度冷淡，在家里不停地挑剔这挑剔那。爸爸酗酒，喝醉了的时候，他就会大声喊起来没完，非常可怕。上小学的时候，桑德拉就饱受失眠和噩梦的困扰。在被噩梦吓得再也睡不着的时候，幼小的桑德拉走到父母的卧室里，希望能躺在他们的床上，可是妈妈总是命令她回到自己的房间。上高中以后，桑德拉也开始喝酒，有时在彻夜狂饮之后，就会和不知道什么人上床。她有一长串糟糕的恋爱经历，通常都从性开始。只要有男孩子对她表示出一丁点儿兴趣，桑德拉就会疯狂地爱上他，把他描绘成比谁都完美，然后因为觉得自己被抛弃、被欺骗而陷入绝望，最后发现，那些男孩对她的兴趣实在维持不了多久。从童年时起就缠住她不放的怀疑和孤独感在桑德拉身上刻下的印记越来越深：伤痕变成了伤疤，而且一直暴露着，没有愈合。

桑德拉的症状被精神病医生和心理学家称为“临界机能失调”（borderline personality disorder，BPD），也称边缘人格。“边缘”（borderline）一词最早出现于 20 世纪中期，当时精神分析学说在精神医学界占据绝对统治地位，而诊断过程中最主要的问题是“该分析谁”。根据弗洛伊德的传统，精神分析学家发展出了一套针对神经官能症的治疗方法。他们认为，精神病（如精神分裂症）患者不是精神分析的最佳人选。在对边缘人格的分类和治疗方面卓有建树的约翰·古德森首先注意到了“边缘”这一提法（其实它最早是艺术领域的术语），并用来泛指那些病症介于神经官能症和精神分裂症之间的患者；这些人在精神分析治疗的过程中，很容易滑向彻底的精神分裂症。但从 1960 年代末到 1970 年代初，精神病医生更倾向于将边缘人格视为一种独立的病症本身；1980 年，它也拥有了自己的诊断标准，并在第三版《精神疾病诊断与统计手册》中占据了一席之地——临界机能失调，边缘人格。

不幸的是，对很多人来说，知名度最高的 BPD 患者，莫过于在《致命的诱惑》（*Fatal Attraction*）中由葛伦·克洛兹扮演的女主角阿莉克斯·弗雷斯特，她对迈克尔·道格拉斯饰演的男主角先是百般诱惑，继而施展各种手段，不停恐吓折磨。实际上，BPD 患者并不都是像影片中表现的那样，残忍地杀死并煮烂兔子，还要把它放在男主角家里示威的跟踪狂；但为了追求票房，好莱坞并未在医学细节上过分讲究。尽管如此，BPD 的预兆和症状依然可能戏剧化十足。BPD 患者要经受一波波巨大的情感之痛，其外在表现有可能是暴怒、痛苦和自残行为。不仅如此，他们还会面临无法忍受的空虚，并常有被拒绝、背叛和抛弃的感觉——这会引发情绪上的惊涛巨浪，而他们还会不惜一切代价避免独自一人。有时严重的发作会导致自残——把自己弄伤或自杀。后者的"成功率"大约是 10%。

这一精神失常的特征之一是不稳定且紧张的人际关系。对他们重视的人，BPD 患者的态度经常两极分化——盲目理想化（"你是世界上唯一理解我的人"）和不分青红皂白地贬低或辱骂（"你一点儿也不关心我"）。而引起他们变化的通常是分离或自认为被抛弃。对家人和朋友来说，与 BPD 患者交往就像坐过山车，为了不引起更多危机，他们无时无刻不在小心翼翼，仿佛在鸡蛋壳上行走。

BPD 在临床医学界的名声同样不好。有时候，它被用来特指那些"不好对付的病人"。这一点不啻为患者获取真诚照料的障碍。1978 年，詹姆斯·格鲁夫斯在《新英格兰医学杂志》发表其著名论文《照料让人生厌的病人》，提醒精神科医生认识到，在治疗 BPD 和其他相关人格缺陷患者时，医生作为专业人士，自身中所蕴藏的负面冲动也常被无意识地激发出来（如精神分析流派常说的"负面反移情"）。由于他们对医护人员的依赖常具敌意，且情绪变化剧烈，这些病人"大部分医生都怵头治疗"。

在两个因素的共同作用下，情况正在发生变化。首先，医学界贡献了更多针对 BPD 的全新、有效的心理疗法，让对治疗早已不抱什么希望的病人和医生看到了一线曙光。其次，长期追踪研究表明，BPD 患者的预后要比我们预想的好很多，在十年的追踪期里，大约 85% 的患者情况都有明显好转。[38,39]

但对这种精神失常行为仍然存在不小的争论。有些专业人士认为，它只是一种尚未被识别的抑郁症、躁郁症或 PTSD 的误称；有些人则走得更远，宣称人格失调就是一个混乱的概念，既没有清晰的科学基础，也不具备明确的医学背景。

尽管如此，对边缘人格的确诊还是准确地抓住了这些不稳定的情绪以及人际关系给患病人群及其亲友造成严重混乱的这一重要且明显的特质。且对某些精神失常现象来说，遗传因素在其中发挥了非常明显的作用。根据双胞胎研究的结果，在固定人群中，遗传基因可以解释 BPD 患病风险的 35%～70%。[40-42]

从某种角度来说，BPD 是我们以上讨论过的部分精神失常现象的集中爆发。带有某种遗传特质的孩子从生命之初起就有可能存在偏向部分情绪行为的倾向。长期生活在父母经常争吵或是有其他不良情况的家庭环境里，使得儿童的压力激素系统总是处于紧张状态中，很难恰当控制自己的情绪。这样的孩子的大脑总是更多接受或感觉到负面的情绪。反过来，这样的感觉又影响了儿童的大脑尤其是"共情"能力的发展，由此使得他们很容易误读他人的意向情绪；且对潜在的威胁和失败极为敏感。越来越多的证据表明，以上现象，都是在依恋形成的过程之中发生的。

研究持续表明，在不安全的依恋关系和 BPD 之间有很强的联系。[43] 有人说，"BPD 的病因不是缺乏关爱，而是这种关爱断断续续，让患者无所适从"。[44] 在为数不多的持续跟踪婴儿至成年人的前瞻性研究中，哈佛大学心理学家卡伦·里昂-鲁斯和她的同事们整理出了从不安定的依恋期到成年后多重人格患者的生命轨迹。首先，研究人员观察了 12 个月大的幼儿在"陌生人情境"中的表现，在反复观看了实验录像后发现了非常有趣的现象。那些在成年后出现多重人格失常的孩子，他们的妈妈在与宝宝分离之后重逢时，往往都表现得比较冷淡，没有非常明显的欣喜或高兴；孩子们则比一般的宝宝更渴求肢体安抚。而这种组合——高度渴望亲密接触的宝宝，以及出于某种原因（害怕，或是处理不好自身的情绪和压力）对宝宝表达出的需要进行"冷处理"的妈妈——就意味着成年后可能的麻烦。

在一次典型的互动过程中，我们看到，回到房间里的妈妈还是站在原地不动，而不是迎上前去安慰她哭泣的宝宝。只有当孩子跑到妈妈身边，妈妈才把他抱起来开始安慰。妈妈亲了一下孩子的小脸蛋儿，把他带到地板上的玩具旁边，陪他一起玩耍。到目前为止，情况都没什么问题。可是过了一会儿，孩子的妈妈走开了，坐在远处的一张椅子上。小男孩脸上开始出现焦虑的表情，可是妈妈没有安慰他，只是给他的小手里塞了一个玩具。孩子哭了起来，慢慢地走开了。这时候，一件奇怪的事情发生了。孩子一动不动，他满脸迷惑，惶恐不安，眼睛死死地盯着玩具，仿佛只想缩回到自己的小世界里。这种情况大概持续了 30 秒的时间，宝宝把玩具塞到嘴里，似乎想用这种办法来平息自己的情绪。这对母子之间的互动很微妙，普通人甚至难以察觉——但对一名发展心理学家来说，其所展示的深层次含义足以说明很多问题。在日常生活中母子之间数不清的互动过程里，这种"母亲闪避 + 不稳定的依恋"的行为模式一直贯穿始终，直至孩子之后出现多重人格障碍症状。但是，母子之间的关系是否会沿着这条路继续走下去，则取决于生活中到底会发生哪些事情。

在与喜怒无常或是生性冷淡的照顾者相处的过程中，有些儿童

　　　　　　　　正常的另一面

发展出了自己的一套控制情绪的策略。他们学着自己照顾自己，处理各种事情，还要时刻留意妈妈是不是不高兴或生气了。也有的孩子在要求得到照顾的时候变得越来越情绪化，一旦家人远离或分开，孩子的情绪反应非常剧烈，仿佛在说："谁也别想假装看不见我！"当里昂-鲁斯研究中的儿童成长到6～10岁左右时，部分这种孩子对自己行为的控制已经表现出了越来越靠近多重人格障碍的倾向，在今后的人生道路上也更有可能陷入自我伤害。

在脆弱的基因以及照料者不稳定的情绪双重影响下，一个BPD高风险儿童会形成依恋模式的一种"内部操作模型"，这样的孩子不自信，总是对自己感到失望，且经常感觉受到伤害。他不仅没有规划好自己的情绪或需要，还总是表现出试图控制他人情绪的特点。

而这种希望控制和调节他人精神状态的需要也会使得BPD患者的情绪信号一直处于高度紧张和敏感的状态。[45] 对患有多重人格障碍者的脑部扫描结果显示，在看到他人表情丰富的面孔时，其杏仁体和脑部边缘系统的其他区域反应都非常强烈。[46,47] 这种非一般的敏感程度可能会对其心智以及共情能力的发展造成持续影响。一方面，部分BPD患者解读他人心理状态确实技高一筹。一项研究利用了西蒙·巴伦-科恩的"用眼睛来读心"的实验设计。[48] 它的工作原理如下：向实验对象出示一组照片，只有一张面孔上的双目及其四周。被试可以从四个单词中选择最能准确形容这张照片面孔上表情的那一个，供选择的单词包括"挑剔的""谨慎的""友好的""难过的"等。与心理健康的控制组研究对象相比，BPD患者在解读照片主人心理状态方面所展示出来的准确性令人惊叹。[49]

而另一方面，BPD患者还有另外一种微妙的倾向，易受他人负面情绪的影响——特别是愤怒和恐惧；就好像他们体内的情绪感受器总是处于打开状态一样——BPD患者不但能更快体察他人的负面情绪，就连别人并没有生气或害怕的时候，他们也能"发现"

这些情绪。[46] 正如我们在第三章里讨论过的，童年曾经遭到虐待和忽视的人，在解读他人负面情绪方面非常敏感；值得注意的是，大约 90% 的 BPD 患者都曾有过童年被虐待或忽视的经历。[47,50]

相信我

初到人世时，我们的大脑中就已经预设了"我将遇到能照料我的人，还要和他 / 她结成亲密的依恋关系"的程序。通常，最主要的照料者就是妈妈。除非出现某些无法避免的情况，在接下来的两三年里，婴幼儿与主要照料者之间的依恋关系会非常密切。但是，在依恋行为和个人性格方面的差异，以及照料者行为方式的不同，会共同影响儿童的生活轨迹，以及他们之后的社会交往是健康正常还是糟糕且不稳定。

以上我们谈到的一切，其背后的核心内容就是信任感的建立。信任是各种人际关系的黏合剂——从人与人之间的友谊，到地缘政治上的联盟，无所不包。看看你比较喜欢的资讯来源，你就会发现最能吸引眼球的就是这类消息：性丑闻（从老虎伍兹到约翰·爱德华兹 *）、金融骗局（从伯尼·麦道夫到华尔街上的对冲基金）、国际冲突（伊朗的战争边缘政策 ** 或是整个阿拉伯世界与以色列之间的对立）。当然，信任对形成依恋关系的作用同样是基础性的。我们对他人最初的信任感出现得很早，婴儿通过解读自己与照料者之间的关系，进而形成了自己的世界观：是安全而稳定，还是危险而异常。

---

* 约翰·爱德华兹（John Edwards），美国民主党前参议员，2004 年民主党副总统候选人，在角逐 2008 年美国总统选举民主党候选人提名期间，因性丑闻曝光而宣布退出总统竞选。——译者注。

** 1956 年 1 月，时任美国国务卿的杜勒斯提出，美国"不怕走到战争边缘，但要学会走到战争边缘，又不卷入战争的必要艺术"。这种主张被称为"战争边缘政策"。——译者注。

　　　　　　　　　　正常的另一面

1968 年，20 世纪最具影响力的心理分析学家之一埃里克·埃里克森提出，对信任或不信任的感知，是人格发展的基础，并称信任为"人格发展的关键性基石"。埃里克森认为，"通过把对儿童的个体需求的感知与人际的信任在母子互信的生活方式构架之中确立下来，母亲在孩子身上创造出了一种可以依靠的信任感。这也构成了儿童自我认知集合的基石——随后，他们会将对'什么是对的'、'我到底是谁'，以及'受到别人信任的人应该怎样做'等等概念和意识结合起来，形成每个人所独有的自我意识"（pp.103-104）。[51]

大脑中的信任

随着个体不断成长，有关信任的心理机制也愈来愈复杂——我们运用自身的心智技能和情绪识别技能来判断他人的意图，来确认他们是不是在欺骗我们。但一直到最近，信任本身才成为科学研究的对象。而针对信任的生物学机制的研究又一次涉及了我们的老朋友——催产素。

在一项具有开创性意义的实验中，瑞士苏黎世大学的一组科学家请志愿者进行了一项简单的双人游戏。[52] 在实验开始时，两位参与者都有 12 组钱可供使用。其中一方（投资者）的第一步行动有三个选择—— 一分不出，给一部分，或是把自己所有的钱都交给另一方（被投资者）。被投资者也可以选择——全还回去，一点也不还，或是还一部分。实验的精髓之处在于，研究人员告诉双方，他们会提供投资者给被投资者钱数的三倍。投资者给出的越多，两个人可能分到的钱就越多。如果被投资者被认作是值得信赖的能把钱交回的人，两人就是双赢。

在游戏开始之前，参与者会吸入一定量的鼻腔喷雾，成分分别为催产素或安慰剂。吸入了催产素的投资者对对方的信任感更强——也就是说，他们更可能将钱都交给对方，相信这份慷慨能换来回报。有趣的是，催产素只有在实验参与者有互动时才能发挥作用。当吸入了催产素喷雾的投资者面对的是电脑程序，其信任行为没有任何增强。这也不是因为他们此时表现得更友好（被心理学家称为亲社会性强），因为吸入了催产素喷雾的被投资者并没有提高交还金钱的数额。

这个实验催生了一系列显示催产素是信任与依恋的生物学机制之核心的研究。研究的结果表明，吸入催产素能改善情侣之间的互动情况[19]，让个体更加慷慨大方[53,54]，还能让怀有敌意的面孔看上去不那么吓人。[55] 现在你能明白本章开头提到的"信任液"的商业模式了吧！

本年度最能让你"感觉不错"的激素？

但是，催产素——这种由九个氨基酸链接在一起而成的激素究竟是如何让我们的大脑认定他人更加可信，且让我们更具合作精神或是看上去更可爱的呢？答案涉及三种我们已经很熟悉的互相关联的人类大脑机能：母亲的关爱与照料、社会认知以及避险。

首先，对家鼠和田鼠的研究证明，自然选择利用了催产素的母性功能，并将其发展壮大，创造出了一种巩固个体之间的联系的机制。从新生儿降生才会在母体中生效的缩氨酸激素——催产素开始，哺育的需要已经启动。接着，缩氨酸的作用被推广到大脑的情绪和回报系统，妈妈与新生儿之间的互动，以及对宝宝的照料。照料婴儿的动机和对照料行为的不断强化是按部就班、水到渠成的。在具备复杂认知和情绪管理能力的人类身上，这种联系有了另外一种更为深刻的含义——爱。因此，从母性之爱到与他人之间的依恋（包括罗曼蒂克的爱情），也许只是遗传意义上迈出的一小步。

正常的另一面

但这还没有讲完催产素将我们与他人联系起来的全部故事。通过提高"同情"和"读心"的能力，它也帮助我们逐渐适应他人的想法和感觉。在吸入催产素喷雾之后不久，被试表现出更愿意注视面部眼睛部位的倾向[56]，且在解读他人情绪的测验中表现得更好[57]。而那些携带了特殊的催产素受体基因变体的人在了解其他人情绪表现方面也有相似的长处。[58] 研究表明，催产素能帮助那些有孤独症（或部分孤独症症状）的人更好地理解他人面部和声音中所传达出的信息。[59,60] 也许这是催产素能提高读心水平最令人震惊的证据。催产素效应的第三个关键之处与恐惧有关，而且对信任的建立尤为重要。我们发现，大脑中的杏仁体中充满了催产素和另外一种激素——加压素的受体，但两者对恐惧行为的影响正好相反。[61] 催产素会降低杏仁体的恐惧反应，而加压素恰如其名，会加剧恐惧反应。它们共同行动，使得恐惧反应达到了某种平衡，也决定了一种动物在面临危险时，究竟应该将自己置于"前进／躲避"这一连续统的哪个位置。通过降低恐惧反应和抑制作用，催产素"告诉"大脑可以前进。但是催产素的最大功效还是减轻大脑对陌生人的害怕。部分研究表明，催产素让杏仁体对他人面孔的反应不那么激烈[62-64]，还"鼓励"个体去发掘他人的积极方面。[65,66] 从某种意义上说，催产素在"人类如何看待他人"方面所发挥的作用，恰恰是童年创伤和不幸的反面。之前我们曾发现，曾经遭受虐待和忽视的儿童更容易体察到不良情绪。[67] 如果说，童年的创伤是挡在人类心智前面的一层黑色的面纱，催产素就像给个体装上了玫瑰色的玻璃。

减轻恐惧反应的能力非常关键，因为如果催产素只是提高我们解读他人想法的水平，那么它对增强信任可能没有什么太大的用处——说不定还会让我们对他人的信任越来越少。想想看，如果你对他人的想法了解得越来越清楚，你一定会更加小心，以免让自己受到伤害，上当受骗。但是，一旦加入增强依恋和降低恐惧的效用，提高信任的结果几乎可以说是不言自明的。换句话说，对催产素可以提高信任水平的解释之一，就是它不但鼓励我们与他人沟通、交流，还让他人都沐浴在善意的光晕之中。这就像有些人服用摇头丸的情形——是的，摇头丸能促使人体分泌催产素。[68,69]

因此，催产素不但降低了个体对他人的恐惧，还鼓励我们摒弃怀疑，勇敢地走上前去。这是对愤世嫉俗的怀疑主义的彻底颠覆——我们都期望人人表现出自己最好的一面。同时，它也使得我们对背叛和欺骗不那么敏感。凭借一项精巧的研究，苏黎世大学的研究团队将其信任游戏更进一步。他们对"信任游戏中催产素会给投资者的行为带来哪些影响"的原始实验设计，恰恰缺少真实生活中我们决定信任别人时的一个关键因素：我们是在观察他人如何行动并与他们互动的过程中，才逐渐搞清楚对方究竟值不值得信任的。在新的实验里，研究者给实验增加了一部分：吸入催产素喷雾或者安慰剂之后，在信任游戏中扮演投资人角色的被试多了一个真人搭档。第一轮过后，两位投资者有了查看自己收获的机会：他们得知，被投资者只在半数的回合里交还了得到的钱财。[70]

如果你是这个游戏中的投资者，在还有一次行动机会的情况下，你将会怎么做呢？你相信这个家伙，把自己的钱交给他，希望能够得到回报，让自己和他都有机会发财。可是有一半的几率，这个自私的家伙把钱都留下了！这一次你可不愿意付出同样的信任了。那些在实验中吸入了安慰剂的对照组被试恰恰就是这么做的——第二轮里，他们给被投资者的钱数大大减少了。但是，在得知自己"受骗"后，吸入催产素喷雾的实验对象并没有降低投资数目——这是否说明，催产素让人们对背叛行为不再敏感？

实验对象在实验过程的同时接受了脑部扫描。在得知自己"被骗"后，与吸入催产素喷雾的被试相比，吸入了安慰剂的对照组，

　　　　　　　　　正常的另一面

其杏仁体和相关恐惧回路的反应都较为明显而强烈。杏仁体的主要功能之一就是作为信任的感受器：当某个人的面孔看起来不值得信任时，它就会发出相应的信号；而那些杏仁体损伤的病人总是将他人都视为值得信任的，且愿意和他们接近。[71] 吸入安慰剂的对照组，其脑部的尾状核也开始活动，而这一区域和信任游戏中调整对他人行为的看法有关。[72] 但是，吸入催产素组的杏仁体和尾状核并未启动。通过降低脑部的社交恐惧以及社交判断系统的活跃程度，即使知道自己已经被耍了，催产素起效的被试依然将投资对象视为值得信任的。

不安分者的生存

与建立依恋关系相似，读懂他人的心思以及知道如何规避风险，是信任对个人生存的另外两种重要意义。人类的心智是否为判断他人值不值得信任进化出了特别的机制？毕竟，信任不仅对建立成功的人际关系非常重要，还会影响我们每时每刻都在进行的社会交往。从店员那里购买商品、向同事倾吐一个秘密、进行某项投资——这都是你做出的信任他人的决定，这个"他人"很可能利用你对他的信任为自己所用。被人欺骗的后果可能是灾难性的，这取决于你何时付出的信任，以及你信任的对象是谁。

我们的祖先当时所面临的处境与今日并无二致。在漫长的进化过程中，一个人生存下来（并且将自己的基因流传下去）的概率，与其是否做出了正确的信任决定具有显而易见的联系。举个例子，要付出大量时间和精力来抚养和照顾子女的女性，一定会选择那些在保护她们并为家庭做出贡献上值得信赖的异性。另一方面，无法确定后代是否为自己真正骨血的男性，也要学会判断伴侣是否忠诚。而不管什么时候，一旦个体决定在险境中承担风险与他人合作或是分享资源，活下来的可能性就要看选择的同伴是否靠谱了。根据"赌注"的高低，大脑中的相应机制会分辨对方是否值得信任，以及在社会交换中为自己的利益讨价还价的任务。

情况就是这样。人类的大脑非常擅长辨别信任的各种细微变化。一瞥之下，转瞬之间，是否可信的判断已经完成。比如说，只要看看他们的笑容，我们就能知道眼前的这个人到底是不是真诚。[73]

在一系列精巧的实验当中，演化生物学家丽达·克斯米德斯和约翰·图比发现，人类在识别欺骗方面很是在行。尽管大部分人并不熟悉正式的逻辑或演绎推理过程（当被要求说明"要想判断一个逻辑规则是否被破坏，需要知道哪些信息"时，绝大多数人给出的答案根本都是错的），然而，若是涉及一个人是否因为欺骗而破坏了既定的社会交换规则，忽然间几乎人人都成了逻辑专家——约有60%～85% 的人给出的答案都是正确的。人类识别欺骗的技能，与心智的发展一样，都是心理机制进化成熟的代表性特征；克斯米德斯和图比把它们叫作"人类大脑普遍天性的一部分"。[74] 在三四岁的时候，不管是在发达的欧洲国家还是尼泊尔的乡村，大部分孩子都能知道一种行为是否背弃了社会契约[75]；而在识别欺骗行为方面，来自厄瓜多尔亚马孙热带雨林、靠打猎和采集为生的部落民，与哈佛大学本科生的表现不相上下。[76]

有不少的证据显示，人类识别骗子的本领也深藏在大脑的某个特定区域之内。在一项实验中，心理学家瓦莱丽·斯通和克斯米德斯以及图比共同测试了代号为 R. M. 的病人的逻辑思维水平。在一次自行车赛事故中，他的包括前额叶皮质以及左右杏仁体在内的大脑边缘系统严重受损。[77]他们发现，与健康的对照组以及其他脑部受损的病人相比，R. M. 在识别规则破坏方面的表现与前两者相差无几，不过一旦涉及分辨社会交往中的欺骗行为，他就无能为力了。

目前为止的证据表明，信任他人和规避欺骗包含两个心理因素。一个与情绪判断有关，更多依靠大脑中的皮质下部位如杏仁体和纹状体（striatum）；这些部位负责分泌催产素和加压素，这两种激素能调整我们信任他人的意愿强度、对他人行为的期望，以及对可能被欺骗的警惕性。[64,72,78] 实际上这是我们内心判断别人是否破坏了社会契约的一整套机制。

“不”相信

“我为什么要相信别人呢？”桑德拉的这个问题是接下来的几个月里我们讨论的核心。我鼓励她重新开始治疗，还给了她几条相关的建议，但她一直不太配合。是什么在阻碍我们进步呢？“我已经尝试过了。”她说。她对自己生活中的人际关系（包括与治疗师的关系）重新进行了审视，认定它们是一连串的失望和背叛。二十岁出头的时候，她和一个名叫马克的男人谈恋爱，他们俩是在俱乐部里认识的。实际上，她很注意不让自己陷得太深，但他们在一起的时间越长，她就越害怕。桑德拉觉得，马克可能随便找点儿什么借口就会离开她，她简直快被这个念头吓死了。

但是，这样的事情并没发生，“不久以后，我就彻底放下了抵抗，陷入了爱河”。一开始，一切都看上去那么完美。他对桑德拉呵护有加，当桑德拉心情不好时，他愿意仔细聆听并提出安慰。有一天，他们忽然想到可以一起做生意——马克厨艺高超，而桑德拉有餐饮业的朋友，他们想尝试着为商业聚会提供餐饮服务。不幸的是，这简直成了一连串争吵的导火线。几乎每一件小事都能引起没完没了的争吵，桑德拉经常大发雷霆，指责马克不重视她的意见，把她当成小孩子。桑德拉的情绪接近崩溃，而她发泄痛苦的方式是让马克不得安宁，要求他解释为什么要撒谎骗她，利用她。

在桑德拉看来，马克许下了诺言，但未能履行。当马克断绝了和她的一切联系，桑德拉一次次变本加厉。她给马克发送了满含怒意的电子邮件，威胁要起诉他。然后，她还拿刀划伤了自己的手臂。桑德拉给马克留言，告诉马克自己为他所做的一切。但是马克并没有回电。她又给自己的治疗师发消息，治疗师劝她去看急诊。

下一次危机发生在几年以后，当时负责桑德拉的治疗师为了让桑德拉重建安全感，答应她在任何时候都会接听她的电话并保持联系，甚至把自己的家庭电话也给了桑德拉。在桑德拉眼中，这位治疗师已经慢慢变成了朋友。只要一想到随时可以和治疗师取得联系，桑德拉确实重获了一丝平静。但有一天晚上，桑德拉感到非常孤独，并且反复琢磨，为什么自己总是无法摆脱孤独的命运。她越想越害怕，拿起电话，拨了治疗师的号码。但是电话并没有人接听。她留下了一段心烦意乱的信息，让治疗师立即给自己回电。时间一小时一小时地过去了，桑德拉越来越控制不了自己。她喝了酒，还拿刀子划伤了自己。最后，她打电话叫来了救护车，在医院里待了一晚上。"现在你明白我为什么完全无法信任你了吗？"

我已经说过，多重人格是一种与依恋密切相关的精神失常状态。但是从另一个角度来看，也可以说它实际上涉及了信任的问题。患有BPD的病人对欺骗、背叛和抛弃等行为极端敏感，任何一点微小的信号他们都不会放过——正如我们已经讨论过的，对他们脑部扫描结果显示，与幼年时曾被虐待的人相似，BPD患者也倾向于将他人视为潜在的威胁或对自己有敌意。心中残存的一点点依恋以及曾经收获的那份不稳定的关爱只会使得他们把所有的人际关系都看得充满了可能的危险。他们渴望和他人沟通、交流，但以往的经验时刻提醒他们要心生警惕，保持距离。

而信任是个体之间合作的基础，要维持稳定的关系对BPD患者来说就成了极大的挑战。要是让BPD患者参与到信任游戏当中，你会看到哪些情形？贝勒大学医学院的里德·蒙塔古和同事们进行了一项实验，在多轮次的信任游戏里，由健康的实验对象担任投资者的角色，而被投资者则由健康的实验对象或 BPD 患者随机扮演。通过核磁共振，研究者捕捉到了实验过程中他们大脑活动的情况。"健康"的搭档之间很早就形成了默契的配合：投资者给出金钱，被投资者相应回报。投资金额降低表明投资者可能对搭档失去了信任，被投资者会因此提高回报水平，"诱使"投资者重新建立起对自己的信心。这些带有善意和正面期待的行为通常都能奏效，巩固双方之间的合作关系，也让游戏中的投资数目稳步上升。但是由 BPD 患者作为被投资者的搭档里，社会交换的基础完全不复存在。BPD 患者不会用带有善意的表现来修复双方的关系，交换迅速解体。

到底发生了什么事？在被问及这个问题时，患有 BPD 的被试表现出的信任要显著低于作为对照组的健康人。当心理健康的被投资者发现投资人降低了投资水平时，脑部扫描显示，其脑岛活跃程度明显加剧——大脑边缘皮质的这个部位负责传输这样的信息：社会规范被破坏，可能会受骗。但 BPD 患者没有这种脑岛反应。就好像他们的大脑对投资金额突然降低不会感到任何惊讶。他们在"坐等"被压榨。当然，孤立的研究并不能作为确证，但它确实能从一个角度支持"BPD 患者的神经系统倾向于不信任他人，且在一段关系中总是做出最坏预期"的观点。

唯一的联系

我们已经看到，进化因素和生物学因素都会对个体的人际关系造成影响：从母子之间的关爱与依恋，到浪漫的爱情，再到最基本的互相信任。尽管这些现象纷繁复杂，其背后还是有一根能把它们贯穿起来的红线。从某个层面来说，它们都反映出了人类心智中最深层次的某个特点：与他人产生联系的能力。人类不仅互相合作，还会对彼此付出关心。个体与他人之间的联系从每个人诞生之时便自然而然地存在，同时它也设定了我们的生命轨迹：我们是谁？我们会过什么样的生活？爱、承诺、合作、疏远和伤痛：这些都是我们人生故事这本大书里不可缺少的标题。当然，它们不能被简化为只与生物学有关。但同样需要说明的是，生物学都在其中发挥了重要的作用。

从比较间接的角度来看，人类拥有去爱他人的能力，是我们的大脑在个体出生之后做了这么多之后的回报。成熟的大脑从体积上看是很大的；孕妇不可能受得了孕育脑部这么大的胎儿；若要顺利分娩这样的胎儿，女性的整个骨盆都要被完全重塑。也许这是一个涉及"拟合优度"的问题，因此婴儿的头部在出生时较小，并在接下来的几年里不断长大，以适应发育同样迅速的脑容量。人类是非常晚熟的物种——出生时极端脆弱，非常无助，必须得到长期的照料和保护。我们的祖先在长期的进化过程中，经受住了非常严酷的选择压力；直到子女具备自我保护能力之前，都要将他们置于保护之下。解决之道分为两部分：（1）启动激素系统和大脑中的回报与奖赏中枢，以激励母亲关爱并照料孩子，同时加强父母之间的关系，以使得他们共同承担起保护孩子、维系家庭的责任；（2）给婴儿赋予一种内在的驱动力，不但亲近自己的父母，还要好好利用获得的照顾。令人高兴的是，以上的生理系统为我们在今后的生活长路上与其他人建立亲密的关系打下了良好的生物学基础。

人类的表现令人惊叹：不管你相信不相信，我们与其他人之间的关系都是两种命令模式之下的产物——亲代对子代的关照，以及子代对亲代的依恋；当然，影响和作用方式有直接和间接之分。我们长大后与他人之间的各种关系，都能从最初与父母之间的联系之中找到心理学和生理学上的根源。父母对子女的养育，子女对父母

正常的另一面

的依恋，信任和罗曼蒂克的爱情——这一切都由我们大脑中的沟回和奇妙的化学反应联系在一起。

人类天生具有与他人联系的生物学冲动和生理基础。即便面对可能威胁到生命的挑战，我们也能从中找到依恋和爱的成分。但是，依恋和爱究竟能发挥哪些作用，则取决于我们在人生旅途上究竟遇到了哪些人，碰到了哪些事：与父母的亲密关系中，"拟合优度"拟合得如何？我们从长大以后的人生经历中得到什么？失去什么？哪些人伤害了我们？这些一点点累积起来的信息，不断形塑着我们的思维模式，也改变着我们对他人的看法和认识。同时，遗传上的差异也会影响我们对生活经历的反应。对某些人来说，困境给他们造成的打击很难克服，从根本上扭曲了他们的生命轨迹，也让他们失去了一部分爱和信任的能力。更坏的结果，是无法形成正常的依恋关系：在儿童身上的表现为反应性依恋障碍，而在成年人身上就是多重人格障碍。

在个体的生命周期里，催产素起到了持续的关键作用；它能鼓励带有回报性质的人际关系，提高信任水平，还能减轻社交恐惧。这么看来，把含有催产素成分的液体装在瓶子里卖的主意并不像在本章开头那样看起来不着边际。当然，有一个问题必须引起注意：是否如互联网上使用过这款产品的顾客所言，每天早晨喷在身上的"催产素香水"能让"你周围的人对你产生强烈的信任"？具体的效果实在很难判断。会不会适得其反？你在衬衫上喷了催产素香水，然后去约会——也许你才是那个被骗的傻瓜呢？你不禁想到，就像艾瑞莎·富兰克林*用充满诗意的语言歌唱过的那样，"到底是谁诱惑了谁呢"？

---

* 艾瑞莎·富兰克林 (Aretha Franklin)，美国流行音乐歌手，生于流行音乐圣城孟菲斯。她的歌曲跨越灵魂与流行音乐，有"灵魂歌后"之称。——译者注。

这个故事里还有一个小插曲，也让将催产素直接投入商业使用的前景比我们想象的更为复杂：这种"香水"的效果可能受到你过去的依恋关系影响。举个例子，在某项研究中，参与信任游戏的BPD患者在使用了催产素以后，变得更加不信任他人且没有合作精神了。[79]这也许是因为，通过提起对社会交往中的暗示和信号的注意，催产素提高了曾有不稳定和伤害性依恋关系历史的使用者对信任和亲密行为的顾虑。

另外，将催产素用于临床辅助治疗的主意相当可行。曾将催产素和加压素推向社会范围的神经科学家拉里·杨就认为，"我认为在不久的将来，我们就能见到某些手段、某些药物可以用来促进催产素的分泌……而（这样做的）根本目的是提高（患者的）社会认知和社会知觉水平"。

目前，催产素最引人瞩目之处是它有望加强孤独症患者的社会认知能力。短期研究显示，催产素可以提高解读他人心理状态、与他人目光相交、体验信任、理解社会交往中的暗示以及参与社会互动等一系列能力。[59,60,80]自始至终，现代医学对减轻孤独症的症状几乎束手无策，所以这方面的进展很受欢迎，尽管需要做的工作还有很多。

那么，更世俗的问题该如何解决呢？那些暗示催产素能缓和夫妻关系的研究结果同样乐观。拉里·杨认为，在配偶心理治疗中，"人们到婚姻治疗师那里寻求帮助，想要解决与伴侣的关系中出现的问题。要是催产素能帮助你靠近他人，让你更有同情心，更能体察别人的情绪，那么它就能帮助你。"我们将在本书的第七章里讨论，使用药物来配合治疗，促进脑部功能的更好发挥，这种做法是有先例的。

这条路上我们能走多远？显然，"信任液"的效果是有限的，但是，真的有一种药物，能让我们变得更可爱、更值得信任吗？谁知道呢——说不定美国几百年来的两党制政体都会因此而寿终正寝。而且，这个问题不但不能解决乔治·奥威尔式对极权政府的批判，还会带来新的争论：大众的鸦片，还是战争中的武器？

要是我们有信心认定人类不致走到这一步该有多好。

第六章

旁观者的大脑：
美貌和性吸引力

　　2000 年 10 月上旬，两个二十岁出头的 IT 牛人正坐在一起喝啤酒聊天，他们是詹姆斯·洪和吉姆·杨。詹姆斯·洪当时是一名失业的电脑工程师，吉姆·杨则正在加州大学伯克利分校研究生院修读电子工程和计算机科学的双学位。"当时吉姆谈到他在一次聚会上碰到的一个女孩儿，我们觉得，要是能有个网站，可以评论一下你认识的女孩儿到底有多吸引人，这主意该不错吧？"詹姆斯·洪如此回忆当时那个灵光乍现的场景。

　　也许对其他人来说，这件事就到此结束了；但这个故事发生的地点是湾区，人物是电脑天才，时间是热火朝天的".com"互联网时代。在几个小时之内，他们就将这个点子变成了一个初步规划，吉姆·杨开始编写网站程序，使用者可以上传照片并对别人的外貌发表评论。一周以后，网站上线，首批共有 10 张照片供用户评论，网站的名字可以一下吸引你的眼球：我漂亮吗？（Am I hot or not?）[1]

　　网站上线后，局面有些失控，24 小时之内，浏览量突破 15 万人次，詹姆斯·洪和吉姆·杨吓坏了，临时关掉了服务器。不过在意识到掌握了一个秘密武器之后，他们很快又租赁了另外的服务器并将网站再次上线。截至当年的 12 月，在那个灵光乍现的啤酒聚会之后不到两个月时间，网站每天的浏览量已达到 1500 万人次。[1]

为别人的外貌打分的主意显然引发了广泛的共鸣。不用说，后来者蜂拥而至，"我漂亮吗？"也催生了一股跟风潮，当然所有的模仿者都不如它成功。2003 年，哈佛大学二年级学生马克·扎克伯格因为复制"我漂亮吗？"网站的模式而陷入了麻烦——他的网站允许访问者上传学生证照片，其他学生可以对这些照片品头论足并打分。几天之内，在同学的口水和巨大的访问量的双重打击下，他不得不将网站暂时关闭。[2] 不过这并未将他打垮。三个月以后他卷土重来，另一个网站的服务器就架设在他的宿舍里。这就是"脸书"（Facebook）。

为什么评论别人的外貌让人如此欲罢不能？评论家戴维·登比认为，这可能与文化中固有的对冷嘲热讽的偏爱有关，说些尖酸刻薄的怪话已经成为某些人的表达习惯。[3] 但这种行为模式也能让我们认识到与人类心灵有关的更古老的一些东西。来自演化生物学、心理学和神经科学的综合证据表明，从生物学意义上看，我们的大脑对评价他人的外表、美貌和性吸引力有一种根深蒂固的兴趣。即便没有网站能让我们方便地发表看法，人类依然默默地对他人的外貌做出评判。

在本章中，我们将要探索人与人之间互相吸引的原因，同时试图弄清楚在解决"寻找一个合适的伴侣"这一千古难题过程中，大脑的作用是什么。不妨先思考一下：在一张美丽的面孔和一副只有他／她的妈妈才会觉得好看的面孔之间，究竟有什么区别？超级名模们的事业只是靠脸吗？为什么男同性恋者有哥哥的概率要高于异性恋男人？欲望会引发精神失常吗？

热门话题

我们都知道，性感能带来巨额商业利润；同时，广告工业几乎创造出了一个由美丽性感的人组成的民族国家（nation-state），她们生活在由报纸杂志和电视组成的二维世界里。"美丽工业"为那些对自己的外表以及岁月带来的痕迹而焦虑的人们提供源源不断的解决方案。为了让自己看上去更好看一些，人们愿意忍受各种不适甚至对身体的折磨——拉皮、牙齿漂白、注射肉毒杆菌、整容手术——只为心中那份对理想美的追求。

这种理想从何而来？最时髦的答案莫过于将其归咎于那无处不在的魔鬼——大众媒体。但是，即使"媒体将自己的意志强加给无辜公众"这样的阴谋真的存在，没有足够的共谋者也无法成立。这些形象怎么能具有这么大的力量？性感到底售卖的是什么？对美丽和性吸引力的追求是否基于人类心灵的生物学机制？与其制定出一个美丽的标准，广告从业者和整形医生还不如好好研究一下人类的审美偏好：进化论究竟驱使人类大脑给"美丽"下了什么样的定义？

肤浅还是深刻？

1991 年，娜奥米·沃尔夫的畅销书《美丽迷思》（*The Beauty Myth*）提出，当代西方对女性美和性感的认识，是男性权力结构的产物，旨在"对妇女发起全面攻击"。她试图揭穿"生物学在确立美丽的标准方面发挥了重要作用"这一观点背后的谬误。沃尔夫认为，"美丽迷思"的概念随着工业革命而诞生，并随着由男性占据绝对地位的大众媒体而广泛传播。她说：

"美丽迷思"告诉我们这样一个故事："美丽"这一特质客观存在，处处皆然。女人必须千方百计体现出美丽的特质；而男人则会千方百计地去占有那些体现了美丽特质的女人。展现美丽的特质对女性来说至关重要，男性则并非那么急迫；在生物学、两性关系和进化的意义上看，这一情况都是那么自然而然、水到渠成：强壮的男性争夺美女，美女在两性繁殖方面更具优势。既然这一系统以两性之间的选择和吸引为基础，那么女性的美丽必须和生殖能力息息相关，这是无法避免且不会改变的。以上的一切大错特错。(p.12) [4]

　　沃尔夫的问题在于，她提出的简单的二分法并不完全正确。就像老掉牙的先天因素与后天环境之争，沃尔夫将这一问题变成了生物学因素与两性政治的简单对立。认为美丽和性吸引力并非完全客观或是一成不变，这固然不错，但我们很难想象一名主流生物学家会给出这样轻率的结论。

　　很明显，"何为美丽"在人类历史的演进过程和不同社会之中有着完全不同的答案。即使在发达的西方社会内部，对男女两性美丽形象的标准也经历了巨大的变化。从 1953 年到 2003 年，《花花公子》杂志的中间插页裸体女郎越来越苗条了（尽管最瘦的裸体女郎更多出现在 1950 年代中期）[5]。

　　以我的观点来看，美女的形象看上去愈发的不自然了。在芭比娃娃五十岁生日的时候，BBC 新闻杂志公开征集愿意拥有芭比娃娃三围尺寸的女孩。他们选中了一个二十七岁的女孩，丽比。丽比身高约为 1.68 米，而拥有芭比娃娃三围尺寸意味着她的腰围只能剩下可怜的一点点。若是保持腰围正常，要想达到芭比的身材比例，她的身高至少要达到 2 米。好一个亚马孙女巨人！动作片男明星也经历了类似的转变。从 1960 年代到 1990 年代，从代表美国军队形象的玩偶 GI Joe 到电影《星球大战》中的天行者卢克，再到蝙蝠侠等超级英雄，男性英雄的肌肉随着他们的魅力一起爆棚。本书第一章中曾提到精神病学家哈里森·蒲柏研究了媒体特别是娱乐作品中的英雄行为以及其所代表的文化意义上的转变，他发现若将当代动作片中的主人公身高设定为 1.78 米，那么他们的体格"远远超过了正常人所能到达的极限"（p.70）。[6]

即使没有大众媒体的卖力宣传，我们也有足够的证据表明，仅仅是媒体曝光的形象，也能影响个体内心对于"什么是美"的认知。大众媒体上苗条的美女形象会使女观众将其内化为理想的体态，并对自己的身体更加不满。[7]

那么，还有什么原因能促使我们相信生物学因素在人类对两性之间吸引力和美丽的反应中所发挥的巨大作用呢？要回答这一问题，我们可以遵循两条线索。一条是科学家所称的行为的"直接"原因，另一条则是"终极"原因。直接原因是决定并控制人类行为的特定的大脑和行为机制。终极原因则关乎这些生物学机制为什么和如何发挥作用。"最终"的终极原因，是人类的进化。

美丽来自过去？

人类的大脑和心灵在生物学意义上更倾向于被美丽和性吸引，这一点在进化论上有什么证据呢？性吸引力有利于繁殖成功，且更易适应自然选择的变化。演化心理学常被批评为只会重复老掉牙的"假设的故事"：从观察人类的某个行为开始，然后把这种行为与发生在遥远的更新世的某件小事联系起来。批评者早已对这种"古老的过去影响当代的心灵"的假设提出了挑战和质疑。[8]

不过，让我们先从一些毋庸置疑的概念出发（除非你是个上帝创世论主义者）。人类是自然选择的产物，而自然选择更青睐那些能提高将某个物种的基因传递下去可能性的特质和行为。为了繁殖，个体必须寻找并想方设法吸引异性。如果周围的同性较多，你就必须在择偶之路上不停与同伴竞争。如果你的目的是让最擅长繁殖的后代继续繁衍下去，那就更要在异性中仔细甄别。简单地说，你要选择一个能最大化后代生存能力和繁殖能力的配偶。

从进化论的角度，我们的证据就是，我们首先会被那些能展示以下特质的潜在配偶吸引："选我，我能把咱们的基因传递到下一代身上。"自然选择会强调某些身体和行为特征，它们是高质量伴侣的有效信号。越能让潜在的伴侣确信我们具备那些有利于繁殖的优点，就越有可能被选中作为伴侣，因此繁殖成功的可能性就越大。

大约从达尔文时代起，性吸引力的进化这一理论流派也开始了自身的进化过程。1871 年，达尔文发表《人类的由来及性选择》，生物学家 E. O. 威尔逊认为，这本书是"达尔文扔下的另一只靴子"。继以十二年前出版的《物种起源》掀起了自然选择的进化论这一轩然大波之后，达尔文再次引入了"性选择"这一概念。达尔文发现，在动物王国中，许多特质和行为看似对生存并无明显的好处——雄孔雀的美丽开屏、夜莺悦耳的歌声、红鹿精巧复杂的角、山魈五颜六色的面孔——达尔文将这些特质视为待解的谜题。这些特质需要花费巨大的精力才能获得，维持它们也颇为不易，因此所带来的好处必然大大超过机会成本。达尔文给出的答案是这些装饰性特征和才艺是与性行为有关的竞争的外在表现。作为性选择行为的结果，这些特质能提高交配的机会。

达尔文观察到，对大部分物种来说，竞争的压力在雄性一方，他们必须和其他同性个体争夺接近雌性的机会。他们展开了雄性魅力的军备竞赛，借用发达的肌肉和尖牙利角，变得更强大，更卑鄙，更会耍心眼。他们还要打动女方——以雄孔雀开屏为代表，这是魅力竞赛的一部分。

1972 年，演化生物学罗伯特·特里夫斯提出了另外一项具有基础性意义的观点。他的亲代投资理论认为，交配策略由一个雄性个体和一个雌性个体打算为其后代的生存和繁衍投入的相对资本而决定。他写道："……哪个性别之个体的典型亲代投资量大，对另外一个性别的个体而言，前者就是稀缺资源。"（p.141）[9] 在大多数物种（包括人类）中，雌性所投入的资本要大于雄性，因此雄性要争夺交配的权力并保护自己的配偶，这样才不会被戴绿帽子。在某些情况下，雄性个体会竭尽全力使更多的雌性个体受孕并诞下后代。但雌性个体也有挑选伴侣的平等权利，她们青睐围着自己献殷勤的异性，也偏爱能为后代提供更多资源的未来爸爸。所以，性选择促使雌性个体去选择那些从外表和行为信号上都展示出"优秀的基因"以及"未来的好爸爸"因素的异性。当然，在由父母双方共同照顾能使后代更好成长的条件下，雌性个体和雄性个体都会对长期抚养和血缘关系纽带给予足够的重视，这就是生物界的单配偶制，也就是人类的一夫一妻制。[10]

数十年的田野研究已经从各个角度全面支持了性选择和亲代投资理论的最初假定，但同样明显的是动物王国里交配行为的多样性要远比初看上去复杂得多。[11] 今天，大部分演化生物学家相信性选择能决定雌性和雄性个体的交配策略——也就是说，在什么时候、与什么样的异性、如何发生性行为。在灵长类动物中，交配策略既有单配偶制（例如长臂猿），也有一夫多妻制（例如一只雄性大猩猩和它的后宫）。一妻多夫制（雌性个体与围绕她的后宫）一般来说较为少见。当然，人类更是实践了更为复杂的交配模式——在不同的文化和社会环境里，甚至一个人一生中的不同阶段，任何事情都有可能发生。有时候我们实行一夫一妻制，有时候又是多

配偶制。*

人类的交配策略如菜单一般可供选择——究竟采取哪种，取决于我们的目的和因此做出的选择。[12] 有时候，短暂的露水姻缘吸引力更大；也有的时候，一生的承诺更让人动心。请注意，这种区别也影响了我们对外貌和性感的判断。

留心那些让人愉快的线索

如果你同意我们的祖先在分辨和挑选潜在配偶时有充分的理由，那么问题来了，他们所依据的线索都有哪些呢？很不幸，我们无法向老祖宗当面提问，这就让事情变得更加理论化，也更富争论性了。不过答案应该与他们在求偶时采取的策略有关。既然对雌性个体来说养育后代所付出的代价更高，我们可以推断雌性更偏爱长期的伴侣——有意愿、也有能力为自己的后代"投资"，更重要的是，这些雄性个体展现出了成为资源提供者和伴侣的潜质。作为体力上较弱的一方，雌性个体会对那些有足够的能力保护家庭的异性青眼有加。而在挑选约会的伴侣时，女人更愿意选择外表出众的男人——这里的出众，指的是身材匀称、强壮而健康。

对男人而言，养育孩子要付出的成本明显低于女性，而性伴侣越多，留下后代的可能性就越大。如果目标是生育能力最大化，那么男人要遵循的最重要线索就是回应那些生育能力明显较强的异性发出的信号：年轻，健康，能代表生殖能力旺盛的性特征如雌性激素，等等。在某些情况下，依据进化论的观点能推导出男性比女性

---

* 多配偶制是一个广义的概念，既包括一夫多妻制，也包括一妻多夫制。单纯从文化意义上的实践看，一妻多夫制极为少见。在前工业社会的各种社会组织形式中，只有不到1%的实行一妻多夫制。其余约16%的实行单配偶的婚姻体系。显然，一夫多妻制才是大赢家——超过了80%！

更有可能追求短期性关系和多个性伴侣。当然，在较为艰苦的条件下，要想让孩子得到父母双全的更好的养育，男性在寻找好妈妈和好伴侣方面要比女性更加容易。

以上的推测可能会激怒很多人，部分原因是这些观点被过于简单化了，或是被认为企图将性别歧视行为合法化。对演化生理学的流行文化解读认为，男人有"播撒种子"的生物学冲动，而女性从内心深处都盼望钓得金龟婿，期待有一天能攀上高枝。显然，这种理解是对我们以上讨论问题的彻底误读。更糟糕的是，它还总是与经典的"自然主义谬误"相生相伴：认为凡是自然形成的总是对的。但是，具备某种进化意义上的倾向与人类应该如何行事是完全不同的两回事儿。

现实的情况非常微妙。进化理论为我们理解人类心智如何发展及其偏好，以及为什么它并非白板一块提供了基本框架。可是，进化理论从未否认人类的心理机制会受到客观环境的影响，或是对环境和文化的力量做出反应，或是个体之间行为的差异符合正态分布。我们不是生活在更新世的古人。即使大脑在进化时会根据具体情况做出反应或进行调整，人类在适应这个千变万化的现代社会时也会有力不从心之感；而且在这个开明的时代，我们也有与众不同的权力。

让我们看看证据。男人真的偏爱乱交吗？许多支持这一进化论意义上的论调的研究，其调查对象都生活在西方文化之中（经常是大学生），研究针对的项目是其性行为；显然，对这一理论的检验过于狭隘。* 但是，如果吸引力和择偶的标准是由男权社会的大众媒体所创造出来的，那么我们应该能在世界各地看到许多不同的情

---

* 但我们不得不承认，有些调查结果令人非常震惊。在一项广为引用的调查中，由"外表普通"的男女大学生担任调查员，他们在大学校园中询问陌生人是否愿意一起共度春宵。男调查员询问的女生没有一个同意，而女调查员询问的男生中有 75% 欣然接受。[13]

　　　　　　　　正常的另一面

况。然而，根据我们的数据，其中的区别不大，比较一致。

一项针对来自六个大洲的 48 个国家中 1.4 万名被试的调查显示，在每个国家里，男性的滥交都要比女性严重。在男人比女人多的社会里，一夫一妻制更为普遍。这是因为"求大于供"，所以妇女有能力决定婚姻（即交配）的模式。[14] 在精心养育后代且对亲代投资要求较高的文化模式里，一夫一妻制也较为普遍。在性别平等指数（两性同工同酬，政府中女性人数更多）最高的国家，女性交往男性的数量略多，但仍然远远落后于男性。当然，这类研究的问题在于其建基于相关系数和自述。它们无法解释为什么男人和女人遵循不同的性行为模式，或其中生物学因素与文化因素的比重。但我们仍然有理由相信，进化论在判断他人的吸引力水平和塑造我们的性欲望方面发挥了不可替代的作用。

性感基因

生活在不同文化模式中的人，对两性外表吸引力中的某些因素可以达成共识，人类对漂亮面孔的偏爱从婴儿时期就已经出现了，这个时候离我们认识超级名模的世界还远着呢！[15] 从进化论的角度来看，被一张美丽的脸吸引就像品尝甜食一样甜蜜而诱人。我们爱吃甜食，并不是因为草莓和糖果中蕴含着某些与"甜蜜"有关的东西，而是漫长的自然选择过程形塑了我们的大脑，使其在味觉接受器官与甜食相遇时感到愉悦。而有与人类相似的脑部反应的动物则会被那些能提供现成的能量来源的食物所吸引。同样，一张美丽的面孔并没有特定的含义，但是美丽暗示了作为潜在伴侣的价值。所以你现在明白我们对美丽的反应意味着什么了吧？

每个个体都是储存了从上一代那里接受、并要传播到下一代的基因的容器。这些基因如奔流不息的长河，永无止境地追求对自身的延续和代际更替。能提高生殖效率的基因在竞争中打败了不具备这种本领的同类。对演化生物学家来说，这里的含义很明确：各种动物都会优先发展能评估潜在伴侣生殖能力的机制。

如果我们接受自然选择在基因层面就已经开始发挥作用的观点，那么受欢迎的伴侣就是那些拥有优秀基因的个体。*到底哪些基因可称为优秀？答案可能会很多，但仅有少数与繁衍后代上的优势特别相关——首先，是那些能促进身体健康成长并有效抵御疾病的基因。其次，对那些由雌雄双方共同进行亲代投资的物种来说，要对抚养后代付出更多资源的一方必须擦亮眼睛，仔细寻找潜在伴侣身上能代表"好爸爸/好妈妈"的闪光点，才不会落得"拖着孩子被抛弃"的悲惨命运。

人类和其他动物认为何为有魅力？能否实现预期？研究者试图通过观察这些来检测上述预测的准确性。大部分研究表明，对于生活在更新世的人类来说，在魅力排行榜上排在头三位的因素分别是：面相普通，身材匀称以及性征明显；拥有其中任何一种，都能说明你具备了"优秀的基因"。

极端中的平均

我们总是在"平均"和"平庸"之间画上等号。但在涉及身体特征时，达到平均水平绝对意味着不同凡响。

众多记录显示，史上表现最伟大的赛马是一匹名叫"日蚀"的栗色纯种马。1764 年 4 月 1 日，"日蚀"生于英格兰的伯克郡，当

---

* 另有不同的观点认为，某些引人注目的特征代表了优秀的基因。有关这一论题的更多讨论请参考马特·雷德利的巨著《红色女王》（*The Red Queen*）。

天恰好发生了一次规模很大的日蚀，它也因此得名。"日蚀"自1769年五岁的时候开始参加比赛。在接下来的十七个月里，它所向披靡，战无不胜。它不仅是获胜——用碾压了其他对手来形容它的胜利更为合适。1771年，身负前无古人后无来者夺冠纪录的"日蚀"光荣退休，部分原因竟然是再也找不到值得参加的比赛。由于它取得的成绩太过辉煌，在死去之后，它的骨架被人类保存，兽医们都希望有朝一日能揭开它如此完美的秘密。2004年，生物力学和兽医学专家阿伦·威尔逊博士和他领导的来自英国皇家兽医学院的团队宣布，他们解开了"日蚀"出类拔萃的秘密。通过精确测量它的骨架，科学家用计算机重新建构了"日蚀"奔跑时的动力学模型，发现了令人震惊的事情。

"日蚀"的体态符合完美的均值。它腿骨的形状和长度都与现代马匹的平均值一模一样。威尔逊总结说，"符合标准的均值"是它取得巨大成功的秘密：精确而完美的身体比例赋予它精确的协调性和出众的力量。威尔逊认为，"其他赛马仅凭借某一优点表现出众，而它胜在完美的均衡"。[16]

而且，"日蚀"的伟大并不仅仅表现在赛场上——它的繁殖能力也是一流的。从赛场上退休之后，作为种马，它的战绩依然灿烂辉煌。它是344匹冠军赛马的父亲；根据估计，在它之后所有存活的纯种赛马里，约有80%～95%都和"日蚀"有不同程度的血缘关系。[17,18]

"平均水平"和优秀基因之间的关系为我们解决"两性之间是什么在吸引彼此"这一问题提供了暗示。美人更接近平均值而不是特异值，这一事实是不是有点让人大跌眼镜？请注意，平均值在这里并不意味着平常，而是指符合人口中某些特征统计意义上的中间值。

查尔斯·达尔文的远房表亲弗朗西斯·高尔顿首先发现了美丽与平均值之间的关系。在努力研究属于不同"类型"的人（例如，罪犯、肺病患者、英国人）究竟具备哪些具体特征时，他把获得的照相底片不断调整和叠加，并将自己发明的这种技术命名为"复合肖像画法"。在这一过程中，他给每组研究对象都"合成"出了一个统计意义上平均的面孔，并以之作为这一组研究对象面孔的标准照，将其他人的照片和它进行对比。1881 年，在给摄影学会的会员讲解他的技术时，他不经意间提到，来自肺结核男性患者的标准照片虽然被归入"病容"一类，但"结果却是一张惊人的脸，这张脸的比例非常理想且符合审美标准，极为英俊。实际上，几乎所有结核病患者的容貌都是令人称道的美丽"。(p.272) [19]

不仅如此，高尔顿还给摄影学会的会员们指出了一条生财之道：通过合成法来制作家族肖像。公众肯定会喜欢这个主意的。"成果肯定具有明显的艺术价值，而且赏心悦目招人喜欢……无论年少年长，男人还是女人，都可以被'合成'到一张理想的面庞里。我可以想象，拥有这样一张照片肯定会风靡。"(p.273) 高尔顿发明的这项技术并没有广为流传，但他认为符合平均值的面孔更为美丽的观点影响深远。在过去二十多年里，研究者一直致力于用更为复杂的数字技术来合成面孔，而结果与高尔顿最初的观察不谋而合：平均的是美丽的。[15]

那么，"平均"的伟大之处到底在哪里？

从进化论的角度来看，平均可能代表了优秀的基因。在特定的人口中，能干预胚胎成长的遗传变异和染色体异常很可能引发与平均水平差异较大的外表特征。实际上，均衡的外貌与健康水平成正相关。[15] 均衡的特质还可能代表了遗传学家所称的"平均遗传杂合度"，具备该特征的个体遗传到了一个物种之内更多的基因多样性。外貌越接近平均水平，意味着一个人的遗传基因中基因变体（等位基因）多样性越高。会显著提高遗传疾病发病风险的种群内繁殖，会造成某个物种的基因组因缺少多样性而同质化。很多由基因变异

　　　　　　　正常的另一面

所引发的遗传疾病只有在个体携带双份基因（即显性表达）时才会发生，所以在种群内部等位基因的混合程度越高，遗传疾病发病的风险就越低。与处于平均水平相似，平均遗传杂合度（基因多样化水平）也与较高的健康水平成正相关。[20]

等位基因的混合也能降低寄生虫和其他病菌感染的风险。主要组织相容性复合体（MHC）是基因组中控制人类免疫反应基因的区域。在进化过程中，为了与数不胜数的威胁人类身体健康的寄生虫和其他病菌相抗争，人类基因组中已经累积了数量可观的MHC等位基因或遗传变异。要想"跟上"病菌不断进化的脚步，人类也必须亦步亦趋；而手段之一就是发展出能挽救生命的MHC免疫基因的多种变体。在一定限度下，MHC的多样性程度越高，进化出的抵抗疾病的手段也就越高。如果"平均"能反映基因混合程度，那么对于潜在配偶来说，这无异于打出了"我的免疫基因质量高"的广告。

但是，MHC多样性能让你更受欢迎吗？为了回答这个问题，研究人员拍摄了男女被试的面部照片并分析了他们的DNA。[21]然后，另外一组男女被试独立依据整体吸引力、外貌是否均衡和匀称分别给这些面孔打分。在男性的照片中，MHC的平均遗传杂合度确实与外貌的均衡和吸引力成正相关。

如果我们对潜在配偶的吸引力部分由他／她寄望于提高后代的MHC基因多样化所决定，那么个体应该更倾向于追求与自己的MHC基因完全不同的配偶。由具备不同MHC基因父母生下的孩子，MHC多样化程度应该更高。恋人之间互相倾诉"你是我的另一半"时并不只是甜言蜜语：要想有效地抵抗疾病，"优秀的基因"确实意味着"互补的基因"。实际上，来自牛津大学的科学家发现，与随机挑选配对的实验对象相比，已婚夫妇拥有互补性（相异）基因的可能性更高，但他们不能解释为什么这一结论只能适用于欧洲—北美裔夫妇，在西非夫妇身上就完全不显著。[22]

出去约会的人肯定不会在口袋里揣上一台基因分型仪器，那么我们如何才能知道眼前这位携带了与我们自己不同的 MHC 基因呢？这时候你可以依靠自己的鼻子：根据研究，MHC 基因可以影响人的体味。我们尚不明确为什么情况如此，但已在形形色色的物种如鱼类、蜥蜴、老鼠甚至人类身上发现了类似的现象：用嗅觉来区分 MHC 相似度。为了考察 MHC 相似度对人类两性间性吸引力的影响，大部分科学家都借助"有味道的 T 恤衫"实验。在典型的实验过程中，男性被试连续几天穿着同一件 T 恤衫，将其体味遗留在衣服上。然后，女性被试根据 T 恤衫上的味道来对他们的吸引力和迷人程度打分。在大多数情况下，参与实验的女性被试更青睐那些与自己的 MHC 等位基因不同的异性。[23,24]

另一项研究以更为直接的方式提出了 MHC 与配偶之间关系的问题：MHC 相似性能预测配偶间的性欲吗？来自新墨西哥大学的克里斯汀·加弗 - 安普佳和其研究团队征集了 48 对关系和谐的伴侣，询问伴侣之间和与他人发生性行为时的感受。[25] 与演化生物学的研究假设一致，在两性关系中，MHC 相似的伴侣之间发生性行为时，女方被唤起的程度要低于 MHC 差异较大伴侣中的女性，而前一种关系之中男性对女性的评价也相应偏低。MHC 相似伴侣之中的女方也承认，在当前的浪漫关系中，为了取悦对方，她们会适当撒谎，但在之前的关系中没有这种行为；这也排除了这些女性在性行为方面更加随便的可能性。

在免疫力基因的世界里，相异相吸。

另辟蹊径

平均水平也有其自身的局限性。大量证据表明，尽管特征均衡的面孔要比不同寻常的面孔更具魅力，但前者并不是吸引力最强的。与"平均脸"相似，还有一种美丽的特征也进化出了代表抵抗疾病能力的本领——这就是对称。一般来说，面孔和身材越匀称，吸引配偶的能力就越强。[15,26]

人类的身体就像一块块广告牌，不仅展示我们从祖先那里获得的遗传特质，对那些我们承受的伤害和攻击也毫不掩饰：一瘸一拐，引人注目的伤疤，日晒后留下的瘢痕。不过在这一点上，我们还比不上远古的祖先更为彻底和坦白：在现代医疗手段和化妆品出现之前，寄生虫和麻风病等各种感染可能夺去你的一只眼睛，一大块皮肤，甚至是整个鼻子。面部或身体上的不对称，预示着身体的某个部分在进化过程中出现了基因上的缺陷。生物学家把这种在面部和身体出现的左右随机差异叫作波动不对称。带有波动不对称特征的未来另一半，其遗传基因不能令人满意：可能干扰正常发育的遗传变异，对疾病抵抗力低下的免疫系统。如果人类的大脑将对称性解读为因抵抗力强而吸引异性，那么我们就可以回答本章开始提出的那个问题了：超级模特事业的成功因素中，有一小部分可归结于人类在很久以前就形成的生物学意义上的"美不美"的定义。

不过，对称性对吸引力的影响相对来说比较小[27]，有时候不对称反而代表了美丽。一代性感女神玛丽莲·梦露和超级名模辛迪·克劳馥都因"美丽的一点"而受益匪浅——两人的香腮上都长着被公认为能极大提升魅力的美人痣。

为了证明太阳底下的一切都可以被科学所证明，研究人员再次试着回答那个古老的问题：痣长在哪里最美丽？他们向250名男女被试（其中不乏临床医生和艺术家）展示了一组女性的照片，这些女性都在脸部不同位置长了形态各异的美人痣（有些是医学意义上的黑色素瘤）。[28]根据实验结果，长在脸上的痣到底能不能让人更漂亮，位置最关键。最受欢迎的痣是长在脸颊一侧的。离面部中心越近（比如在下巴上或是鼻梁上），吸引力就越低。这里，对称产生的效果是灾难性的——长了对称痣的女性被认为是最难看的。

"种马"和欲女

性特征明显也是代表吸引力的特征之一，这意味着我们都喜欢那些能鲜明地展示自己性别的形象。男性被柔美的女子吸引，女性爱慕阳刚的男士。典型的女性特征如丰满的嘴唇、高颧骨和小巧的下巴都大受来自各个族裔或社会环境的男士的欢迎。[15] 同样的情形也适用于与荷尔蒙相关的女性性征：大胸、细腰、身材好。原因就在于生殖激素——女性的雌性激素和男性的雄性激素的影响：在从青春期开始的发育过程中，生殖激素造成了两性的差异。鲜明的女性面孔对男性来说代表了旺盛的生育能力，说明这位女性已经进入性成熟期，雌性激素的储备非常充分。

丰满的胸部和沙漏型身材确实代表了较高的潜在生育能力：这样的女性在月经周期中的雌性激素和孕酮水平都比较高。[29] 对男性而言，充满阳刚之气的四方形下巴意味着雄性气息高涨，也代表了性能力强甚或在社会地位上也高人一等。在雄性激素可能会影响免疫功能发挥的条件下，健康的身体和充满男性魅力的面孔仿佛在大声宣告："看看，我的遗传基因出类拔萃，再多的雄性激素我都应付得了！"

绝经后综合征？

不过，胡子拉碴的浪荡帅也是一把双刃剑。雄性激素过多的男士可能在繁殖健康强壮的后代方面有优势，但这样的人也有很高的暴力以及不忠实倾向；作为女性，恐怕谁也不想和这样的人一起生儿育女吧？这也许能够解释女性在挑选配偶时令人不解的偏好：她们对男人是否有魅力的判断会随月经周期而发生变化。

在最早给出这一结论的研究中，女性被试被要求在一系列男性的面孔中挑选出她们认为最具外表魅力的。[30] 在实验对象不知情的情况下，研究者通过技术手段刻意地使这些照片偏男性化或女性化。收集到的数据表明，女性的选择受月经周期的影响很大。"高受孕风险组"正处于卵泡期（一个月经周期的前半期，尚未排卵，因此有可能在此期间受孕），而"低受孕风险组"正处于黄体期（已经排卵，因此不太可能受孕）。高受孕风险组的女性偏爱更为阳刚的男性面孔，而得到低受孕风险组的女性青睐的面孔男性化程度就没有那么明显。在接下来的第二个实验中，研究者允许被试根据她们理解的"男性化"和"女性化"来修改这些图片，并请她们从中挑选出更适合做短期伴侣和长期伙伴的人。高受孕风险组的女性在挑选短期伴侣时，更爱把照片改为偏男性化。而其他研究表明，处在高生育期的女性，更易受男性特征明显的身体和声音所吸引，对男性的"性趣"明显高于其他年龄组的调查对象。[31]

女性的月经周期为什么会影响她们对男性魅力的看法？有一种解释认为，这是远古时代的妇女为了最优化择偶而做出的一种调整。我们谈到，强烈的男性特征被视为"优秀基因"的代表，而相对而言不那么男性化的特征则说明个体擅长合作（适合做父母）。对自己的长期伴侣不忠的妇女，其出轨行为大多发生在卵泡期，此时她们非常容易受孕。既然男性无法确证这个孩子到底是不是自己的，那么为了获得"更好的基因"，个别女性在与长期伴侣保持稳定关系的条件下，也许不惜铤而走险，在排卵期冒着一定的风险与其他男人一度春宵。如果获得成功，这样的女人真是人生的赢家——从情人那里获得遗传上的优势，再利用伴侣抚养子女上的长处。

如果对伴侣的偏好随荷尔蒙（雌性激素和孕激素）的变化而

在一个月经周期之内不断改变，那么通过控制女性的荷尔蒙分泌水平，能调整其对男性的评价吗？这个主意听起来像是一个魔鬼科学家（当然了，男性）想出来的邪恶计划；但是实际上，数以千万计的妇女每个月都在参与这项实验：她们口服避孕药。

这种药物的作用机理是在抑制性激素分泌的同时将孕激素维持在一个较高的水平以组织排卵。这样一来，自然状态下的激素分泌规律就完全被打乱了。服用这种药品会改变妇女对男人的看法吗？实际上，有些研究确实表明，与其他女性相比，使用口服避孕药的妇女在一个月经周期的中间那几天（也就是卵泡期）确实没有表现出对更具阳刚之气且看上去更舒服的异性的偏爱；也就是说，充满雄性气息、MHC 特征明显的异性并未获得她们更多青睐，汗淋淋的 T 恤衫对她们不起作用。看来，小小的药片不仅抹平了激素分泌的差别，也带走了她们的性欲。

这个故事也有光明的另一面。同样，激素分泌水平也会改变男人看待女人的眼光。在排卵期前后，不仅女性开始寻找男子气十足的异性，在男性看来，这样的女人也魅力十足。处于生育能力巅峰的女人，她们的脸、声音、体味都发生了足以让周围的男性注意到的微妙变化。[32-34] 有些研究认为女性在这段时间内的穿着更富有挑逗性[35-38]，更偏爱与其他异性而不是自己的固定伴侣调情，或是将前者作为性幻想的对象。[37,39] 而口服避孕药则让这个通常出现在排卵前后的性感的起伏彻底消弭于无形之中了。[40]

看到这里，也许你会觉得有趣，但要想真正地搞清楚口服避孕药对性吸引力的确切作用，方法只有一个：对，膝上舞（lap dancing）！所以，在科学的旗号下，新墨西哥大学的心理学家奔赴新墨西哥州的大城市阿布奎基的"绅士俱乐部"，招募膝上舞女郎来研究激素水平对女性魅力的价值。你知道吗？在男顾客的大腿上进行无上装艳舞表演的女郎，是绝对不可以和一直保持端坐姿势的

　　　　　　　　　　　正常的另一面

顾客发生身体接触的。姑娘们收入的主要来源都是小费。在每轮表演中，舞女跳得越多，姿态越勾魂，挣到的钱也就越多。

在为期两个月的研究中，被调查的舞者每天都要按时登录一个网站，汇报她们正处于月经周期的哪个阶段，以及当天收到的小费数目。通过测量收入，研究者对每个舞女的吸引力就得到了比较直观而数字化的资料。我们自然而然会问：排卵期对顾客出手的大方程度有影响吗？平均来看，与月经周期的最后十天（此时她们不可能受孕）相比，在生育水平高峰期，每个舞女每小时至少能多挣20美元。

不过，使用口服避孕药的舞女就得不到这份意外之财。研究者发现，正是因为这种小小的药片能造成雌性激素和孕激素的水平恒定不变，才使得随月经周期而起伏的女性魅力微妙变化也一并消失，归于平庸。有充足的证据证明，激素的分泌能引起与生育相关的体态和行为上的变化；这表明，自然选择帮助女性在最易受孕的时刻伸出橄榄枝，向周围的异性发出了召唤的信号。但是，以人为手段阻止能促进排卵的雌性激素分泌，这种做法让这些美妙的召唤毁于一旦。

这些问题背后的意义远远超过了膝上舞经济学的范畴。虽然大部分研究针对的问题涉及范围小且有限，但它们都得出了相似的结论：女性的排卵周期影响了两性看待彼此的方式，而口服避孕药打乱了这一自然过程。数以千万计的妇女都在使用这一不仅干扰激素分泌、还会影响对异性的偏好的避孕手段，这会不会改变她们的择偶行为——要选谁？该怎么选？[40]她们会不会另投怀抱？有的妇女虽然与命中注定的真命天子相遇，但会不会因为正好服用了口服避孕药而对他的魅力视而不见，遗憾错过？

2011年，一项针对2500名妇女的研究显示，口服避孕药确实能影响妇女的欲望和对配偶的选择。在这项研究里，每个女性都要描述她与自己第一个子女的生物学父亲之间的关系。[41]与当时并未服药的女子相比，那些在与伴侣相遇时正在服用避孕药的被试感受到的性吸引力和性唤起程度确实要稍逊一分。但事情也有光明的一面：服用口服避孕药的妇女对两性关系中与性爱无关的那些部分的满意度明显更高，例如男方在金钱等物质利益方面的贡献。另外，从整体上说，这些服用口服避孕药的女性也更容易和伴侣维持长期的关系。换句话说，在服药期间选择伴侣的女性，她们的关系虽然不那么"性福"，但比较坚固。这一事实与"通过口服避孕药来干扰激素周期可以让更多女性选择暖男而非型男"的观点是一致的。

全球平均

这个对美丽和性吸引力从进化论角度进行的解读颇具迷惑性，其中颇有不少模棱两可之处。比如说，对于"人类偏好'均衡'或其他能代表优秀基因的外貌特点与繁殖成功率更高成正相关"这一观点，目前就没有具有100%说服力的确证。最明显的局限莫过于我们无法研究远古人类究竟如何行事以及为何如此行事。以上我讨论过的绝大多数研究发现，都以西方工业文化为背景。而众所周知，即使是在这些地方，对美丽的定义和标准也是不断变化的。在动物世界里，有一些物种发展出了与人类相似的择偶观，这固然能支持进化论，但也有更多的物种并未如人类一样，向这种强大却易变的文化成规臣服。它们压根儿就不买宗教教义和流行文化的账，也不必遵从这样或那样的判断标准。当然了，宠物杂志的力量不可小觑——《宠物猫》(*Cat Fancy*)，《宠物鸟》(*Birdtalk*)，《时髦狗》(*Modern Dog*)，《爬行类》(*Reptiles*)，可这些都是给人看的。

为了确认这个进化论观点能否言之成理，我们还要从其他角度寻找证据，比如它是否具备跨文化的一致性。如果对美丽的标准已经被深植入人类的普世天性之中，那么它应该不会只在伦敦、

正常的另一面

纽约和巴黎说了算吧。特别值得注意的是，如果我们能考察出当代现存的前工业社会之中，特别是与我们的远古祖先非常类似的、以狩猎和采集为生的原始部落里正在发生什么，就会对揭开这一谜题极有帮助。

有这样一个部落民族很符合我们的要求。哈扎人（Hadza）是生活在遥远的坦桑尼亚草原—林地气候区的狩猎—采集游牧部落。目前哈扎人仅存约 1000 人。哈扎男人负责狩猎和采集蜂蜜，女人四处寻找可以食用的野生块茎类植物，收集浆果和猴面包树的果实。哈扎人普遍实行一夫一妻制，不过约有 5% 的哈扎女人嫁给了其他族裔。无论如何，哈扎人接触到"大众媒体"的机会微乎其微，可能性基本为零。

几年前，哈佛大学人类学系研究生科伦·阿皮塞拉到坦桑尼亚旅游，同时考察在工业社会里被认为美丽的特征是否能得到哈扎人的认同。[42] 她首先准备了 40 张哈扎年轻人的照片（20 个男人，20 个女人），作为对照的是同样数量英国白人男性和白人女性的照片。在每一组中，她都用计算机修图软件刻意塑造出了两种不同的面部特征，但每种的照片数量不同。"平均容貌"综合了 20 张脸（男性和女性分别制作）的全部特征，而"非平均容貌"则只随机采用了 20 张面孔中任意 5 张的特点。然后，她对哈扎人和英国人分别出示照片，请他们回答哪些脸更具吸引力。如果自然选择让人类更倾向于将均衡视为美丽，那么我们可以预期，即使是在从未经受大众媒体洗礼的哈扎社会中，"平均脸"也应该大受欢迎。看看下面的这张图（图 6.1）。你觉得哪些更好看呢，是上面一排，还是下面一排？

"平均脸"是下面一排。无论哈扎人还是英国人，都认为由 20 张哈扎人面孔合成的脸要比由任意五张哈扎人面孔合成的脸好看，欧洲人与狩猎—采集民族达成了一致：越均衡，越美丽。

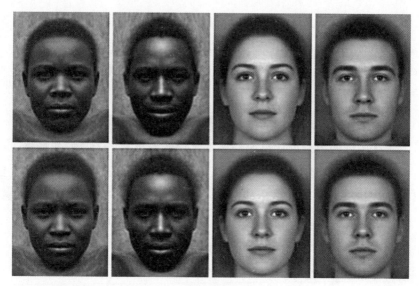

图 6.1　承蒙 Antony Little、Coren Lee Apicella 授权使用图片。

　　阿皮塞拉的实验结果支持了这个假说：至少从文化意义上讲，早已被媒体彻底洗脑的西方人公认的美丽的特征之一，也能得到来自"外面的世界"的认同。但这还不是全部：当阿皮塞拉向哈扎人展示欧洲人的照片时，他们对 20 张面孔的合成脸并未流露明显偏好。

　　我曾询问阿皮塞拉，对此该如何解释。她认为，西方人对非洲人的面孔非常熟悉，但哈扎人几乎从未见过白人。他们的头脑中没有"什么样的白人才算好看"的标准答案。"人类对均衡的偏好可能是普世的或由生理机制所决定的，"她说，"但只有在环境因素的影响和不断'暴露'于大量面孔的条件下，我们才会在头脑中形成'什么是平均'和'哪些面孔最美丽'的定义。"

　　也许我们能在此处为达尔文主义者和信奉"美丽迷思"的两派人马提供一个和解的基础。阿皮塞拉的观点至少为我们打开了一扇门，让我们认识到文化意义上的风尚（包括西方庞大的时尚工业）

　　　　　　　　　　　　　　　　　正常的另一面

确实可以部分定义美丽的标准，即使人类进化中最基本的参数早已内在设定了。我们的大脑在感受到某些具体的外在特质时会将其判定为"美丽"，但仍需将它们与最基本的概念进行对比和校正。如果我们抬眼望去，代表美丽的形象整天都是一些瘦得不能再瘦的纸片儿人，那么我们对"平均身材"的定义也会发生改变的。

另外，环境也会以其他方式对我们大脑中贮存的"什么是美"的生理机制造成影响。在另一项研究中，阿皮塞拉和心理学家安东尼·利特、人类学家弗兰克·马洛合作，对比了哈扎人和英国成年人对"体态匀称"这一魅力特质的不同看法。[43] 如果说体态匀称给人带来魅力是因为它表示个体的抗病能力较强，那么对哈扎人来说，这一特质应该更为实用，因为他们平时睡在地上，经常接触野生动物和植物，且无法得到任何医疗救助。换句话说，体态匀称所代表的优秀抗病基因是哈扎人非常倚重的。事实上，哈扎组和英国组都认为匀称的面孔更具魅力，但哈扎组确实更强烈。真实的数据再一次向我们解释了美的标准的普适性，但具体到生活的环境，它在其中所起到的增强或减弱作用也不容小觑。

我们发现，进化论和众多针对不同文化和种族所得到的数据都显示，人类的性行为和欲望离不开性选择的影响。但是请注意，切勿过分夸大祖先的作用。要说这些影响力的具体作用机制，其实是提醒我们的大脑不要漏掉某些信息并给出一些行为策略上的建议。它们远不是决定性的因素；相反，只是促使我们在一定的框架之内便宜行事。这些因素发挥作用取决于个体生存在其中的客观环境：社会条件、身体条件、竞争性需求，以及可能稍纵即逝的机会。正如我已经阐述过的，在与人类的性偏好和性行为相关的众多事实中，有很大一部分无法简单地用进化论观点来阐述。在针对美丽的标准里，由不同文化造成的观点差异比比皆是（比如近代以来从西方蔓延到全世界的对苗条的偏爱），而这都会进一步扭转甚至彻底推翻自然选择在我们的身体里预设的一些有关"什么才是美"的观念。当然，这并不是要说明，现代文化甚至后现代文化对美的定义来自美国纽约麦迪逊大道上的某间办公室。如果要在社会建构论和遗传决定论之间达成一个平衡，不如说西方文化发现了超大型图片密集轰炸的力量，而这些图片所展示的形象恰恰与人类生理上的偏好保持了一致。

现代媒体文化提供给我们的真的是我们内心所愿吗？20 世纪 40 年代晚期，动物生态学家尼克·丁伯根发现，通过对启动动物内在行为模式的自然刺激进行人为的夸大，可以得到强烈的本能反应。比如，银鸥的雏鸟会用小嘴轻叩爸爸妈妈的喙来求得父母反刍的食物，而一个假的模型鸟喙能让银鸥宝宝以比正常快得多的速度敲起来没完，像疯了一样——当然，这个假冒的替换品比真的个头儿大，色彩也更为鲜艳。[44] 同样的，在自然环境中，如果鸟爸爸和鸟妈妈看到比自己下的鸟蛋更大的"蛋"（也是假冒的），也会偏爱大的。[45] 只要接通了动物身上内置的生物学按钮，这些"超自然刺激"就会刺激它们的大脑去追逐那些无法抵挡的"诱惑"。

寻找动物和人类之间在行为上的相似之处一直是一件受累不讨好的事儿，但是"超自然的刺激"的概念确实在某种意义上和当代西方文化钟爱的狂轰滥炸有异曲同工之妙。[46] 先回忆一下我们的饮食习惯。在自然选择的作用下，人类更偏爱富含高糖分、高脂肪的食物，它们能提供大量的能量和热量，对远古人类来说，其生存上的意义不言而喻。和由肥胖所引发的各种并发症相比，我们的祖先死于营养不良的概率要高得多；同样的情况至今仍然是我们这个地球上数以千万计的人的梦魇。但是，在现代的工业社会里，高热量的食物又便宜又充裕。我们渴求的是自然界中从未存在过的脂肪和糖分的组合，比如快餐食品的经典"三人组"——超级汉堡、大薯条和大杯饮料。石器时代的人无从想象冰激凌的滋味，更别说美味的圣代了，但是，很多现代人已经把类似的食品放在了菜单上的统治地位，对其他健康食物的口味基本不屑一顾。只要看到夸张广告的召唤，人们趋之若鹜。

如果我们用类似的理论来预测大众媒体对男女两性美丽风潮的日益强调会产生哪些效果，也许能得到非常诱人的结论。从知名内衣品牌"维多利亚的秘密"广告中大胸细腰的女模特，到美国知名成衣 Ambercrombie&Fitch 广告里兼具宽阔肩膀和性感腹肌的男模特，我们被这些形象所包围，它们将人类生物学意义上的偏好推向了不自然的极致。从强调丰满红唇、光滑皮肤的化妆品，到简直是重塑身体的整形手术和注射肉毒杆菌和骨胶原，人类无所不用其极，想方设法保持年轻、旺盛的生育力和健康。大众媒体的照片洪流冲垮了我们的精神开关，似乎我们对性吸引力的理解已脱离了其生物学的根基。

不按常理出牌

行文至此，你是否发现了我们对人类性偏好和配偶选择的讨论中有一个漏洞？不是每个人都向往"王子和公主幸福地生活在一起"，对吧？自人类诞生之日起，同性之间的性行为就是客观存在的事实。如果自然选择和性选择在共同推动之下，人类择偶的偏好是追求成功生育行为的最大化，那么同性恋就是一个无法解释的谜题。既然绝大多数同性伴侣是无法生育的，那么同性恋基因在漫长的进化过程中，在与其他基因争夺地盘的时候，为什么没有因为势单力孤而越来越少至逐渐消失呢？

在美国社会的日常生活和政治生态中，几乎没有一个话题所引发的争论其激烈程度能超过性取向问题。对性吸引和性取向的自然天性的讨论已经远远超过了科学的范畴。现代政治学最为引人注目的争论之一，即是否同意那些被同性所吸引的人可以结婚。有关同性恋行为起源的各种观点，被用作判断社会政策、宗教禁令和法律判决合法性的标准；另外，与法律判决有关的案例，大多集中在对同性恋人群的歧视方面。

形形色色的争论基本上可以被归入三个解释：同性恋是个人选择，同性恋是后天习得的行为，以及同性恋是由先天因素所决定。前两种观点互相包容，意义相近；但都和第三种形成了对立。从一定程度上说，这种对立成了人们"站队"的依据。在 2009 年一项针对美国成年人的全国性调查里，约有 47% 的被调查者认为"同性恋是由个人自由选择的"，同时有 34% 的人则认为同性恋"是天生的"。只有 19% 的人回答说不清楚，不知道。[47] 那些将同性恋行为的原因归于生物学本能的人对其态度更为友好，但支持或反对同性恋的社会活动家并不是以先天或后天之分来作为其立场的基础的。众所周知，种族歧视的悲惨历史源于肤色的不同；同样，个体的某种特征为天生或不可改变，并不能使其免于陷入成为特定偏见和社会隔离之借口的命运。在 19 世纪末至 20 世纪初的这段时间里，"同性恋的生物决定论"恰恰成了那些以"治愈"为名而行迫害之实（包括对男性进行阉割）的冠冕堂皇的理由。[48] 而另一方面，当代西方的保守主义团体如家庭研究委员会则有意强调同性恋行为中个人选择的重要作用，以此来宣传"同性恋不但是有害的"，"反自然的"，且"没有令人信服的证据说明，同性恋身份由遗传基因决定，与生俱来"。[49,50]

对性取向的研究之所以复杂，是因为连对"这一现象是否普遍"这种简单事实的陈述也无定论。如果你想进行一项针对同性恋在人口中所占比例的调查，应该如何开口提问呢？你能不能抵抗同性的吸引力？你是否只被同性吸引？你有同性性伴侣吗？你觉得自己是同性恋吗？答案在很大程度上取决于你选取的问题和提问的方式。

20 世纪 90 年代，美国境内进行的一项有关性行为的广泛调查中，只有 1.4% 的女性和 2.8% 的男性认为自己是同性恋或双性恋，但承认自己到目前为止曾有过同性性伴侣的比例是其三倍多。[51] 由美国国家卫生统计中心在 2002 年进行的又一项大规模调查发现，在那些承认自己有过同性性伴侣的调查对象中，认为自己是同性恋的男性有 49%，女性是 65%。[52]

那么，要将同性之间的性行为纳入"正常的生物学"研究范围之内，证据何在？首先，成百上千的其他物种都有同性间性行为：昆虫、蛇类、鸟类、海豚、绵羊，等等等等。[53] 虽然同性性行为在动物王国中并不鲜见，但是排他性异性恋在动物世界中极少发生。无论如何，同性性行为在人类漫长历史和各个社会—文化环境中的广泛分布，都说明这是人类天性之中的一部分，甚至还具备一定的进化意义与功能。*研究进化理论的科学家已经给出了不少可能的解释。

我们先来看看"同性恋舅舅假说"，这是被广为承认的亲缘选择进化理论的一个分支。显然，繁殖自己的子女是将基因传播下去的最佳选择。但我们还有其他不那么直接的办法：提高自己近亲属（kin）生存适应能力的各种行为——保护他们，养育他们，等等——也能留住你的基因（亲属关系越近，亲属之间共享的基因就越多）。我的外甥和我有 25% 的基因是相同的，那么帮助他更好地生存下来并养育后代也能让我的基因向前再走一步。

这里的关键意义在于，在某个种群之中，若这样做所带来的收益能较繁殖自己的子女更大，那么能促使亲属间利他主义的基因就可能一步步生根发芽，开花结果。有些人认为，以此类推，如果这种针对近亲的亲属间利他主义得到持续的维护，那么自然选择就能使倾向同性恋的基因也保持在一定的出现频率上。

---

* 实际上，历史学家对真正意义上的性取向概念到底出现在何时一直没有达成共识。尽管同性之间的性行为源远流长，几乎与人类的历史一样久远，但社会建构论认为，对人类进行非此即彼的"同性恋 / 异性恋"之分不会早于 19 世纪中期。[54]

这一假设合乎逻辑且能自圆其说，但若情况真的如此，还必须满足一个条件，即亲属间利他主义的作用非常强大，因为平均而言，同性恋男子的平均子女数量只有异性恋男性的五分之一。[55] 为了弥补这一巨大的差距，同性恋男性得努力争当"超级舅舅"。对这一理论进行过实证检验的极少数研究也发现，没有切实的证据能表明同性恋男子对他们的侄子侄女或是外甥外甥女给予了更多关注和照顾——至少在西方社会里是这样。[55,56]

不过值得注意的是，加拿大心理学家保罗·瓦西在其针对南太平洋岛国萨摩亚群岛土著居民性行为的研究中，发现了支持"同性恋舅舅假说"的证据。在男性/女性二分法之外，萨摩亚人构建了一种第三性别，他们将其称为"法法芬"（fa'afafine）；从字面意义上看，就是"女里女气的男人"。[57]"法法芬"的生物学性别是男性，但他们的整体气质较为阴柔似女人，且其发生性行为的对象是男性（但不包括其他"法法芬"）。在一系列研究中，瓦西和他的同事发现，"法法芬"尽心呵护其兄弟姐妹的子女，甚至比萨摩亚妇女和异性恋男子照顾自己的孩子花费的精力还要多。[58]而且，他们的这份爱心并未蔓延至与自己无关的儿童；也就是说，只针对和自己有基因重叠部分的孩子。

为什么类似的情况在西方社会遍寻不见？瓦西认为，很可能是因为西方工业文化中的家庭过于分散，同时社会上对同性恋行为的整体评价偏负面；这一切与我们祖先所生存的环境相比天差地别，因此能孕育出这种现象的土壤完全不复存在。不过，这种解释的说服力欠佳，其他研究者无从对其进行证明或反证。

不过，"法法芬"的另一个典型特征可以与西方文明进行初步对比。他们的母亲生育的子女数要大于异性恋萨摩亚男子的母亲生育的子女数。[59]同样的现象也出现在针对意大利和英国家庭的研究中——同性恋男子的母亲（或姨妈）要比"直男"的女性长辈生育

正常的另一面

的子女多。[60,61] 根据这些数据，"多产的女性"假说提出，男同性恋只是那些提高了女性生育力的基因制造出的一个"副产品"。但同样的，这种假设也无从证明或证伪。

认为同性恋行为与自然选择有关的观念有一个前提，即假定基因在其中发挥了作用。那么，有可信的证据能证明，某种基因确实影响了同性恋性行为吗？答案是肯定的……如果我们将研究的目光转向果蝇的话。黑腹果蝇已经是经过一代代遗传学家实践所证明的非常稳定的研究对象，它们的求偶行为也已被仔细分类并仔细讨论过了。

近四十年里，科学家一直相信，雄性果蝇和雌性果蝇的求偶行为都由一个单独的果蝇基因（被称为"无果基因"）所决定[62]。2005 年，研究者发现，无果基因算得上是果蝇的基因总开关——能随意操控雄性果蝇的求偶模式和交配行为。[63,64] 雄性果蝇和雌性果蝇的无果基因表达方式不同，这是基因自身所携带的信息在转录之后被重组时的差异所致。通过基因工程技术，雌性果蝇可以被人为强制表达雄性的信息；而一旦如此，令人震惊的事情就发生了：它们不再与雄性果蝇交配，转而开始追求同性。这一结果的公布引发了广泛的震动：在一种动物身上，某个单独的基因能促发一种极为复杂的行为模式（基本上就是我们人类称之为"性取向"的那个东西）发生彻底的改变。* 无果基因发挥作用的机制是：将一个能控制一整套下游基因是否表达的转录因子进行重新编码，这样一来，果蝇的性行为组成元素就被彻底改写了。

果蝇的例子为我们提供了铁一般的事实证据：基因可以控制并塑造动物的性行为和求偶模式。当然，我们必须面对这一现实：人类要比果蝇复杂那么一点儿。果蝇的寿命不超过一个月，而其脑中

---

* 自此之后，科学家确信，在无果基因之外，雄性果蝇的一整套求偶行为需要其他基因的共同参与；而其中最为重要的基因之一被称为"两性基因"（doublesex）。

神经元的数量是人类的百万分之一。

那么有关基因和人类性取向之间的关系，我们又知道什么呢？首先，一部分家庭研究表明，同性恋具有家族遗传的倾向：在这些研究里，与异性恋个体相比，同性恋者（无论男女）的兄弟姐妹成为同性恋的概率要高出 2～5 倍。[65-67] 但是，由于家人之间拥有极为相似的基因和生长环境，家庭研究自身并不能证明或反证某种特质是由基因所决定的；一个孩子能从父母或兄弟姐妹处习得同性恋倾向或行为而与基因无关。到目前为止，并无切实的证据可证明，由同性恋父母和异性恋父母抚养长大的儿童在成年后的性别认同和性取向方面存在具有统计学意义的差异。[68]

多项双胞胎研究均发现，性取向是可以遗传的，这意味着基因上的区别能解释性取向上的差异。[69-72] 到目前为止规模最大的研究，其研究对象包括超过 7500 对双胞胎，结果表明，同性之间性行为的遗传概率，男性（34%～39%）要明显高于女性（18%～19%）。这说明，基因差异对人类性取向具有明显的影响作用，且相比女同性恋，男同性恋受其影响更为显著。另一方面，既然遗传因素的作用远远低于 100%，那么这也说明，决定人类性取向的因素并不能完全归于基因变异。

如果基因确实参与了对性取向的决定过程，那么到底是哪些基因呢？遗憾的是，少数试图描绘出与性取向有关的基因图谱的研究得到的结论多有矛盾之处。[73-77] 底线在于，研究并未确定与同性恋行为相关的基因到底是哪个或哪些；并不是说特定的基因并不存在——只是因为人类尚未投入足够的精力去寻找它们。

兄弟之爱？

有关男同性恋令人震惊的事实之一在于其确实与家族有关，但并非直接由基因所决定。大家也没想好该给它起个什么样的名字，目前暂定为"兄弟出生顺序效应"：上有兄长会提高男性成为同性恋的可能性。[59,60,78-80] 这些研究推测，家里每多一个哥哥，弟弟成为同性恋者的可能性会提高33%，* 同时，兄弟出生次序能解释男性性取向的15%～30%。[79,81,82]

为什么有哥哥会影响性趣？首要解释来自免疫系统。加拿大科学家雷·布兰查德和安东尼·鲍加特提出，如果孕妈妈怀的是男孩儿，就意味着她要"暴露"于来自胎儿的男性蛋白质。而母亲自身的免疫系统将这些蛋白质视为抗原并出现排异效应，产生免疫反应——特别是"抗"男性抗体（很可能针对的是由 Y 染色体上的基因所分泌的蛋白质）。每多生一个男孩儿，妈妈的免疫系统就会变得愈益强大。而从效果上看，她的身体能"记住"自己究竟生了几个男孩儿。当这些抗体与婴儿的大脑相遇，前者可以影响后者负责性取向的那部分神经回路的功能，进而塑造其成年后的性偏好。

认为母亲通过制造抗体来应对胎儿体内的蛋白质的观点并不是什么新鲜事儿。我们最熟悉的例子莫过于 Rh 不相容性。孕妇要进行定期筛查，以确保其是否携带了 Rh 因子，有少部分妇女天生不具有这种血型蛋白。如果一个 Rh 阴性准妈妈怀上了 Rh 阳性的宝宝，那么在与胎儿的 Rh 因子有接触的分娩过程中，她的身体就会自动分泌 Rh 抗体，这会带来一定的问题：母亲的抗体会"攻击"胎儿的红细胞，造成胎儿严重的贫血。

尽管尚无直接证据能确证免疫反应会影响性取向，但还是有些有趣的间接证据。[79,82] 首先，出生顺序效应仅仅对有哥哥的男性起作用。有哥哥的女性和有姐姐的男性就没有表现出成为同性恋概率更

---

* 这种概率上的提高是相对的。比如说，若一名男性成为同性恋者的概率为2%，这就意味着，有一个哥哥的时候，这一概率将提升到 2.66%（2%+0.33×2%）。

高的可能性。其次，有非生物学意义上兄长（收养或再婚家庭）的男子就未表现出这一特点，这说明一个家庭之中，弟弟的性取向并不是直接源于"有哥哥"所带来的心理作用。相反，只有弟弟和哥哥来自同一个子宫，才有可能受到这一影响。第三，能预测男性性取向的不是和哥哥共处的时间，而是在兄弟中的次序。最后，有些男性特有的蛋白质位于脑细胞的表面，且在大脑发育初期表现明显，这给抗体反应提供了可能的"靶子"。当然，要想全面评价这一假设，还需要更多直接证据；而且公众也不相信兄弟的出生次序能决定男性的性取向。别的先不说，大部分同性恋男子根本就没有哥哥。

但是，如果这个"母亲的免疫系统假说"与事实相符，那么它表明了一个重要的观点，即先天因素和后天的养育都能塑造行为上的特征。正如我们看到的，双胞胎研究显示，基因变异确实能影响性取向，但"直/弯"之分的最终决定因素绝大多数是环境方面，也就是非遗传的。可是，即便环境因素对同性恋倾向的影响更大，依然不意味着一个有同性恋倾向的人对自己的性取向可以做出选择。母亲免疫系统假说就是环境因素与选择和学习过程完全无关的典型例子——不过在这种情况下，客观环境指的是妈妈的子宫。

胎儿出生前的环境也被认为是影响性取向的生物因素之一。胎儿还在子宫里的时候，睾丸酮和雄性激素就对大脑的发展产生了重要的"组织性"作用。睾丸素负责让胎儿的大脑"男性化"，告诉它什么样的行为方式才是男子气概的，并决定男性的性别身份认同。[83] 一个完整的证据链条显示，女同性恋行为有可能与胎儿发育期暴露于过量睾丸素有关。还有研究表明，成年人在胎儿期接触的睾丸素总量可以用一个简单的方法测算出来。

试试这个：将你的右手伸伸直，手指并拢，仔细观察一下它们的长度。男性和女性食指（第二根手指）和无名指（第四根手指）的长度是有区别的——这也就是第二根和第四根手指之比

（2D∶4D）。男性的食指（2D）比无名指（4D）稍微短一些，但女性的食指和无名指基本上一样长。2D与4D之比，由胎儿在妊娠期的前三个月接触到的睾丸素总量所决定。这一观点认为，有"男性模式"（2D∶4D值更低）的女孩接触到的睾丸素大于符合典型女性模式的女孩。最近，一项针对大量研究成果的分析表明，有同性恋倾向的女性的平均2D∶4D值确实要比异性恋女性偏小，但这一效果的影响力甚为有限。[84]

那么，我们该如何看待同性间性行为的生物学机制呢？我们知道，这种行为在动物界也是广泛存在的，且至少有一个物种（果蝇）、一个特殊的基因和神经网络系统已被确认为能对这种现象造成直接的、决定性的影响。同样的情况也适用于其他物种和人类的可能性确实存在，但目前尚无明确的证据。而双胞胎研究表明，性取向在一定程度上是遗传的，但科学无法回答的问题还有很多。以人类为例，尚无任何一个基因能被证明可以影响同性恋行为。另一方面，对大多数男性或女性同性恋者来说，也没有令人信服的证据表明这种性取向是个人选择或者习得的行为模式。与我们在本书中讨论的其他现象相似，性取向也是生活中一个非常复杂且多维度的方面。它不能被简单粗暴地归入先天或后天，也不能武断地认为某一单独原因是其必要条件，或者这一原因就足以对其进行解释。

美丽心灵

我们在上文曾说，从进化论的角度看，感受个体外表的美丽就像品尝甜蜜的糖果——这是对欲望的诱惑，这一体验能启动我们大脑中的奖赏系统，联结着一种满足感。就像甜蜜的口感能代表珍贵的能量，一张颇具魅力的面孔或健美的体态则是好伴侣的外在体现。如果情况确实如此，那么我们可以据此预测，应该到哪里去寻找针对美丽和性吸引力的生物学反应：大脑的奖赏系统。如果说，是我们的大脑已经被"预设"至会对某些吸引人之处做出反应，那么一旦切实地看到这些特征，则一定会对其表示肯定。但是，我们此时已经跳出了因果关系的领域，而是要探究大脑在当下的具体表现。

2001 年，来自麻省总医院和麻省理工学院的一组科学家验证了这一假说。他们向异性恋男士展示了四组面孔的照片：美丽的女子，长相普通的女子，英俊的男子，长相普通的男子。男性被试给外表美丽的女子和男子都打出了更高的分数，甚至愿意花费额外的工夫（按住键盘上的按键）来延长观看时间。但是，大脑还是出卖了他们的真实想法：只有漂亮女人的照片才能让伏隔核活跃起来，这是大脑奖赏中枢的核心，罪恶快感的来源：可卡因、超速、尼古丁、金钱，当然，也包括甜蜜的味道。[85] 换句话说，从单纯的审美角度，男性可以对男女两性所表现出来的"美"都很欣赏，但只有美女的面孔才能启动他们大脑中的愉快中枢。在这个独具原创性的研究之后，其他研究也发现，看到美丽的面孔能启动大脑中的奖赏中枢，特别是伏隔核和眶额叶皮质层（OFC）[85-88]，后者能分辨出这种体验是令人愉快还是惹人不快的。[89,90]

也许你猜到了，性偏好的作用也很明显。在根据吸引力进行打分时，男女两性对被打分对象到底有多好看这一问题通常能达成共识。[90] 即使异性恋男子也能欣赏另一个英俊男士的过人之处。但我们说的和脑子里想的往往大相径庭。在某个研究中，不管性取向如何，男女两性对被评论的照片给出的分数基本上一致。但针对他们的脑部核磁共振成像暴露了性取向背后的小秘密：异性恋女子和同性恋男子大脑的奖赏中枢（包括 OFC）对有魅力的男性面孔反应更积极；类似的，同性恋女子和异性恋男子更容易受美丽的女性面孔吸引。[91]

除了单纯的外貌，匀称的体态也能对大脑产生奖赏效应。男士青睐沙漏型窈窕有致的女子。[92,93] 标准的腰臀比：男士介于0.8～0.95，女士则介于0.67～0.79。[94] 1990 年代，心理学家德温德拉·辛格在一系列研究中指出，对美国女性来说，最受男士欢迎的腰臀比大约为0.7。[95] 他还发现，尽管《花花公子》杂志的插页裸体女郎和"美国小姐"桂冠得主越来越瘦，但她们的腰臀比例一直维持在相对稳定的 0.68～0.72。来自其他国家的研究也表明，男人更偏爱沙漏型身材的女性，尽管不同文化中受欢迎的腰臀比会有一些差异。[92,96-98]

男士的这些判断都发生在一眨眼的转瞬之间。在一项研究中，研究者让男性被试观看妇女的裸体照片，并用数字技术手段将照片中女子的腰臀比（0.7～0.9）和胸部尺码进行调节；同时，用红外照相机记录下了实验对象的眼部活动。在短短 200 毫秒里，他们就能盯住照片中的腰臀部位，并判定低数值的腰臀比（0.7）更加诱人。[99] 辛格从进化论的角度对其进行了解释：腰臀比数值低意味着旺盛的生育能力、青春和健康等优秀品质；因此与面部的优秀基因相似，良好的腰臀比例也是代表配偶品质的信号。当然，这样的偏好可能是因为曾经受到大量媒体轰炸的影响，但是，即使是天生的盲人，在触摸、感受不同身材比例的女性身体模型时，也会给那些腰臀比约为 0.7 的玩偶打出更高的分数。[100]

在西方文化中，多年来，女性为了获得并保持沙漏型身材简直可以算得上无所不用其极——紧身衣、腰带、腹部紧缩手术、抽脂手术，等等等等。这一切努力，也许都是为了打开旁人大脑中那个关键的按钮。在一项研究中，辛格向男性被试展示了通过将腹部脂肪抽走并补充到臀部的方法而拥有了完美沙漏型身材女性的术前—术后对比照片。男性被试对新晋 0.7 腰臀比照片给予了很高的评价 [94]，其包括眶额叶皮质层（OFC）和伏隔核在内的脑部奖赏中枢也都被这份美妙的身姿打动了。[101]

不过请注意，令人震惊的事情发生了！男女之间的区别在于，男性针对体态魅力的 OFC 反应更强烈[88]，这也支持了一系列心理学研究得出的结论：男性比女性更注重异性的体态。举个例子，BBC 开展的一次涉及来自 53 个国家的 20 多万人的网络大型调查显示，在被问及配偶最能吸引你的特质时，43% 的男性将"外表美丽"放了前三位的选项之中，而女性仅有 17%。[102]

当然，这些研究中没有一个能确切证明人类对美丽的感知和性吸引的神经反应是先天既有还是后天习得。这是因为，这些研究只是记录了生活在某个特定环境（现代西方文化）中的个体的大脑活动模式。同时，看到漂亮面孔的时候大脑中的奖赏中枢开启，也并不一定意味着这些反应就是天生的——很有可能，大脑在长期的生活过程中已经在某些文化因素的影响下，条件反射似的去寻找那些它认为可以带来愉悦的特征。

然而，现有的数据至少将最终的作用机制和直接作用机制链接在一起，并能为我们描绘出一个有关吸引力的生物学的基本框架。漫长的进化过程引导我们识别出他人面部和体态上更适合选为配偶的特征和性吸引力，并将对他们的欲望与大脑中负责识别奖赏信号的部位联系起来。通过这一过程，我们深深地被他们所吸引。

不过我们还要再讨论一下心理上的偏好问题。从生物学意义上讲，有些特质就是更惹人喜爱，但个体特定的偏好都与其自身的经历和体验有关。任何一种生活经历——小学时候被大孩子欺负，每个时代的流行风尚，当然还包括我们文化中与性有关的政治——这一切都比随我们一同来到这个世界的生理基础所占据的位置更高。显然，人类大脑中的回路都是被特定个体从社会生活和性生活中收获的信息来塑造的。在 21 世纪的今天，要想吸引仰慕者的目光，可比"代表良好的基因"更难也更复杂多了；某人眼中的性感女神

（或是男神）到了别人那儿也许只能换来一声"呸！"

因此，有充分的证据表明，我们内心习惯于评判他人的性吸引力，而且每当大脑感受到这种欣赏之意时，都会发出信号。但是对"正常"的理解能否告诉我们为什么事情会走入歧途？失常的背后是性欲吗？

危险的关系

精神病医生阿维埃尔·古德曼为我们讲述了这样一个例子，一个被性欲击败了的男人：

哈罗德，三十多岁，企业管理人员，他会微笑着告诉你，自己的阿基里斯之踵是"抵挡不住女人的诱惑"。只要有美女暗示对他有兴趣，他就会彻底投降，更确切地说，是压根儿都不想抵挡这一诱惑。他觉得自己的人生非常失败，耽于肉欲不能自拔并不是他的本意。在看到哈罗德一次次背弃"再也不和其他女人上床"的承诺后，未婚妻愤而终止了婚约。他把城里租住的公寓用于在午餐时间和不同的女人寻欢作乐，下午回到办公室的时间也越拖越晚。原本优秀的工作表现渐渐失色，他也没有得到期望中的升职。哈罗德的老板警告他说，如果不能把工作和私事分清楚，他随时可能丢掉饭碗。哈罗德下定决心，想给自己的人生翻开新的一页。大约有一个半月的时间，他没有和任何女人上床。然后有一天，他因公事出差；在和同事们完成了一天的工作并享用了一顿丰盛的晚餐后，他开玩笑说自己的颈部和背部有点酸痛。哈罗德的秘书马上提出给他做个背部按摩，而他想都没想就答应了。背部按摩变成了鱼水之欢，实在不会让人意外。一回到办公室，两人的关系迅速升温。而女秘书并不满足于做哈罗德的 n 分之一，不断给哈罗德施加压力，要让他们的关系更进一步。哈罗德拒绝以后，秘书马上指控他性骚扰。哈罗德立即被解雇了。[103]

在各版《精神疾病诊断与统计手册》（DSM）中，被归于"性心理与性别角色认知障碍"一类的病症与其说是和性吸引力有关，倒不如说其和性功能之间的联系更为密切：女性性功能障碍、男性勃起障碍、早泄，等等。还有一组症状被称为性倒错（paraphilias）。恐怕除了精神健康（也许还有司法）领域的专业人士之外，听说过这个专业术语的人并不多，但有些症状足以为我们敲响警钟：暴露狂、恋物癖、窥淫狂、性虐待、恋童癖、摩擦癖等等。哦，也许摩擦癖并不像前几个那样家喻户晓*。以上失常行为被统称为"不正常的性冲动"，更确切地说，在强烈的性唤起和性冲动作用之下的行为模式；有时候，这些性行为可能包含非人类的性对象、性虐待和性侮辱，以及对其他人的强迫性行为。

性倒错现象是展示正常与失常之间的界限非常模糊这一观点的最有趣例证之一。具有非一般的性癖好——比如说狂热迷恋塑胶玩偶——并不意味着你一定要去精神科医生那里接受治疗。记住，针对病理性的失常行为，精神科学是有界定标准的，只有在各种症状都符合的情况下才能确认：精神失常行为"必须在临床意义上有严重的痛苦或损伤症状，足以造成社会生活、职业或其他重要领域的功能失调。"[104] 这样严格的定义是为了避免"误伤"病理性的正常行为——这也曾是精神医学常被诟病的一点。如果没有"严重的痛苦和损伤"这一标准，那么给有过失常行为的人贴上"精神病人"

---

* 摩擦癖，又称挨擦癖（frottage, frotteurism），来自法语单词，意为"蹭来蹭去的人"，指患者在拥挤的场所故意摩擦异性，甚至用性器官撞女性的身体，同时伴有射精或者手淫来达到性的满足。摩擦癖是习惯性和癖好性通过触摸或摩擦异性身体而获得性快感的一种性变态。此种性变态患者主要为男性，通常发生在拥挤的场合，故也称挤恋。

的标签就成了一件非常容易的事情——而不论这种行为是否会给其自身带来问题和困扰。但众多性倒错的例子中，这种判断标准造成了不少严重的后果。

设想一下，一个叫约翰的男人深陷施虐受虐色情作品而不能自拔。他购买色情书籍和电影；每天晚上，等妻子康妮上床入睡之后，他都要花上四五个小时浏览色情网站和色情聊天室。这个特殊的癖好开始对他并没什么大影响，他的妻子也不知道。从单纯技术角度来看，我们并不认为约翰做的这些属于失常行为。不过有一天夜里，康妮发现了他上网的内容。她又惊又怒，两人之间爆发了激烈的争吵。他们的婚姻关系迅速恶化，虽然曾经求助于婚姻咨询师，但他们最终还是离婚了。

到此时，我们可以说约翰的所作所为已经陷入了失常的范畴：其行为已对他自己造成了严重的痛苦和伤害。但是，一直到妻子发现并对其"性趣"持强烈反对的态度之前，他的生活都未脱离常轨。要是她那天晚上睡得再沉一些，也许这辈子也不会发现丈夫的秘密；约翰也不会被视为变态。在这个例子里，判断一个人的行为是否失常的标准变成了另一个人的敏感程度。

尽管性倒错行为的确切原因尚未完全明确，但在遗传基因方面确有一个风险因素无可匹敌：携带 Y 染色体。女性性倒错患者的数量与男性相比简直不值一提。加拿大科学家雷·布兰查德告诉我："我碰到的女性性倒错患者数量极少，少到你可以给她们每个人都留下详细病例记录。我认为这是由女性的生理特点决定的。我觉得这与男性大脑那脆弱不堪的本性相关——与女性发展成熟的大脑相比，前者太容易走上歧途了。"

性倒错现象的发生率有多高？我们无法得知确切数字。布兰查德告诉我："如果你挨家挨户去敲门，问问开门的那个人，你的性偏好如何……我想哪怕八岁的孩子也不会告诉你。除非因此被逮捕，没有人会说实话的。即便有人遭受了与性有关的伤害，施虐者也不会承认他们这么做的原因是对各种反常性行为有独特的兴趣；哪怕他们的行为除此之外没有其他解释。对这一课题进行类似流行病学的调查我认为是毫无可能的。"

但另一方面，我们能掌握各种类型的恋物癖的相对发生率数据，这也算是性倒错的一种形式。借助互联网发展起来的社交网络就是恋物癖者的天堂。同好者大可加入成百上千的网络群体，大谈特谈他们对各种各样没有生命的物体或是人体某一部分的狂热迷恋。在一项研究中，研究者想知道哪些东西在恋物癖中最流行，他们用 Yahoo 搜索引擎在互联网上找到 400 多个讨论小组，成千上万的成员。[105] 冠军并不难猜：恋足癖在与人体有关的恋物癖中以高达 47% 的占有率独占鳌头，而排在次席的各种人体体液仅为 9%。对那些更偏爱无生命物体的人来说，恋鞋癖约占三分之一。

性事里程碑

不幸的是，我们对性倒错行为背后的生物学机制及其原因所知甚少，也不能确认在性倒错行为中的性吸引和性唤起，与我们前述讨论过的常规异性恋（还有同性恋）之间性吸引所涉及的心理或大脑机制是否相同。不过，在性倒错和促成极端"性趣"偏好的条件反射之间的联系，也许是比较密切的。

在 20 世纪的最后几年里，人类性经验的历史中出现了一个前所未有的变化。拜互联网所赐，数百万人有机会目睹他人的性行为，这可是破天荒头一遭。互联网色情的兴起，仅仅是科学技术与性刺激之间交互影响历史的最新篇章。实际上，某些性倒错行为的兴衰都与技术的前进和发展密不可分。比如说电话猥亵（更通俗的叫法是色情电话）。这种精神失常行为只有随着电话的发明才可能出现。随着人与人之间沟通手段的飞速发展，使用电话的人较以往要少多了，而这也意味着电话猥亵的发生率在逐渐降低。但是，我们早已有了取而代之的新媒体。

性行为和科学技术的"共同进步"说来话就更长了。15 世纪发明的印刷术让不雅书籍和小册子的流通成为可能。19 世纪，摄影技术横空出世，从此这个世界又被一种全新的性意象所占领。更不用说 20 世纪的由电影、电视和家用录像机联合奉献的色情影视业，它早已大摇大摆地走进了我们的家庭。但是从传播范围、传播容量和多样性等方面看，没有一种媒体能比得上互联网，让色情内容遍地开花。

如果你对互联网色情的威力还存有疑虑，不妨看看这几个数字。[106] 每 39 分钟就出产一部色情录像带——每年超过 1.3 万部；每秒钟在网上浏览的人次超过 2.8 万。互联网上的色情网站超过了 400 万个，而色情网页则超过了 4 亿！截至 2006 年，全球互联网色情业每年的收入高达 970 亿美元（以中国和韩国为主），这个数字超过了微软、谷歌、亚马逊、eBay、雅虎、苹果和网飞（Netflix）公司的年收入之和。2008 年，一项针对美国大学生的调查发现，大约 87% 的男性大学生曾浏览过色情内容 *，几乎是女生的三倍。相反，大约 50% 的女大学生认为，通过浏览色情网页来排遣性欲无可厚非，是可以接受的 [107]，而在任意给定的一个月里，大约 900 万美国女性曾接触过色情内容 [108]。现在你知道了吧，色情的魅力无人可挡。

大脑中的性欲

谁的大脑更容易被色情的图片和描写所唤起——男性还是女

---

*　一个专家告诉我说，这个数字意味着 13% 的被调查者在回答这个问题时没说实话。

性？如果你的答案是男性，那你又陷入了老一套的偏见……不过猜对了。脑电图显示，即使在观看其他人的性行为时男性和女性反馈的性唤起水平比较接近，男性大脑里的负责控制情绪的中枢也更"激动"。[108] 带有明确性挑逗意向的女性照片比同样的男性照片对异性恋男子的作用更强。虽然在观看带有色情意味的意象时，男女两性大脑中的奖赏中枢都更为活跃，[109,110] 但女性的大脑对性唤起的具体内容并不如男性区分得那样明显。男女两性的性意象对女性的唤起作用基本相同，尽管她们说男子的形象让她们的反应更加强烈。这种性别差异中，究竟有多少是由天生的生物学机制决定，又有多少受到了文化意义上学习过程的影响，我们仍然不得而知。

无孔不入的互联网显然已使得对色情的消费成了家常便饭。最近几年，临床医学界早已见证了"互联网色情成瘾症"和"网络色情强迫症"的大量涌现。考虑到性意象确实能刺激大脑中的奖赏中枢，那么人类会沉迷于色情不能自拔也就不难理解了。这与滥用药物成瘾发挥作用的是大脑中的同一个机制。就像有些人偶尔会体验一把可卡因或是高速驾驶带来的强烈刺激感，但并不会上瘾一样，有人也抱着纯粹消遣的态度来消费各种色情产品。但对某些人来说，这种吸引力实在太诱人了。

在忏悔之书《色情国度》(*Porn Nation*) 里，迈克尔·莱希把互联网比作把他从一个色情的偶尔消遣性使用者变成无可救药瘾君子的"火箭燃料"。在接触到互联网上无边无际的色情作品之前，他一直苦于"无从寻找或得不到这种资源，以及无法匿名。但互联网冲垮了所有的障碍"。很快，莱希发现，他能得到自己想要的任何一张照片，"接触到了我以前从来没听说过的各种各样分门别类的色情作品。而且获得的过程轻而易举，谁也不会知道"。(pp.57-58) [111]

这样的好事儿太多了？

事实证明，莱希的互联网色情成瘾症只不过是通向更大麻烦的中转站。近几年，类似的问题已成为名人新闻和媒体丑闻的一部分。对，我说的就是性瘾症。2009 年，随着《性瘾康复所》（*Sex Rehab with Mr.Drew*）的首播，性瘾症终于达到了其在偶像界的巅峰地位——有了自己的真人秀节目。

性瘾症并未被主流精神科学界正式列入失常行为的范畴——你会不会感到有点儿吃惊？是的，至少现在，它还不在里面。目前，性瘾症还未被收入《精神疾病诊断与统计手册》（DSM），不过，能用来定义性行为失常的一些症状也提供了对"性欲过度精神失常"这一病症的判断标准，并准备将其纳入第五版 DSM 之中。这其实是很多人在提到"性瘾综合征"时想要确切描述的一种状态。提出这个名字并确立了"性欲过度精神失常"的定义的人是马萨诸塞州贝尔蒙特市麦克林医院的精神科医生，和蔼可亲、充满活力的马丁·卡夫卡。

卡夫卡医生研究性倒错行为和性机能障碍已经超过二十五年。他认为，一部分人耽于过度性行为不能自拔的现象早已有之，不是新鲜事。19 世纪末至 20 世纪初，它曾以各种名目流传于世：唐璜癖，男性色情狂（satyriasis）或是女性色情狂（nymphomania）。而"性欲过度精神失常"新的诊断标准则是针对反复的、强烈的、非反常（mormophilic）*的性幻想、性唤起、性冲动和性行为，且通常都引发了当事人严重的痛苦或伤害。根据过度性欲的表达方式和性欲对象等，又可将其诊断为多个子类型：色情狂、网络性爱、过度手淫，还有花边新闻的最爱——"多名成年人之间的性行为"，

---

* "非反常"指的是相对性倒错和越轨性行为来说，比较正常或传统的"性趣"。

或是更简单直白一点的说法：群交。而且，从我们对性吸引力和求偶行为的认识来看，你也应该可以猜得到：男性比女性受到的困扰要严重得多。

但是在定义和诊断时，常常会面对这样一个很基本的困境：性欲望是否过分旺盛的界限到底在哪里？丰富的性生活和性欲过度造成的失常之间的红线应该画在何处？对此，卡夫卡给出的答案偏重对结果的考量而不是单纯的数量：无力约束自己的思想或行为，反复陷入性幻想和各种不受控制的性行为，以至于将其他正常的行为或应尽的责任弃置一旁；用性行为和性幻想来减轻情绪问题，以及在明知有风险或可能给自己及他人造成伤害的情况下，仍然固执地沉溺于性幻想。

当然，被确诊为性欲过度造成的精神失常，患者的痛苦和伤害肯定已经非常明显和严重。卡夫卡相信，在极端情况下，过于旺盛的性欲就有可能造成伤害且应该进行治疗：

> 我认为，这种情况确实存在，并且能引发非常严重的伤害。且其与性传播疾病（STD）的大范围流行，以及婚姻—家庭关系的恶化都有很密切的联系：情侣分手、夫妻离异等。有些人因在工作时间浏览色情内容而被炒鱿鱼。如果你自己身上已经出现了这种情况，那么很可能会导致非常负面的后果。所以，在我看来，这样做并不是给这个群体污名化；恰恰相反，这是要从实事求是的角度开启一个"去污名化"的过程。相信我，这其实是一种病态。我们有众多支撑这一结论的研究证据，有诊断标准；接下来我们将要做的是努力找到对这种病症的最佳治疗方案。

为什么不沿用以往的"性瘾"这一称呼？卡夫卡认为，使用"上瘾"（addiction）这一单词意味着对这一病症的成因和生理机制过早下了断语，而实际上我们对此尚无明确定论。这是一种戒不掉的瘾吗？还是更像无法抗拒的冲动？

实际上，此处的核心是围绕"正常的性癖好以及性行为是否该被定义为成瘾"这一观点的争论，论证的双方则是精神病学专家与非专业人士。欲求行为指的是旨在满足某种基本需求的行为：食物、水、睡眠、性。至少到目前为止，还没有人提出针对水和睡眠的上瘾症状。* 从临床意义上讲，"上瘾"的概念常被用来指称那些过分追求和消耗我们本来并不需要的东西的不受控制的行为：非法的药品、酒精，也许还有赌博。这些东西攫取了大脑中的奖赏中枢，它们也在这个意义上具备了"成瘾性"。奖赏中枢本来是应该促进我们去追求那些对人类的生存和繁殖更具意义的东西，也就是我们上文提到的食物、水、睡眠、性，以及第五章中我们讨论过的——依恋与爱。

成瘾行为以与人类基本需求相同的方式侵占了大脑中的奖赏中枢，但行动更直接、能量更强大；如此一来，本来应该更受奖赏中枢重视的各种体验和经历不得不被排挤甚至扫地出门了。这也是成瘾行为为何如此强势且危险的原因。为了获得可卡因，老鼠会一直按住某个按钮，直到它们因饥饿和脱水而死亡。[114] 对某些瘾君子来说，可卡因对奖赏中枢产生的直接化学刺激甚至远远超过了依恋与性的力量。不过当下我们仍不能确定过多接触色情作品或是性行为本身是否会造成"性瘾"。

因此，我们已经讨论了人类的性行为偏差的两种可能方式。其一是性倒错，即性吸引的目标不同寻常——性反常行为。另一种是性欲过度，即过度沉溺于与性有关的一切。但，另一端又是什么情

---

* 对食物的需求是另一回事儿。最近研究表明，啮齿类动物和人类确实能启动大脑中的奖赏中枢，其作用机制与药物滥用极为相似。[112,113]

形呢？如果我们确认了过度性欲望和性行为的存在，是否存在性行为过少的可能？当缺乏性幻想或性欲望也会对个体造成各种伤害时，《精神疾病诊断与统计手册》（DSM）也会建立对缺乏性欲所导致的失常行为的诊断标准。与性欲过度的相似之处在于，这一标准也暗含了这样的判断：任何落入"正常范围之外"的性行为都可能是痛苦与伤害的来源。

在整个人口中，约有1%的人认为自己是"无性的"，也就是说，他/她们从未在真正意义上受到他人的性吸引。[115] 他们在性吸引力方面的阈限很高——也许是天生如此[116]，但这并非失常。与人类行为的其他方面相比，区分正常与失常的性吸引并不具备价值判断意义。

但是从心理学和生物学角度对性吸引源头进行的研究，给出了我们判断别人是否有魅力的大体解释。从我们进化的历史来看，自然选择在人类的大脑中"预设"了选择配偶时的偏好。这些偏好让大脑中的奖赏中枢和情绪中枢对美丽和性信号特别注意，并由此来激发个体的欲望。但是显然，每个个体被唤起的对象或特质还是有区别的。这是因为，大脑中的这一系统具有可塑性——它能被时刻变化的各种体验、条件、与众不同的刺激甚至是我们文化中的性政治所扭曲、重塑甚至彻底绑架。但是日子一天天过去，以上所说的种种都要通过每个个体的精神机制和神经系统（既包括软件，也包括硬件）来发挥作用，也就是寻找和选择伴侣。"何为美丽"确实是一个谜，但这个谜的背后是无数个真实的故事。

第七章

记得忘记：

恐惧和情绪记忆的生物学

那件事发生的时候，海伦·安东尼正在上高中。"我不停地问她们：'我们到底要去哪儿？该怎么办？现在我们就要死了吗，还是待会儿才被杀掉？'我已经歇斯底里了。"她后来回忆起那段经历，仍然心有余悸。"我和两个朋友一直在哭，我们抱在一起；在死亡的阴影之下，其他事情都不值一提。我们还这么年轻就要死了，这太可怕了"（p.50）。

西尔维娅·霍尔姆斯的想法更为实际："我看到了冰箱里吃剩下的鸡肉，本来打算留作周一晚餐的。我对侄女说：'也许咱们现在就应该把肉吃了。反正明早之前咱们都死了。'"（p.54）¹

和其他上百万美国人一样，这些女人都被同一则新闻吓呆了。就在几十英里以外，恐怖行动暴风雨般袭击了美国本土。根据当时的初步估计，在袭击地点周围即发现了大约四十具尸体，"面目全非，完全无法辨认"。一位联邦官员要求公众保持冷静，并且向全国民众保证军队即将组织反击。但是，这些举动显然并无太大效果，有消息显示，全美国的高速公路上都挤满了车辆，所有的人都在争相逃走，远离可怕的爆炸和有毒的黑烟。

与此同时，更多美国人选择和亲人待在一起，共同面对即将到来的死亡。终于，一则声明出现了：

> 今晚，哥伦比亚广播联盟及其遍布全美东海岸到西海岸的下属广播电台，为你带来 H. G. 威尔斯的《世界大战》。……这是奥逊·威尔斯和他的火星剧场广播系列剧的第十七次精彩演出。

1938 年万圣节前首度播出的广播节目《世界大战》（*War of the Worlds*），已经成为恐慌情绪大范围迅速传播扩散的经典案例。两天后，女记者多萝西·汤普森在一篇社论中犀利地指出，这一事件的最可怕之处，是听众们极为不理智的反应。实际上，威尔斯的广播中充满了非常明显的不合理细节：火星人用死光袭击了新泽西州；几百万纽约人刚刚听到袭击的消息之后便逃之夭夭；其他一些显然要持续几个小时的事件被压缩到了广播剧短短的十几分钟之中。更不用说，"从节目开始到最后，以及在节目播出的过程中，公众不断被提醒，这只是一个虚构的广播"。但是令人震惊的是，奥逊·威尔斯和他的同事"将所谓'文明人'脸上薄薄的面纱轻易揭开，露出了之下最原始的恐怖……如果来自火星的神秘生物能轻而易举地将人类大脑中的智慧完全击溃，那么美国人同样可能因为对极权主义的恐惧而陷入绝望，或是被说服美国掌握在 60 个家族手中，或是被激起对某些少数族裔的仇恨，或是因惧怕任何想象中的威胁而盲目臣服于权威"。

可悲的是，多萝西·汤普森的真知灼见在其后的岁月中被一系列鲜活的例子——证明：希特勒德国对犹太人的狂热迫害，"二战"中的日裔美国人集中营，麦卡锡主义，冷战，反反复复的种族暴力，反伊斯兰主义，以及部分极右翼政客煽动的对移民的仇恨，等等。在披着各种外衣的政治动员中，人类的恐惧经常被用作发动群

正常的另一面

众的绝妙工具，其效果屡试不爽。

同样，恐惧能够迅速吸引眼球的特征使其也深受市场营销与传媒大亨的青睐；当然，比起政治动员，这些手段温和多了。不过想想看那些释放着"不看后悔，可能带来生命危险！"气息的晚间新闻宣传语吧：

有儿童致死风险的玩具！

惊人的研究发现：沐浴露会让你患上绝症？！

在过去几年中，形形色色的末世预言甚嚣尘上，在公众中引发了一波又一波的恐慌：疯牛病、禽流感、猪流感、全球变暖、经济危机、网络恐怖主义……在罗伯特·布洛克威的新书《万事都能杀死你》（*Everything is Going to Kill Everybody*）中，他表明了这样的观点：不期而至的灾难总是防不胜防，甚至你可能都意识不到。在即将轻松进入以转基因食品为代表的末日风险社会时，他向公众表示："说真的，植物早晚会要了每个人的命。"

说真的，现代人确确实实生活在一个恐惧情绪不断滋生泛滥的社会中。在 1933 年的首次就职演说里，富兰克林·德拉诺·罗斯福努力给深陷大萧条之中的美国国民带去一份冷静与从容："我们唯一需要恐惧的就是恐惧本身。"但在六十多年以后，恐惧本身，早已成为战争中最有效的武器之一。"恐怖主义战争"在历史上首次将敌人定义为一个情感认同意义上的共同体而非真实存在的国家。"9·11"事件之后，恐怖主义威胁的安全级别起起伏伏，我们的心情也随之如坐过山车一般上上下下。

为什么我们对恐惧的力量如此敏感？有非常明显的证据表明，恐惧在人类大脑中占据了极为重要的位置。自然选择早已在千万年之前调适了我们的心灵。人类最原始的恐惧，都是祖先面对曾经的威胁在亿万年后的投影与回声。同时，不断进化、对危险越来越敏感的神经系统，有时使现代人在面对恐惧和焦虑时极为脆弱，而这些危险是我们的祖先完全想象不到也从未经历过的。

随着神经科学与分子生物学的不断进步，我们已经对恐惧的产生、消退，以及恐惧绑架个人生活的细节有了更为深入的了解。从多个方面来看，有关恐惧与焦虑的生物学研究恰恰是对"正常"的生物学研究的具体例证：它不仅能解释日常生活中最为基础的方方面面，也能让我们了解到究竟哪些地方出了问题，才会造成失常。在本章中，科学家开始探索如何利用生物学知识来"驯服"恐惧。

恐惧的根源

恐惧到底是什么？我们先给出一个简单而实用的定义：恐惧就是对所感觉到的潜在威胁的情绪反应。电影《华尔街》的男主角，金融大亨戈登·盖柯说："贪婪就是上帝。"恐惧也能造成和贪婪一样的效果，恐惧也是上帝。人类必须想方设法地生存下去，面对危险，恐惧迫使我们必须做出选择：是战斗，还是逃走？在露出森森白牙的猛虎面前，那些因胆小而心生恐惧的人生存了下来，让自己的这段经历流传后世——也只有他们才生育出了后代。

因此不难想见，我们的大脑在恐惧面前并非白板一片。对生存和种族延续而言，避免受到伤害的意义几乎无可比拟，恐惧是最早被纳入动物的神经系统的情绪体系。对美国人的调查显示，排在前五位的恐惧原因都是针对人类进化历史上普遍存在的威胁：（1）在公开场合讲话；（2）蛇；（3）封闭空间；（4）高空；（5）蜘蛛。[2]你可能要问，在公开场合讲话与祖先的阴影有什么关系？远古时代的猎人和食物采集者在追逐角马或是采集野果的时候可没工夫先做个 PPT 演讲。但是，公开讲话确实是一种真实存在（或想象出来）

的社会性威胁。在一群人面前公开讲话的"危险"之处在于，演讲者会表现出害怕、窘迫不安等负面情绪，还要承受听众的评头品足。进化理论认为，社会性焦虑和表演性焦虑表明，对远古人类来说，被陌生人盯着看就意味着潜在的危险；而表现出脸红和其他社会性焦虑则可以被解读为一种"服从"的意味，以此来避免来自陌生人的攻击。[3,4] 害怕公开讲话的情绪在人类中普遍存在，且影响力惊人；杰里·森菲尔德甚至开玩笑说，根据众多研究，人类最害怕的就是公开讲话，其次才是死亡！这意味着对普通人来说，如果必须参加一次葬礼，那么待在棺材里要比主持仪式的感觉好一些。[5]

害怕，非常害怕

我们生活的这个世界，充满了各种各样的危险。在第二章中我们了解到，自降生之日起，人类的大脑就掌握了识别潜在威胁并主动远离伤害的本领。通过在面对危险的时候感到恐惧，我们生来便配备了能让个人免于置身险境的神经系统。不过，先天的对威胁的敏感也就只能帮我们这么多。自然选择的力量让我们识别并远离伤害，但婴幼儿的大脑无力预测生活中形形色色的潜在风险。因此，我们必须建立一套能处理这个各种可能情况的机制——在哪些情况下我们应该保持主动，因为其安全且能使我们受益；哪些时候最好躲得远远的，因为其危险而有害。幸运的是，自然选择赋予了我们这一本领：人类可以学会害怕。

在过去二十多年里，针对恐惧的生物学研究成果显著，电生物学和神经影像学研究为我们绘制出了负责恐惧情绪神经系统的脑电图。神经科学家的探索已经达到了神经元突触和细胞的级别，以确定哪些化学反应可以促发并修正情绪记忆。就在过去几年，科学家已经开始运用这些研究成果来解释病理性焦虑，并一直在探索如何缓解由恐惧和焦虑引发的精神失常，减轻数以百万计饱受这种困扰的患者的痛苦。

一条狗和他的小主人

如果朋友问你，谁是 20 世纪最著名的狗，你的第一反应会不会是他怎么如此清闲，居然开始关心这样的话题？当然，你也许会想到灵犬莱西，丁丁的小狗白雪，尼克松总统的宠物狗"跳棋"，或许是可爱的史酷比（Scooby Doo），甚至说不定是百威啤酒的代言狗斯帕德（Spuds Mackenzie）。我想，你绝对不会首先想起什么 Beck，Milkah，Ikar，Ruslan 或者 Toi。不过，若以犬类的标准来衡量，最后的这几个名字才是熠熠生辉的。[6] 与另外一些并未留下名字的狗狗一起，它们共同奠定了现代心理学与神经科学的基础。说不定你曾经听说过它们在遗传学界的昵称：巴甫洛夫的狗。单个说来，这些小狗可能默默无闻，并不能在公众中引发什么具体的反应，但是，根据听到的铃声做出反应，确实让它们广为人知。

19 世纪晚期，俄国生理学家伊万·巴甫洛夫在解释生物的消化系统生理学的研究方面作出了巨大的贡献。他发现，人类消化食物的功能由神经反射所决定，它们负责协调各个分泌"消化液"的器官，如唾液腺、胃和胰脏。1904 年，他因为在这方面的杰出贡献被授予诺贝尔生物学和医学奖。

随后的另一项发现，让巴甫洛夫变得家喻户晓。他发现，将食物放在狗的嘴里，能促使狗分泌唾液和胃酸；如果每次喂食的同时摇铃，那么过一段时间后，狗一听到铃声就会开始分泌唾液——不管铃声之后到底有没有跟着食物。巴甫洛夫敏锐地意识到，这一过程中发生了两个反应：首先是由真正的食物引起的反应，他称之为"无条件反射"；其次，是由那些仅仅是和真正的食物伴随而生的刺

正常的另一面

激，即"条件反射"。

这一如今看来几乎可以算是"不言自明"的简单观察结果具有革命性意义。它表明了比分泌唾液的生理学表现更为重要的内容：学习和记忆背后的基础性生物机制。科学家们很快便经研究得知：任何刺激都可以与条件反射相关联。这也意味着，动物们通过学习来了解外界；借助这一简单的过程，环境的各种复杂的意外情况也是可以预测的了。动物和人一样，也能从前车之鉴中预测到未来。

今天，巴甫洛夫的经典条件反射学习模型已经广为人知。在巴甫洛夫报告其研究发现几年之后，美国心理学家约翰·华生借鉴了巴甫洛夫的观点，并将其发扬光大。华生发展出了一整套的心理学观点，这个他称之为行为主义的理论，以"动物和人类的行为都可以由对'刺激—反应'的学习"为基础。他相信，心理学是一门对行为进行观察的科学。在扛起这面旗帜之后，他对当时心理学领域中将心智作为一个看不见、摸不着的研究对象顶礼膜拜的"歪风邪气"进行了挑战，让没完没了的内省、反思统统靠边儿站。在他看来，这样的研究毫无意义可言，其结论也无从证明。华生于1920年发表的一篇文章后来成了行为主义学派的战斗檄文：

> 我相信，我们可以创造出一种全新的心理学；……这种心理学里根本没有意识、心理状态、心智、内容分析、可（依靠内省）证明的、意象等等这样的内容。我相信我们一定能做到。让心理学建立在刺激—反应、习惯模式和习惯内化这样的概念之上。(pp.166-167)[7]

在涉及先天/后天之争时，华生及其支持者旗帜鲜明地支持后天阵营。行为主义的诞生与兴起奠定了"人类的心灵是一块白板"这一观点的统治地位。而条件反射就是一支可以在这块白板上任意涂写的神奇鹅毛笔。华生曾做出以下著名的论断：

> 给我一打先天正常的健康婴儿，并保证他们按照我的要求和标准被养大，不管随便挑出哪个，我都能把他培养成任何一种合格的专业人士——医生、律师、艺术家、商人，甚至是乞丐或者窃贼。无论其天赋、爱好、秉性、能力、兴趣，也不管他在生理上属于哪个种族。当然我承认，这样的做法超越了现实，基本上不可能实现；然而，那些与我的观点相反的人同样如此，而且几千年来一直在做着同样的事情。(p.82) [8]

华生从未尝试随意塑造健康婴儿的实验，不过 1920 年他公开发布的另一项针对婴儿的研究结果至今仍具有影响力[9]，他想知道，条件反射能否在人类个体身上引发持续的情绪反应。为了证明这一点，他测试了哈里特·莱恩残疾儿童照护中心一个奶妈的儿子。在华生开始进行一系列在如今看来相当残酷的条件反射实验时，阿尔伯特·B（对之后的心理学家来说，"小阿尔伯特"这个名字他们更为熟悉）还只是一个九个月大的健康男婴。在伦理委员会审查和实验监督机制已然非常健全的当代，华生的实验设计根本就不会被批准。

在实验之初，首先要通过记录证实，小阿尔伯特从未被发现会表达恐惧的情绪。一天，研究人员将阿尔伯特放在了一根悬挂在空中的四英尺长的铁棍下面，然后就走开了，另一个研究人员突然用锤子敲打铁棍，发出了让人害怕的刺耳噪音。阿尔伯特吓坏了，开始挥舞双臂。锤子的敲打又被重复了两次。"在第三次刺激时，"华生记录道，"孩子突然大哭起来。这是在实验室里的情绪状态第一次在小阿尔伯特身上激发出了恐惧，他甚至哭了起来。"华生在此处说明，他也考虑到了在婴儿身上进行这样的实验似乎不妥，但很快便将心中对伦理的顾虑搁置一边，"安慰（实验人员）说，只要孩子离开照护中心的庇护，回到冷漠又乱糟糟的家里，这样的情况早晚是免不了的"。（看到这里，我们不禁要问，华生究竟是成长在一个什么样的家庭里呢？）

大约两个月以后，华生开始用条件反射训练小阿尔伯特。在这一实验中，发出噪音的作用类似于放在巴甫洛夫之犬嘴里的肉。现代心理学家将其称为"无条件刺激"，它们能引发本能的"无条件反应"（比如分泌唾液，以及小阿尔伯特的恐惧反应）。华生的目的是将这种无条件刺激与其他事物（如"有条件的刺激"）联系在一起，以此让小阿尔伯特"学会"害怕新的东西。在小阿尔伯特大约十一个月大的时候，华生又把他带进了实验室，同时从笼子里放出了一只小白鼠。"当他的手碰到这动物的时候，小阿尔伯特表现出一丝好奇，"华生接着写道，"在他脑后的铁棍马上又被敲响了。这孩子猛地跳了起来，向前倒去，把脸埋在了地毯上。"过了一会儿，小阿尔伯特再次试着去摸小白鼠，铁棍又被敲响了。小阿尔伯特"又一次猛地跳起来，向前摔倒，并开始小声啜泣"。在接下来的两个星期里，同样的场景又重复了好几次。在第七次试验之后，华生只放出了小白鼠。实验记录显示："婴儿一看见老鼠就开始哭，他差不多是一下子向左边迅速转身，摔倒又马上爬起来拼命地爬，速度之快，以至于在他爬到桌边差点儿掉下去之前，我们险些没抓到他。"

华生不无得意地写道："这一事例是由条件反射所引发的恐惧反应极为令人信服的证明，其可信度足以成为有力的理论支持。"

但华生的实验越来越变本加厉了。在接下来的两个月里，华生的实验越走越远，他要测试小阿尔伯特的恐惧是否能被与小白鼠相似的物体所引发：兔子，狗，皮衣的毛领，脱脂棉团，圣诞老人的胡子，一堆积木，等等。与小白鼠类似的刺激（特别是兔子）能引起小阿尔伯特的恐惧情绪，但积木对他毫无效果。

华生认为，"这些实验结果是具有决定性意义的，它们表明，直接条件情绪反应与由其他条件引发的反应一样，其效果都能持续一个月左右；尽管在这一过程中，反应强度会有一定的减弱。我们认为，这些反应将伴随人的终生，并具有改变和重塑人格的强大力量"。换句话说，若一切都与华生以上的理论契合，那么小阿尔伯特的余生算是完了。在这一实证研究的结论部分，华生仿佛一个预言家般指出："在精神病理学领域，很多恐惧症有可能就是由直接的或间接的、被转化过的刺激所引发的条件情绪反应。"

根据小阿尔伯特的例子，华生创立了现在仍在全世界心理学实验室研究中被广泛应用的"条件化恐惧"的实验范式，而这一范式也被广大神经科学家用来探索与恐惧有关的精神失常和焦虑性失常背后的神经系统和分子层次上的基础性机制。

感受过去

2001年9月7日你在哪儿？2001年11月15日呢？在绝大多数情况下，你完全记不起来了。但是，如果问你2001年9月11日的上午置身何处，也许你还记得很清楚。通过将发生在那个早晨的事件打上强烈的情绪烙印，大脑形成了持续十多年的情绪记忆。

情绪是大脑凸显特殊经历的方法之一。通过将某个特定事实与情绪一一对应，情绪帮助我们从外部世界纷繁复杂的无休止噪音中挑选出那些最重要的信息。它将我们的注意力精确地对准那些可能的好处与潜在的威胁。还能帮助我们学习、记忆，并因为具备这两种能力而对未来的重要事件有所期待。一句话，记忆与未来的关系更紧密，而不是过去。我们的头脑牢记某些经历和关系，是因为它们能预测未来。记住这些，就能提前做好准备。能引发个体某种特定情绪的真实事件与情况在头脑中占据了特殊的位置。对恐惧的

270　　　　　　　　　　　　　正常的另一面

"学习"与恐惧记忆是情绪记忆的一个分支，而多亏了巴甫洛夫和华生的研究，当代人已经彻底了解了它们的运行机制。

循环训练：对恐惧的剖析

我们都很熟悉有条件的恐惧这一人类常见的生理现象：也许你在十二岁的时候被狗咬过，自此以后，只要看到有狗靠近就开始出汗；又或者你上周搞砸了一个非常重要的演讲，现在一想到明天要在客户面前再来一次就陷入抓狂。那么，人们是怎样学会恐惧，有关恐惧的情绪记忆又是怎样影响我们的生活的呢？

本书已经介绍了大脑中恐惧系统的中枢——杏仁体，在个性的塑造、亲密关系的形成、信任、同情心等与情绪有关的方面，杏仁体都发挥了巨大的作用。简单地说，你可以将大脑中的恐惧回路想象成一个有着三个主要节点的预警系统。杏仁体负责接收有关各种威胁的信息，给它们打上"可能引起恐惧"的标签，并提醒大脑的其他部分对其加以注意，分泌应激激素，做好反击的准备。前额皮质层从丘脑处得到潜在威胁的消息，并对杏仁体施加一种安抚的效用，使其免于过分激动。前额皮质层同时启动了认知经验中有关恐惧与忧虑的那一部分。最后，海马体负责处理与恐惧有关的各方面信息，并帮助我们记住这次经历。

为了对这一神经网络的运行方式有一个更为直观的认识，我们可以想想自己这样的经历：你正在乘飞机从纽约去波士顿，突然之间，座位前方的安全带指示灯亮了，机长的声音出现在机舱里，语调是一贯的冷静而漠然："女士们先生们，我们的飞机正在飞越云层，目前的飞行情况较为平稳，安全带指示灯已打开。请保持在自己的座位上，机舱服务员也请就坐。"接着，飞机开始剧烈地摇动，让人觉得这架飞机说不定马上就会直直地坠落，一头扎进茫茫的云

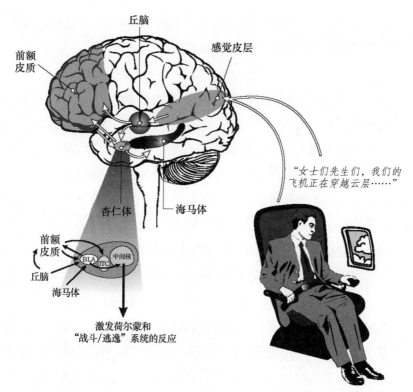

图7.1 杏仁体以及它与其他处理恐惧感的大脑部位的关系，它们共同组成了大脑的恐惧中枢。BLA：杏仁基底外侧核；ITC：闰细胞

海之中。在15秒之内，飞机只是不停地颠簸，晃动，上上下下。就像过了几个小时那么漫长的几分钟之后，飞机又恢复了平静的轰鸣，你们终于挺过来了。松开紧紧抓着扶手的手指，你才注意到自己怦怦的心跳和额头上的汗珠。你急忙抓起一本航空杂志，想马上忘掉刚才发生的一切，强迫自己把所有的注意力都集中在一款刚刚获得设计大奖的电子蚊香到底好在哪里上。

刚才到底发生了什么？我们可以把飞机的颠簸视为非条件反射，把座椅上安全带的灯光和机长的广播视为条件反射。随着你的感觉系统接收到这些刺激，它便会将这些信息接力似的传送到大脑深处的丘脑，将接收到的感官信息通过两条通路送达杏仁体。第一条通路由丘脑直达杏仁体，精神病学家约瑟夫·德罗克斯将其称为"低路"，并对其进行了比较细致的描述。[10] 第一条通路"简单而粗暴"，将恐惧的刺激用最直接且最迅速的方式传递至杏仁体，并引发即时性的恐惧反应（"危险！""很可怕！"）；另一条通道被约瑟夫·德罗克斯称作"高路"，信息首先传到前额叶，然后再到达杏仁体。"高路"的特点是长而慢，但其传递的信息更为具体（"飞机要坠毁了！我们一边摇来晃去一边往下掉！机长正说着些什么！"）。

随着飞机的起伏，来自两条通路的信息在杏仁体处不断汇合，这些神经元的组合被称为杏仁基底外侧核。神经元的作用是将非条件刺激（跌跌撞撞的飞机）和条件刺激（扶手椅的灯光、机长的语声）联系到一起。同时，位于颞叶的海马体也在不断向杏仁体提供有关当前险境的信息（午夜飞行中的飞机）。外侧杏仁核中的神经元将这些信息传达至杏仁体的外部；这一部位通常叫作中央核，它是恐惧系统的中枢，负责将信息提供给大脑的其他部位，并激发压力反应（下丘脑），引起害怕的感觉和想法（前额皮质），"是战是逃？"（脑干），以及形成有关恐惧的记忆（海马体）。

抵达波士顿之后，在机场传送带等待行李时，飞机上发生的一切已经开始从你的大脑中散去。但是，在恐惧中枢的深处，通过一个固化的过程，有关以上经历的记忆已经形成；若条件合适，它随时可能苏醒。

一周以后，你踏上了返回纽约的旅途。随着飞机距离目的地机场越来越近，座椅扶手上的安全灯光再次点亮，机长开始广播："女士们先生们……"突然一下子，你整个人仿佛又凝固了：心怦怦跳，紧紧地抓住座椅扶手。你的心里迅速闪过几天前飞行时那惊心动魄的一幕，以至于完全搞不清楚现在的机长到底说了些什么：

"我们正在接近纽约。飞机将在大约 5 分钟后降落。"由条件刺激引发的恐惧记忆又回来了。

近些年来，精神病学家在该领域的研究已经大大扩展了人类对恐惧中枢的认识，他们还分析出了共同形成情绪记忆的化学因素与分子生物学因素。

为了更好地理解人类的记忆如何形成，我们应该先了解人类大脑中的各种动态联系。大脑中的回路是由一系列的神经元构成的，它们通过突触来相互交流——各个神经元之间的距离大约为 20 纳米。当神经元受到刺激，电流即从该神经元中发出，并将众多神经递质传导入突触。神经递质通过突触将相连神经元上的受体连接起来，引发化学变化或电子变化，以电子信号的形式沿着神经元传导，绵绵不绝。

与流行的观念相反，记忆并非安静地躺在大脑里的某个地方等待被唤醒。相反，它们是被储存在动态的突触之中的。从更广泛的意义上说，储存记忆意味着强化一组神经元之间的生物化学联系。当生活经验引起一组神经元的兴奋状态，实际上是刺激了这条回路之中神经元之间的反应强度，并提高了信号传播的频率。这一过程被称为"长期强化"，是学习行为和记忆在大脑中形成的最基础机制，也是由生活经验引起的可塑性的最佳例证——也就是说，经验如何重塑我们的大脑（见第三章）。

这是恐惧条件反射发生时在杏仁体中的情形。与非条件恐惧刺激和条件恐惧刺激有关的信息通过神经元传送到丘脑，丘脑向杏仁基底外侧核内的突触释放出一种被称为谷氨酸酯的神经受体。跨越各个突触连接起来的谷氨酸酯结合在一起，在杏仁体的神经元上形成了 NMDA 受体。这些突触将非条件恐惧刺激（摇晃的飞机）和条件恐惧刺激（座椅安全带的灯光和机长的广播）之间的关联进行分析并记录下来；谷氨酸酯一旦形成，就为钙质被传导至杏仁体神

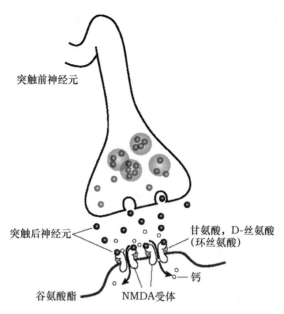

突触前神经元

突触后神经元

甘氨酸，D-丝氨酸
（环丝氨酸）

钙

谷氨酸酯

NMDA受体

图 7.2　这是谷氨酸酯突触的简化图。通过突触后神经元，由突触前神经元分泌出的谷氨酸酯与 NDMA 受体结合在一起。辅因子（如甘氨酸或 D- 丝氨酸）强化了谷氨酸酯的作用；可以起到药物作用的环丝氨酸在某种程度上也可以作为辅因子而提高谷氨酸酯的效果，后面我们会讨论到这一内容。

经元并刺激其做出反应开辟出了一条捷径。[11] 而钙质又会在促使新的蛋白质形成的神经元内部引发一连串的化学反应，包括形成更多的 NMDA 受体，以便在今后再遇到条件刺激时，神经元能更加敏感，迅速激发恐惧反应。当两个神经元如以上那样互相交流时，通过长期强化过程，它们互相之间的联系更为紧密，作用也更为强劲了。只要谷氨酸酯被释放出来，神经联系反应就越剧烈。这种联系作用的加强，促成了记忆的形成。

　　大脑中另外的一系列化学物质也可以通过改变情绪唤醒程度来调整这种恐惧学习和记忆的抢夺。通常来说，个体的情绪越激动，对恐惧的记忆就越深刻，越鲜明。举个例子，情绪方面的压力会释放皮质醇荷尔蒙和去甲肾上腺素；通过提高杏仁体的唤醒水平来强化对恐惧的学习。[12] 各个神经递质、神经肽和荷尔蒙之间的复杂平衡关系决定了我们对威胁的反应水平以及学会恐惧的本领。新的蛋白质和受体在这个过程中被制造出来，实际上重塑了杏仁体中的神经元和突触互动的模式，这也是来自外部世界的威胁在大脑中留下的切切实实的痕迹。

学会忘记

如果我们的大脑，只是按照设计来被动地接受恐惧，那人类可是陷入了大麻烦。在漫长的人生中，每个人都要经历各种不愉快的事情，哪怕是短短的一天，也可能碰壁连连。若是每次碰到负面情况的时候都囿于大脑中的恐惧情绪，我们就会陷入其中不能自拔，无法做出正确的决策。幸运的是，情况并不是这样。自然选择已经在人类的心智中植入了战胜恐惧的机制：恐惧终止（fear extinction）。谢天谢地，当最恶劣的恐惧预期并未变为现实，它们也就失去了其"魔力"；也就是说，恐惧的记忆是能被人为压制和消灭掉的。在针对条件反射的研究领域中，如果我们的大脑察觉到在多次条件刺激之后并未伴随相应的真正的威胁，这种终止行为就能让人类摆脱那些已经与自己的生活无关的恐惧。很有可能，在经过几次平稳的飞行之后，座椅扶手的灯光和飞行员的话语就会退位至你日常生活普通背景的一部分而已。

令人感到惊奇的是，战胜后天产生的恐惧感并不意味着要忘记那些曾有的记忆——也就是说，人类是用新的记忆将安全的现在与危险的过去区分开来。恐惧终止行为类似于用一个更具说服力的全新故事来代替以往的经验。这一过程开启了一个全新的学习过程——只是这一次我们会发现，条件刺激会带给自己安全而非伤害。尽管令人不快的记忆依旧存在，但恐惧终止行为会将"安全"记忆的优先级调至更高。注意，如果再次面对相同的险境，深藏于内心的恐惧极易"死灰复燃"。所以，与其说消失了或是渐渐淡去，更确切的表达方式是：我们的恐惧是被其他能够终止它的记忆压制了下去。

恐惧终止与习得涉及的脑部区域有很大的重叠之处：杏仁体基底侧，内侧前额叶皮质和海马体。[13,14] 与获得恐惧体验相似，清除恐惧同样需要动用杏仁体基底侧的可塑突触，以便谷氨酸酯能与 NMDA 受体结合；但此时的区别是，杏仁体能识别出这一次的条件刺激是安全而非危险的。同时，杏仁体和海马体负责"通知"前额叶皮质：警报解除。反过来，前额叶皮质向杏仁体基底层发出的抑制性信号同样表达了不用害怕的意思。[15] 杏仁体基底层和内侧前额叶向杏仁体中的抑制性神经元（闰细胞）发出这些信号，抑制了杏仁体中央核中神经元的活动。[16] 如此一来，中央核也就不会再引发恐惧的反应，同时在大脑中形成了有关安全的记忆。

焦虑的大脑

很多人经常将恐惧与焦虑视为同义词。但心理学家与神经科学家都会告诉我们，它们并非完全一样，两者的区别与威胁的根本性质有关。恐惧指的是针对能引发即时性伤害的威胁而产生的情绪、行为或生理反应——真实的危险迫在眉睫。比如说，刚要走下人行道过马路，就看到一辆汽车直冲过来。突然之间，一阵真真切切的恐惧袭来，你吓了一大跳，要么一动不动，要么赶紧跳回人行道；应激激素迅速覆盖全身，你的心脏怦怦跳个不停，呼吸急促，汗流不止。人体的恐惧系统敏锐觉察到了这一威胁，并迅速启动了相应的防御系统（压力反应和战/逃反应）。这是典型的恐惧。

相反，焦虑则与对恐惧的预期有关，是一种与长时间的困扰、警觉和过度反应相关的情绪。引发焦虑的威胁也许遥遥无期，模模糊糊，甚至是说不清道不明的。这种感觉可能已伴随你很久，并非不期而至。对某事件的预期以及由其引发的心智困扰，为焦虑情绪填上了更多的认知色彩。我们不止吓了一跳——我们忧心忡忡，甚至畏葸不前。这样的情绪和焦虑为人类所独有，也是只有人类才会承担的生命之痛。或许这便是我们要为具备超越当下、畅想未来的能力而必须付出的代价。从某种意义上说，它与另一种为人类独享的经验非常相似，后者也是对我们承担的焦虑重担的补偿，它的名字叫作"希望"。

尽管恐惧与焦虑并不是一回事儿，引发这两种情绪的脑部系统却基本类似。恐惧和焦虑的产生，都需要杏仁体、前额叶皮质、海马体，以及脑部其他负责情绪区域的协同努力。[17] 在引发恐惧和焦虑时，以上区域都会分泌皮质醇、肾上腺素和去甲肾上腺素等应激激素；交感神经系统启动战 / 逃反应模式；而皮质层则激起恐惧的念头。

和恐惧一样，焦虑也是人类状态中一种无法逃避且无所不在的一部分；但对我们不无裨益。它教会人类做最好的准备，最坏的打算。一次考试或是一场公开演讲之前你所经历的焦虑，能帮助我们集中精力，全力以赴。但恐惧和焦虑也是一把双刃剑。若这样的情绪太过强烈且持续时间过长，会对我们的身体和精神造成伤害；在少数极端的情况下，其影响可能是致命的。

恐惧而死

1915 年，伟大的哈佛大学生理学家沃尔特·B.坎农首次提出了战 / 逃反应的观点：在我们受到威胁时，强烈的情绪反应（如恐惧和狂怒）会通过刺激交感神经系统中的肾上腺分泌肾上腺素，从而引发生理症状。坎农声称，这些情绪反应促使动物们从生理也即身体上做好"逃跑或是战斗"的准备（p.277）[18]，从而免遭危险。

1942 年，坎农描述了一系列"广布于世界各个荒蛮角落之初民"的例子："在受制于咒语、巫术或所谓'黑魔法'之时，人类是很容易致死的"，他们实际上都是被吓死的。坎农记录下了很多因破坏部落禁忌或被敌人诅咒而被处以死刑的可怜之人。通过一个富含戏剧性的手势，手执一块骨头的敌人指向这一悲剧的牺牲品，后者必死的命运便已注定。坎农在这里描写了这种恐惧：

> 我深深地感到，那个发现自己已被敌人用骨头诅咒了的人看上去实在太可怜了。他愣愣地站着，两只手茫然地挥舞，仿佛这样便能驱走在他看来已经缓缓注入自己身体的死亡毒素。他面如死灰，目光涣散，脸上的表情不忍卒观。他想大叫，可从喉咙中只能勉强挤出一丝声音；旁边的人也许只能看到他的嘴唇在微微颤动。他的身子不住颤抖，全身的肌肉都在下意识地抽动；他前后摇晃，最终扑倒在地上，仿佛陷入了昏迷；但马上他又开始翻滚，濒死的巨大痛苦让他用双手遮住自己的面庞并不住悲鸣。除非由一位在当地被称作 Nangarri 的通晓医术的同族人帮他"解除"咒语，这个可怜的人很快便将离开人世。（p.184）[19]

据此，坎农总结道，伏都教引发的死亡，是"由强烈的恐惧通过作用于想象而爆发出的致死性力量"（p.183），他确信"这种疾风迅雷般的致死效果源于交感神经—肾上腺系统的持续激烈作用"。（p.187）换句话说，是个体的恐惧将自己最终推下战 / 逃反应的悬崖，走向灭亡。

在当时，坎农的推想所能依据的证据微乎其微。然而，随着科学的发展，在随后的几十年里，很多非常复杂且精确的生理学研究都支持了他的假设。现在，由于过度恐惧和压力而引发的突然死亡在科学研究上的意义早已远远超过坎农所描绘的"原始"文化中的神秘事件。与坎农的猜测类似，这种死亡的原因看似是剧烈的情绪波动，实则更接近由神经活动的突然爆发而带来的心脏骤停。交感神经系统中的神经元对肾上腺发出向血液中分泌肾上腺素的指示，与此同时向心肌中分泌去甲肾上腺素。心脏中受到过度刺激的肌肉细胞急速收缩，血液中的钙含量骤然上升至有毒比例，致使肌肉细胞因挛缩而死亡。[20] 而不那么剧烈的阶段性焦虑同样会对人类的生理健康造成负面影响。[21,22] 我和我的同事们调查了 3369 名老年妇女，询问她们最近是否经历过惊恐症的发作——这种病症的直接原因是恐惧或焦虑，其外在表现为生理症状和强烈的恐惧感。[23] 我们发现，在随后的五年里，那些至少经历过一次惊恐症发作的老年妇女，其心脏病和中风的风险提高了三倍，且死亡风险提高了两倍。

然而，当恐惧和焦虑光临时，它们更容易对个人的精神健康带来强烈的负面影响。对大部分人来说，恐惧和焦虑不会要了你的命；但对有些人来说，这两种情绪使他们生不如死，仿佛置身于地狱之中。

焦虑的年代

实际上，在正常的恐惧 / 焦虑与这两种情绪的病态表现之间划一条界限，是一件非常困难的任务。在健康的精神状态和精神疾病状态中，恐惧和焦虑都极为常见，恐怕要超过任何一种精神疾病的症状。

恐惧和焦虑情绪能引发精神失常的观点一直到 19 世纪中叶才被公众接受并得到广泛重视。[24] 从 1860 年到 1900 年，欧洲的精神科医师逐渐将焦虑的各种症状归入医学上已承认的综合征，如神经衰弱症、陌生环境恐惧症和神经性循环衰弱。在 19 世纪行将结束之时，西格蒙德·弗洛伊德首先以焦虑性神经症来描述一种包括以下症状的精神疾病：非常易怒，带有明显焦虑性质的期待与担心，焦虑情绪突然发作，广义上的各种恐惧症，以及其他一系列生理上的表现。[25]

看到弗洛伊德，我想你多半能猜到他为这种病症找出的病因——没错，就是性；尽管他也声称，遗传天性的差异也是另外一个比较明显的重要影响因素。弗洛伊德特别强调，神经性焦虑症的根本原因是过度的性张力，由禁欲、性交中断（体外射精）或其他任何对性行为满意度的阻扰而引发。[26]他在随后的研究生涯中逐渐改变看法，视焦虑为对危险的一种普遍反应——但根据弗洛伊德本人的学说，危险经常源自人的心智本身。[27]他认为，焦虑是一个信号，表明个人的自我（ego）已经处于被负面冲动和下意识的愿望所淹没的险境。为了应对这一危机，弗洛伊德相信，自我启动了心理抑制和情感转移等防御机制。

在19世纪的大部分时间里，弗洛伊德及其信徒几乎统治了精神分析学领域。因此，精神病学家和精神科医生甚少分出精力详察焦虑症症状之间的细微差异，而细究其原因的话，也许一种治疗手段（精神分析）便能包治百病算是其中之一吧。

然而，到20世纪50至60年代，情况发生了较大的变化，深受约翰·华生和B. F. 斯金纳等人理论影响的众多行为主义心理学家开始研究专门针对恐惧症的治疗手段；同时，精神病学家也开始试验药物对陌生环境恐惧症和其他焦虑性神经症的临床疗效。突然之间，"到底是什么让你焦虑"变得重要起来。不难想见，当美国的精神科医生打开当时最新修订的第三版《精神疾病诊断与统计手册》时，发现焦虑性精神失常已经成为一个分类详尽的病症集合。1980年DSM第四版也是距今最近的一次修订，在这本诊断手册中，常见的焦虑性精神失常分为七个大类：恐慌症、没有经历过恐慌发作的陌生环境恐惧症、普遍性焦虑性失常、针对特定的目标的恐惧症、社交恐惧症、由外伤引发的压力性失常以及过度强迫症。以上每种病症都意味着一个或多个特定病态性焦虑的表现，但是，它们的共同点在于，在一个日益危险的世界里，为了确保安全，其都代表了人体自身正常的恐惧和焦虑机制针对环境变化所作出的各种改变。

有关焦虑性失常，最令人震惊的事实之一莫过于其发生之普遍。以美国成年人口为对象的规模最大的调查发现其发病率约为29%，也就是说，每 4 个成年人中就有 1 个人，在其一生中的某些时候，达到了罹患焦虑性失常的标准。[28] 作为一组疾病的集合体，焦虑性失常已经击败了情绪性精神失常（如抑郁症和躁郁症）以及因物质（如药物和酒精）滥用而引发的精神失常，成为精神失常中最常见且广为人知的代表性病症。焦虑性失常造成的影响极为负面——且不说其引发个人心理健康的巨大负担和切切实实的经济损失（仅在美国每年就达上百亿美元），焦虑性失常已跻身医学界最为严重的致残性慢性病之列。

最近的一项研究考察了几种能使个人丧失劳动能力或自理能力的精神疾病和身体疾病，其因变量为每个月不能从事正常活动的天数。研究者发现，焦虑性失常在被考察的疾病中高居第二，仅次于肌体骨骼类疾病，将癌症、慢性肺结核、消化系统疾病甚至是心脏病远远甩在后面。[29]

那么，有关恐惧和情绪记忆的生物学能帮助我们加深对焦虑性失常的理解吗？对大部分焦虑性失常来说，我们有理由相信，问题的一大部分在于大脑的恐惧回路功能出现异常。比如说，那些罹患焦虑性失常的人更容易受到条件恐惧的影响，摆脱条件恐惧也更困难。[30] 恐慌症患者身上都有夸大条件恐惧的倾向——也就是说，他们的恐惧反应阈限很低，且能引发其恐惧反应的刺激相比普通人来

正常的另一面

说也要多得多。[31] 众多神经影像学研究显示，焦虑性失常患者，其大脑中与恐惧反应相关的区域都在结构与功能方面有异常，而这些区域包括杏仁体、脑岛、前额叶和海马体等。[14,32-35]

约翰·华生曾断言，各种各样的恐惧症是恐惧条件反射行为"误入歧途"的最明显例证。由某种特定刺激引发的恐惧症就是针对某一物体、情境或经历的过度恐惧和极力避免。根据患者恐惧的对象，临床医学界总结出了恐慌性失常的三个主要特点。首先，患有恐惧症的人对某一特定物体或情境害怕之极，如蛇、封闭空间或是暴风雨等。当这种恐惧与其他人有关——例如害羞或其他在社会化情境中的焦虑，它即被称为社交恐惧症；当这种恐惧源自某些经历所造成的巨大的心理冲击，我们则将其称为陌生环境恐惧症，也称恐旷症。

我们应该记住的重要一点在于，以上这些恐惧，从某种程度上来讲都是正常的，其中一些人人都会经历。但是，当正常的恐惧超过一定范围且反复出现，无法自行终止，并对个体造成伤害，它就上升到了病态的程度。受到恐慌性失常折磨的人通常会极力避免那些让他们感到无比害怕的东西，无论他害怕的到底是什么——这样做会给他们的生活带来很大的限制。如果你害怕密闭空间（幽闭恐惧症），就不能独自乘电梯、搭飞机，甚至不能轻松地进行一次核磁共振成像检查；如果你害怕社交场合，便会抗拒和他人约会、外出就餐、工作面试或参加会议讨论；而如果你畏惧恐慌的情绪，就会尽力避免可能产生类似情绪的情境，例如逛商城、走过高高的大桥，甚至仅仅是鼓足勇气走出家门。

大众媒体很喜欢给各种各样的恐惧症起名字：以"恐惧症"（phobia）为基础随便加一个希腊语或是拉丁语的词根，调节一下节奏，一个新词就造出来了——看到这里，你有没有发现自己也失常了？瞧瞧吧：烟雾恐惧症（homichlophobia），时间恐惧症

（choronophobia），亲戚恐惧症（socerophobia），甚至还有 13 恐惧症（triskaidekaphobia）！不过，身为一名拥有二十余年临床治疗焦虑性失常患者的丰富经验的专业人士，我可以负责任地告诉你，这些根本不是公共卫生的焦点问题。我可从没见过一名诗人恐惧症患者（metrophobia），更别说害怕长单词的人（hippopotomonstrosesquippedaliophobia）了。

在现实生活中，最常见的恐惧和恐惧症都与那些在人类漫长的进化历史中已经知悉的令人恐惧的危险有关：蛇、昆虫以及其他危险的动物，暴风雨、恐高、流血或是受伤的情景、密闭空间以及社交带来的威胁。

我们可以将这些威胁视为非条件恐惧刺激——我们已经默认必须害怕的东西，因为对它们保持一种敬畏之心曾保证了我们的祖先的安全，使远古人类得以幸存。[36] 其中一些行为和情绪——例如恐高症和害怕离开照顾自己的人——已经内化于人类个体；当我们首次面对这样的威胁时便浮出水面。而另外一些威胁呢？人类将通过恐惧条件反射来习得如何在生物学意义上对其做好准备。

鳄鱼的恐惧

从某种意义上说，人类"习得"这些恐惧感的行为倾向是"经验—期望"学习过程的又一个明证：虽然应对恐惧的意识已经内化于人类身心之中，但我们需要外力的指导来区分哪些刺激是真正有害的，哪些不是。

在一系列实验中，心理学家苏珊·米涅卡、阿尼·欧曼和他们的同事发现，灵长类动物具备了选择性地习得恐惧某些事物的天性，它们经常通过观察其他同类的反应来获取这一技能。恒河猴能迅速通过观察同伴的行为而掌握对某些自然界威胁的恐惧——这一过程又被称为替代性条件反射。[36] 生活在野生环境的猴子都怕蛇，但动物园里的猴子一开始并没有这种反应。如果你给一只动物园里的猴子看录像带，其内容是另一只猴子对玩具蛇或是玩具鳄鱼非常害怕的具体表现，那么生活在动物园里的猴子也会形成对这些动物的恐惧感。[37,38] 但是，如果录像带被有意识地拍摄成其他猴子害怕的是一些看起来并不危险的东西（比如花朵和玩具兔子），那动物园猴子就没这么容易上当了，它们并没有产生任何恐惧感。结果显示，猴子的恐惧学习系统更容易捕捉到来自自然环境的威胁并且"学会"害怕它们；同时对人为假造的威胁视而不见。

类似的选择性恐惧习得行为也发生在人类婴儿身上。第一次面对蛇的婴儿，他或她也许只会好奇，并不害怕——就像小阿尔伯特第一次看到老鼠时的表现。但是，如果伴随着蛇的形象一起呈现的是非常可怕的声响，只有九个月大的孩子会迅速因蛇的出现而引发自身的恐惧反应。[39] 无数研究表明，与中性的刺激相比，人类对原始刺激（蛇、蜘蛛、愤怒的表情）所产生的条件反射性恐惧要常见且强烈得多；有时候，这种刺激的程度甚至要超过某些更为现代的危险（如指着自己的枪口、刀或是破损的电源插座等）。[36]

当我们正常的恐惧条件反射机制受制于某种潜在的能被察觉到的威胁，且无法摆脱这种情绪时，这样的人类个体就患上了恐惧症；同时请注意，实际上，恐惧条件反射机制与大脑中负责习得危险的区域，共享同一套恐惧回路。对某些人来说，遗传因素和生活经历的结合，共同造成他们的恐惧反应更为顽固——这些人特别容易染上对某些刺激的挥之不去、无法摆脱的强烈恐惧感；且大部分其他个体根本不会受到这些刺激的影响。对此类易感人群而言，他们连自己什么时候、因为什么事情才染上对蛇或者蜘蛛的极度害怕都记不起来了。

战争的囚犯

有一种焦虑性失常，引发它的恐惧条件反射事件对患者来说是终身难忘的。事实上，从定义上来看，它也是心理学界唯一一种完全由生活经历所引发的精神失常病症。现在你知道了，我说的就是"创伤后应激障碍"（简称 PTSD）。

创伤或极度压力会造成足以致残的焦虑症或巨大伤害这一残酷的事实，是借最古老的人为灾难——战争而广为人知的。美国内战结束后，临床医学界发现，那些曾经多次参战但幸存下来的士兵有很多都患上了比较严重的慢性疾病，1871 年，一位名叫雅各布·门德斯·达·科斯塔的军医将这一综合性症状命名为"毛躁的心"（irritable heart）；患者都是内战老兵，他们的健康情况看似不错，但饱受胸部疼痛、心悸、气短以及呼吸不畅经常发作的困扰。之后，这种综合症又被称为达·科斯塔综合症。科斯塔的一个病人是一个十八岁的士兵，他"在军中服役一年，频繁长途行军并与敌人交战。在离开军队之前的几个月里，他常常在夜里有窒息感，且伴有心悸症状；而在这些症状出现之前，他已经因身体原因而无力履行士兵的职责，并感到身心俱疲"。(p.21)[40]

第一次世界大战结束后，数以万计的士兵被另一种足以致残的综合征彻底击垮——极度悲痛、无法抹去的惨痛记忆、做噩梦、失眠、不再与任何人交往，这些表现基本上涵盖了对 PTSD 的现代定义的各个方面；在当时，这种病症被称为炮弹恐惧症（shell shock）。1918 年，著名医学杂志《柳叶刀》中的一个典型病例指出，罹患炮弹恐惧症的士兵生活在巨大的痛苦之中。文中的受害者曾被一枚炮弹爆炸后激起的碎片活埋，后来他"在另一次无法忍受的经历之后彻底垮掉了，当时他奉命去寻找一位同伴军官，结果发现同伴已经被炸成了碎片，头颅和四肢散落在躯干四周"：

从此以后，每当夜晚来临，被炸得七零八落的同伴便在他脑中浮现，扎下了根。睡着之后，他的朋友就出现在噩梦里，有时候是躺在战场上被炸死的样子，有时候的样子更可怕：四肢和躯干被麻风病蚕食，所剩无几。被炸碎或是麻风病人模样的军官在梦里向他走近，直到他在大汗淋漓和极度恐惧中突然惊醒。他不敢睡觉，可同时每天都在痛苦中等待夜晚的来临。医生建议他忘记有关战争的一切，但每当夜晚来临，有关这段遭遇的记忆如此牢固且深刻，挥之不去，无论他如何努力，也无力完全摆脱。(p.174) [41]

根据资料记载，有超过二十万名士兵因为意志被残酷的战争摧毁而精神崩溃。[42] 在接下来的数次战争之后，相似的情景总会重演：数以万计的年轻人背负上了一生也无法愈合的精神创伤。

随着全社会对这种综合征的了解逐渐深入，临床医学界逐渐将其归入重大灾难、交通事故和暴力犯罪受害者一类。20世纪七八十年代，随着两股文化潮流的勃兴，创伤压力和它所引发的后遗症站到了舞台的正中。其一是在越战老兵中发病率极高且广为人知的心理疾病（也被称为"后越战综合症"）；其二是公众渐渐认识到，针对儿童的性虐待和身体虐待非常普遍且具有极大的危害性，而这一现象在此前从未进入大众的视线，更没有引起任何重视。公益人士、家长和临床医生为向公众普及精神创伤的灾难性后果付出了不懈努力。因此，1980年DSM第四版正式确立了精神病学诊疗系统的全新分类，针对PTSD的确诊和治疗体系也就正式诞生了。

要想确诊一个人罹患了PTSD，除了要确认其经受过强烈的创伤性事件外，诊断标准还包括患者至少表现出三组破坏性症状，且这些症状已经持续一个月以上。第一组症状又称再现性症状，主要是那些反复折磨患者的与创伤有关的惨痛记忆，其发作形式包括：在大脑中不断闪回、噩梦、各种不愉快的回忆，或是由和创伤性事件有关的暗示作用所引发的强烈恐惧反应，等等。第二组症状又称逃避或麻木性症状，表现为患者极力避免与创伤性事件有关的想法、行为、人物和情绪等。受害者的情绪或麻木或冷淡，很难与他人建立正常联系或是回归正常的生活。最后一组症状也被称作过分激动症状（hyperarousal symptoms），主要表现为持续的恐惧和警惕状态：眩晕、狂怒、忧虑、过分紧张，以及夸张的震惊反应。

尽管创伤性事件能导致严重可致残的精神综合征这一观点已得到广泛认同，但在当代精神医学界，对 PTSD 的诊断仍然是最具争议性且极易引发政治关注的。即使是精神医学界内部，也有部分学者对这一诊断标准持批评态度，认为在很多情绪失常和焦虑性失常中普遍存在的症状也被包括了进来，并未特别考虑到其病因的独特性[43]；除此之外，也有业内人士认为，PTSD 其实只是个体应对严重压力时的正常反应，完全不应将其归入精神失常这一病症之中。[44]

其实，针对"到底什么样的事件才算是创伤性事件"的争论多年来也未停歇。在最新版 DSM 的定义里，受到创伤性事件的打击意味着一个人"曾亲身经历或目睹或遭遇一次或者多次可能引发死亡、严重伤害的事件，或者是对身心安全的重大隐患，无论此事件是针对自己还是他人"；且此事件引起了患者"强烈的害怕、无助感和无法克制的恐怖感"。[45]在前一版 DSM 中，对 PTSD 的定义尚未包括曾经"遭遇"（confronted with）创伤性事件；而这一次定义的外延实际上涵括进了对"潜在的创伤性经历可能引发病症"这一观点的认可，并为这一疾病的诊断打开了一扇新的大门。比如说，确诊一个 PTSD 病例，可能仅仅是依据患者曾经耳闻或是曾在某种媒体上目睹了发生在他人身上的惨痛经历。哈佛大学的心理学家理查德·J. 麦克纳利说："这种'二手'经历与在泥泞的战壕里真刀真枪地面对敌人坚持十天半个月是有着天壤之别的。"（p.231）[46]麦克纳利相信，这样的诊断依据会让对 PTSD 的确诊陷入混乱，也因此使得临床医学界和研究人员无法从心理学角度对这一疾病有一个整体的把握，"就像用手指把果酱随便涂在墙上一样"。

　　但是，几乎没有人会怀疑严重的创伤能引发甚至有致残风险的条件恐惧反应。越来越多的证据表明，PTSD 不是一种由"恐惧习得"行为所引发的精神失常，而是一种恐惧终止。[47]实际上，每个人都会因带来生命威胁的创伤而发自内心地恐惧，PTSD 的独特之处在于，由它所引发的恐惧长存于心，挥之不去。

无法忘记

　　艾米·拉裴尔因为焦虑问题而来到我的办公室寻求帮助。她身着商务套装，遣词造句和语气非常正式，我将以上特征均视为普通人在与精神病医生会面时内心不安的外在表现。一段时间以来，她饱受恐慌症的困扰，且病症大部分在晚上发作。艾米五年的婚姻濒于破裂，她记得某天丈夫大醉晚归之后强行与她发生性行为，几天之后，恐慌症便第一次袭来。

　　从此之后，这样的病症每周都要打扰她数次。她和丈夫频繁争吵，最近终于下定决心离婚。除了入睡困难之外，她并无任何抑郁的症状，在此之前也没有因焦虑问题或滥用药物而造成忧郁症的病史。在仔细询问了她的生活经历以及症状后，她说目前最大的担心就是如何能摆脱恐慌症的纠缠。她表示，因为工作日程极为繁忙，所以她很难按照约定定期进行心理治疗，所以她很希望能够通过药物治疗来缓解症状。我建议她使用 SSRI 抗抑郁症药物，但六个星期后，艾米说似乎服药除了让她更害怕之外没有任何疗效。这次我给她开了抗焦虑症药物氯硝安定片，两周之内艾米的恐慌症有了明显减轻。不幸的是，她的幸运没有维持多久：接下来的一个月里，她的焦虑益发明显，且恐慌症又开始每天打扰她的生活。但是，她突然不再造访我的办公室。

几个月之后的一天，我接到了一家医院打来的电话："斯莫勒博士，我是本翰医生。你的病人艾米·拉裴尔现在就在我们医院的急诊室里——她自诉的症状是胸部疼痛，但已排除了心肌梗塞的可能，而是更像恐慌症发作。不过，她承认这一个月以来都在酗酒，并已经同意接受戒酒措施。"

我们随后会面时，拉裴尔女士向我坦陈了她从前羞于启齿的经历。那天晚上被她丈夫强迫发生性行为，让她儿时被父母的一个朋友性侵犯的惨痛回忆再次浮出水面。那些不堪回首的经历出现在每晚的噩梦里，痛苦的回忆每晚都来啃噬她的心灵，完全不受她的控制。

现在她感到的害怕，与她还是个小女孩时所经历的无助和恐惧别无二致，作为一个成年人，她试图用酒精来强压下这份痛苦。这种做法能暂时减轻焦虑，但那份刻骨铭心的记忆永远不会自己消失，依旧会将她击垮。很快，她喝得越来越多，酒精最初的作用是战胜焦虑，最终使她进入了一种几乎毫无知觉的状态，也间接且暂时遮蔽了那份恐惧。

艾米发现，有些看似完全无关的刺激——电视上的犯罪剧集、丈夫生气时的咆哮、黑暗的房间，都能让她联想起童年的创伤，进而感到恐惧，而那些刺激性的画面也会在眼前不断闪回。她和前夫已经分手，而她无法在晚上独自入睡。随着恐惧不断升级，她在卧室门上装了一个弹子门锁，每天晚上在黑暗中大睁着双眼紧盯房门。那段悲惨的记忆已经完全攫住了她的心智，现在的她整日生活在高度警觉之中，已经无力判别过去与当下。

幸运的是，大多数人不会有艾米·拉裴尔这样的经历：恐惧和因之而生的悲惨记忆给她带来了巨大的折磨。不过，可能由 PTSD

和其他焦虑性精神失常所引发的病痛，都包含了对通常负责识别哪些情况安全、哪些情况危险的大脑情绪记忆区域的破坏。

在 PTSD 病例中，神经影像学研究已经察觉到了大脑正中前额叶皮质层区域的一些异常表现——这一区域的"职责"恰恰是学习如何清除恐惧的记忆。我在麻省总医院的同事穆罕默德·米拉德发现，那些在战胜恐惧方面表现不佳的患者，他们的大脑正中前额叶皮质层区域的脑组织较一般人更薄，且其活动更为消极。[33,48,49]大脑正中前额叶皮质层的核心功能即为向杏仁体传达这样的信息：那些我们曾经害怕过的东西实际上是安全而无害的。而海马体的作用恰恰与此相对：在遇到暗示可能的危险环境的线索时，帮助大脑建立有关安全感的记忆。与心理健康的正常人相比，PTSD 患者的大脑正中前额叶皮质层活动较少，海马体面积小且不活跃，杏仁体则过于活跃（部分原因在于大脑正中前额叶皮质层和海马体的抑制）。[14,32,34]这表明，大脑中的恐惧清除机制已失常且紊乱：恐惧感和应对行为均过于强烈；不但如此，在某些特定情境下"习得"的恐惧被推广至更多场合，而实际上后者与患者曾经受到的伤害并没有太大关系。

先天的焦虑与后天的焦虑

若我们稍加考虑便能认识到，在由焦虑所引发的精神性疾病如恐惧症和 PTSD 等，其背后并不仅仅是恐惧条件反射那么简单。每个人都要面对高空、密闭空间或者蜘蛛，但大多数人并未产生病态的恐惧反应。60% 以上的成年美国人都曾经历各种各样的创伤，如对身体的伤害、足以威胁生命安全的意外事故，以及突然失去挚爱亲人。[50]在被战争、种族冲突和严重自然灾害肆虐过的世界其他国家和地区（如中东、亚洲的某些地区和非洲），创伤就更加普遍了。尽管如此，大部分受害者并未罹患 PTSD。请看实例：在美国，PTSD 的终生发病率约为 7%，大约只是经历创伤人口比例的十分之一。

因此，单是"暴露"于恐惧和创伤性刺激并不足以引发焦虑性失常。那么问题来了：到底是什么原因使某些人将普通的恐惧和焦虑情绪转化为精神失常呢？

答案并不是一两句话可以解释清楚的，但是，已有的证据逐渐将研究者的目光引至先天遗传与后天经历的二分法。众多研究结果反复表明，所有的焦虑性精神失常都会家族遗传。比如说，与健康的正常人的亲属相比，各种恐惧症患者的一级亲属（兄弟姐妹和子女）染上恐慌症的几率大约是前者的五倍。相似的情形在恐慌性精神失常、广场恐惧症、社交恐惧症、广泛性焦虑症、PTSD 和强迫症患者身上也能找到。[51] 双胞胎研究发现，焦虑性精神失常的综合遗传率约为 25%～45%。[52] 同时，由于遗传概率并非 100%，包括后天生活经历在内的环境因素也是不容忽视的。

在所有讨论先天遗传因素和后天环境影响如何使得一部分人成为易感人群的理论中，"压力—素质"模型提出的解释获得的认同最为广泛。[53] 对"素质"（diathesis）的重视暗含了其对先天因素的倾向。这种观点认为，在涉及焦虑和恐惧等心理状态时，正常的状态是一个相对宽泛的区间，但拜特殊的遗传因素和生活经历所赐，我们中的一部分人与他人相比对焦虑情绪更敏感，也更容易受到它的干扰。在面临危险事件时，这部分易感人群所表现出的焦虑症状更为强烈且持续时间较长。换句话说，容易焦虑的个性与压力较大的生活事件结合在一起，便会导致从正常的焦虑情绪走向病理性焦虑。

个性易焦虑人群的身上可能存有的认知偏见，使得他们更易发现普通人察觉不到的危险。[54] 任何可能代表了危险的微小征兆都会吸引他们的注意，其大脑中与恐惧条件反射形成和情绪处理方面有关的区域既敏感又活跃——特别是杏仁体、脑岛和前额叶皮质层。[55-62] 这一原因也部分解释了人类遗传基因的变化能造成不同个体对于生活事件的情绪反应的差异——包括我们的焦虑和恐惧到底有多严重。

在第二章中，我已经介绍了携带名为 RGS2 基因的儿童更易焦虑，在面对恐惧和愤怒的面孔时，他们的杏仁体和脑岛极度活跃。[63] 众多研究表明，血清素传送基因（serotonin transporter gene，SLC6A4）的一个变体能对多种动物的焦虑情绪造成相似影响，如老鼠和猴子；甚至对人类被试也能产生类似作用。[64-67] 正如我在第二章中解释的那样，由这种基因制造出的蛋白质是 SSRI 类药物的目标，后者已被广泛适用于治疗焦虑性精神失常和抑郁症。

在这类基因的启动子中，普遍存在一种遗传变异情况，能影响其基因表达程度。与长型基因相比，短型基因缺少了 44 组 DNA 的碱基对。缺失的这些碱基对使得血清素传送基因活跃程度降低。脑成像学研究表明，在看到情绪激烈的面孔时，短型基因的携带者杏仁体的反应更为剧烈——恐怖的面孔所引发的反应尤甚。[68] 而且，更多研究显示，短型基因还造成杏仁体与前额叶皮质中一个区域之间的联系与交流减弱，而后者的功能恰恰是控制杏仁体的反应程度和消除恐惧。[69] 换句话说，这种特殊遗传变异的携带者在控制恐惧和焦虑反应方面比非携带者难度更大。

类似的故事在一个被称为 BDNF 的遗传基因身上也发生了，这种基因的作用是分泌源自脑部的嗜神经组织因子，这种蛋白质能促进神经元的生长并使得它们保持健康。在面对压力性事件时，动物的海马体内的 BDNF 水平急速上升，这一变化可以缓解压力，并产生抑制抑郁感受的效果。* 通过促进突触可塑性，BDNF 在杏

---

* 另一方面，BDNF 也能在大脑的炎赏刺激中心区域产生增强抑郁情绪的效果。[70]

仁体、前额叶皮质和海马体的恐惧习得、恐惧终止和恐惧记忆等过程中也发挥着至关重要的作用，[71-73] 向实验用小白鼠的前额叶皮质位置注射 BDNF 能消除其条件恐惧反应。[74] 部分研究显示，在 DNA 序列中携带该基因单独变体的人类个体，抑郁倾向较其他人更为明显，杏仁体活动较为剧烈，记忆（特别是能清除恐惧情绪的记忆）损害较为严重。这种 DNA 变异使得 BDNF 蛋白中一种被称为蛋氨酸的氨基酸被缬氨酸所代替，且这种情况在欧洲裔美国人的后代中非常普遍。

2006 年，来自康奈尔大学医学院的科学家团队报告了令人振奋的实验成果：直接将 BDNF 的缬氨酸 / 蛋氨酸变异与不同个体的焦虑倾向联系在了一起。通过基因工程学技术，他们将人类的缬氨酸短型基因（Met-allele）注入一组实验中小白鼠体内，"创造"出了独一无二的携带这种人类 DNA 变体的动物。[75] 显然，这组短型基因（met-allele）* 小白鼠在压力焦虑行为和记忆力损害方面的水平都要明显高于其同类——与携带这种基因的人类表现一致。

2010 年，研究者以 BDNF-met 小白鼠和一组人类志愿者为研究对象，进行了一次恐惧条件反射实验研究。[76] 携带缬氨酸短型基因的小白鼠和人类在恐惧消除方面均有障碍。研究人员随后将人类被试的恐惧消除过程通过核磁共振成像来进行检测，发现缬氨酸短型基因携带者的大脑正中前额叶皮质层区域活动较少而杏仁体活动较多——这种情况恰与我们的期望相符，因为我们已经知道，恐惧的终止和消除需要通过大脑正中前额叶皮质层区域来抑制杏仁体的活动。因此，这种特定的基因变异增强了特定个体的焦虑倾向，还通过减弱大脑中恐惧抑制区域的活动来破坏驱除恐惧的可能性。

---

* 请注意：人体内的缬氨酸（methionine）被简化为 Met，小白鼠体内的则被简化为 met。

对影响焦虑情绪的基因的探索仍是一项未竟的挑战。截至目前，通过双胞胎研究预测的结果显示，具有此种功能的基因只能解释遗传现象的极小一部分。在可预计的将来，我们也许会发现，焦虑倾向和焦虑性精神失常都是极为复杂的现象，对它们的解释可能涉及数以千计的共同发挥作用的基因。但是，我们现在的已知结果表明，基因发挥作用的机制是微妙地影响负责感知和处理恐惧及其他情绪的脑部回路——调整大脑对经验的认知和采纳，进而调整我们与周遭世界互动的方式。

正如第三章已经讨论过的，生活经历能起到与基因非常相似的作用。显然，童年的经历也会塑造大脑处理情绪和压力性生活事件的方法和路径。童年时遭到的虐待、忽视以及其他各种各样的逆境会对我们的焦虑水平和恐惧水平造成长期影响；若这些不幸事件发生在大脑中负责情绪控制的区域学习如何体察威胁和规制情绪的敏感期，则其影响更是灾难性的。还记得吗，童年时的不幸会改变个体染色体的组成形式，后天因素会影响 BDNF 的基因表达方式，比如说，某个生物个体对恐惧记忆的印象是否深刻，主要是由后天因素所决定。[77]

对我们某些人来说，基因通过提高将个体暴露于危险境地的可能性来影响焦虑的发生概率。一项针对越战老兵的双胞胎研究表明，在由战斗所引发的创伤中，约有 35%～47% 的因素来自遗传——也就是说，一个士兵由其自身遗传基因所决定的受到伤害的可能性。[78] 另一项针对普通民众的研究发现，受到攻击性创伤如抢劫和性侵害的受害者，其中遗传因素影响约为 20%。[79]

一个人的遗传基因为什么会令其在错误的时间出现在错误的地点？最有可能的答案依然与个体的气质与特性相关。那些使人热衷冒险、探索未知，甚至造成反社会人格的特征会极大地提高一个人身处险境的可能性。[80]

越 界

有一种观点认为，焦虑性精神失常的易感人群总是倾向于夸大正常的恐惧和焦虑情绪；这种观点的含义非常有趣。如果以上观点为真，那么在不同焦虑性精神失常的生物学表现之间就会有很多重合现象。众多焦虑性精神失常病症会显示出相似的特征，在患者的焦虑倾向性表现上，也会显示相似的个性变化。根据现有的证据，情况正是如此。

研究显示，能造成焦虑性人格和引发众多焦虑性精神失常的遗传基因重叠非常明显。[81-83] 在脑功能水平的发挥方面，重叠现象依然明显。还记得吗，我们曾经说过，神经影像学研究表明，健康但易焦虑的人在受到情绪刺激（特别是看到害怕的面孔时），其杏仁体的活动会异常剧烈。[56,84] 同样的情况也发生在罹患各种焦虑性精神失常的患者身上——针对各种特定对象的恐惧症、社交恐惧症、恐慌症、广泛性焦虑症和 PTSD [14]。这样一来，针对焦虑性精神失常的主要治疗手段——抗抑郁药物和认知行为疗法——可以在各种焦虑性精神失常患者身上奏效就不奇怪了。

不过这并不意味着，这些各种各样的焦虑性精神失常其实只是名字不同的一回事儿。实际上，这些疾病表现为不同症状的排列组合，以及错综复杂的致病因素。但这确实说明，即使各种焦虑性综合征并无确切的区分，但正常的焦虑行为与非正常的焦虑之间还是存在明显的界限的。

战胜恐惧

理解恐惧和焦虑的生物学机制有助于公众理解焦虑性精神失常的发生机制。但是对那些饱受此类疾病困扰的患者和希望帮助他们

正常的另一面

的人来说，真正的希望在于临床医学界能运用相关知识提高治疗效果。在过去的几年中，精神病学家、心理学家和神经科学家走到一起，共同致力于将这一希望变为现实。根据对情绪记忆的分子神经学分析，研究人员和临床医生已经创建了可以预防、降低甚至是彻底清除创伤性恐惧和痛苦记忆的方法。尽管还处于试验阶段，但可以预期的结果必将具有惊人的功效。

正如我们已经看到的，以上种种治疗方法都在开发情绪记忆的生物学机理上下足了功夫——一探其庐山真面目并将其为我所用，造福人类。第一种方法用药物来清除刚刚形成不久的创伤性记忆；第二种方法使用的药物能减轻已经存在的痛苦记忆的影响；第三种方法从分子的层面入手，直接"改写"了有关那段悲惨过去的回忆。

第一反应

试想一下，我们能够穿越进入艾米·拉裴尔那段不可磨灭的难言记忆，帮她免除这份带来巨大痛苦的伤害，情况会不会好一点？这样一来，她的痛苦和挣扎就可以避免。

在创伤性事件过后、恐惧的固化成为记忆之前，有一个简短的时间窗，这就为我们创造了干预的机会。方法之一，即抑制压力荷尔蒙的分泌，进而压制杏仁体的活动，从而达到不产生恐惧记忆的目的。

伴随压力和创伤而来的情绪唤起引发了以下情况：一是肾上腺激素的爆发；二是与肾上腺激素化学性质类似的去甲肾上腺素的爆发，它的作用是促发杏仁体的活动，进而加剧分子运动的强度，固化情绪记忆。[85]对小白鼠的实验表明，能激发或是假装引起大脑中去甲肾上腺素分泌的药物会强化恐惧条件反射行为，而人类实验中使用这种药物会使得杏仁体强化对恐惧的反应[86-88]，同时抑制分泌去甲肾上腺素的药物则会干扰对能引发紧张情绪的事件的记忆。[89]

对哈佛大学精神病学家罗杰·皮特曼和其同事们来说，这样的证据代表了一个大胆的假设：如果我们能控制分泌那些将创伤性记忆"刻进"细胞间突触的压力荷尔蒙，会得到什么样的结果呢？

通过阻挡肾上腺素和去甲肾上腺素的受体发挥作用，普萘洛尔（心得安）这种药物被用于治疗高血压已经有几十年的历史了。这些受体被称为 β 肾上腺素受体，因此普萘洛尔这类药物又被称为 β 受体阻滞剂。普萘洛尔常被音乐家和演员用来减轻舞台恐惧的症状——它能舒缓怦怦的心跳，稳定颤抖的嗓音，让不停哆嗦的手平静下来；否则，谁都能看出来你已经紧张死了。

在一个持续十天的疗程里，皮特曼和他的同事向来到麻省总医院急诊室求助的患者随机发放普萘洛尔或安慰剂，而这些患者都是刚刚目睹过车祸或其他创伤性事件的人。[90] 三个月以后，在回忆这些创伤性事件时，研究人员检查了患者是否带有 PTSD 症状或其他生物学意义上的非正常反应；结果表明，那些服用了普萘洛尔的被试，他们的压力反应水平明显偏低。这一实验结果具有非常重大的意义：通过干预大脑对严重的压力性事件形成强烈记忆的过程，一种极为常见的抗高血压药物能让这些经历了痛苦的人不再遭到挥之不去的可怕记忆的折磨。对普萘洛尔真正疗效的争论仍未停歇，但是，将易受情绪控制的大脑保护起来免于精神创伤之痛，单是这种可能性便足以引发群情振奋。

阻碍创伤性记忆的形成困难重重，原因之一在于时间在其中的重要影响。我们的大脑在习得有可能威胁生命的危险事物方面很是"得心应手"。面对令人喘不过气的巨大压力——例如身体伤害或性侵害，防止记忆固化的那扇小窗很快就关得死死的了。要想干预这一过程，必须争分夺秒，在个体暴露于危险之后几分钟之内即施加影响。哪怕在患者进入急诊室之后立即行动，都有可能已经来不及了。即便普萘洛尔作为防护措施被证明有效，但对绝大多数受害者来说，在条件反射窗口期关闭之前这么短的时间里获取药物并使之作用于大脑也是基本不可能的。

一项针对近700名军人的研究表明，干预记忆固化的过程中，"抓紧时机"极为重要，这些被研究者均在伊拉克战场上因简易爆炸装置、步枪、迫击炮和火箭弹而受重伤。[91]在医疗急救过程的初始阶段，用静脉注射吗啡的方法来为伤员止痛非常普遍。众所周知，疼痛会引发肾上腺素和去甲肾上腺素等压力荷尔蒙的大量释放；而有证据表明，与普萘洛尔相似，吗啡也能通过干扰 β 肾上腺素来延缓记忆固化的过程。

这项针对士兵的研究的实施者也在考虑，在 PTSD 形成的过程中，吗啡具备对大脑产生保护性效果的功能。在将接受静脉注射吗啡的伤员与未曾静脉注射吗啡的伤员进行比较后，效果差异之大简直令人惊叹。在受伤后的两年内，曾经接受静脉注射者的 PTSD 发生率几乎下降了一半！更值得注意的是，在曾经接受静脉注射的伤员中，有超过 70% 的人其注射时间是在受伤后一小时以内。我们无法确认若吗啡注射被耽搁的话会有何种效果，但及时的治疗确实带来了不容忽视的疗效。

彼得原则

当然，对那些既成事实的 PTSD 患者来说，单纯的预防措施没有任何意义。幸运的是，人类的记忆不是刻在石头上，而是储存在突触之间的；而突触的可塑性极强。正如我们可以学会害怕，我们也能学会不再害怕——这就是恐惧清除机制的原理。

针对焦虑性精神失常最古老也最有效的治疗方法之一即为恐惧清除。在小阿尔伯特的例子中我们看到，行为主义学家确定了"恐惧情绪和恐慌症可以被习得"的信条。在约翰·华生"成功地"吓唬了小阿尔伯特四年之后，另一位美国心理学家玛丽·卡佛·琼斯公布了一项研究成果——首次成功地将条件反射运用于清除恐惧。她的第一个被试是一个叫彼得的三岁小男孩；像小阿尔伯特一样，彼得也"学会"了害怕一种小动物——兔子。琼斯和她的研究团队让彼得一次又一次接触小白兔（也就是暴露于特定的恐惧对象），与此同时，向彼得提供各种好吃的东西和糖果。在一系列疗程之后，彼得的恐惧情绪彻底消失了。[92]

自 20 世纪 50 年代起，精神病医生和心理学家携起手来，发展出一套更为正式的治疗手段，将行为主义从象牙塔中的实验室推向了临床应用。如果恐惧反应可以借由经典的（源自巴甫洛夫）或是可操作的（源自斯金纳）条件反射行为来习得的话，这些新的治疗手段也可以通过以上方法而由专业人士来操作。在一个彻底安全的环境里，逐渐将恐慌症患者暴露于他最害怕的东西，这种方法能使恐惧的效力大打折扣。

20 世纪 70 年代，来自宾夕法尼亚大学的精神病医生阿伦·贝克首创了融合多种行为主义治疗方法的"认知疗法"。其理念在于，引导患者认识到那些下意识的想法和错误假设，并对这两者的真实性提出挑战，进而根除曾引发患者长期心理疾患的根本性问题。1980 年代，各种疗法之间的融合不断加深；结合了认知疗法和行为主义心理学中积极因素的认知—行为疗法（CBT）受到了越来越多患者的欢迎，一时风头无两。

从当代神经科学的角度来看，我们可以将行为主义疗法和CBT 视为帮助我们清除痛苦记忆的技术手段。通过使患者在整体上不再受困于所害怕的东西，并重新建构他们对灾难性事件的认识，CBT 引导患者形成安全的记忆，从而占据那片曾被恐惧记忆所独占的地方。使患者在一个相对安全的环境中逐渐暴露于恐惧（即有条件反射可能性）的刺激，这样做就能清除深藏于大脑中的恐惧。在这种治疗手段见效后，若要求患者接触他曾经最害怕的东西时，其杏仁体的反应同样趋于正常了。[93]

在过去二十五年里，数不清的研究证明，包括 CBT 在内的各种行为主义疗法能有效减轻多种焦虑性精神失常的症状，如抑郁、饮食失调、上瘾，甚至是精神失调症。实际上，行为主义疗法是唯一一种能对所有焦虑性失常病症产生持续性疗效的治疗手段，其有效率在 50%～80% 之间。

在艾米·拉裴尔将她守口如瓶的秘密倾诉出来之后的几个月里，我们一直在努力与这个攫取了她的心灵并让她陷入无休止的恐慌症困扰的巨大伤痛进行不懈地斗争，试图找出一条能让她的心灵归于平静的道路。我向她建议加入一个 CBT 治疗过程，她比较抗拒，说以前参加过这样的治疗后感觉更糟糕了。她担心，任何一种治疗方法只是让她揭开自己的伤疤，将痛苦赤裸裸地再复述一遍，这对她来说实在难以忍受。"我现在必须忘记这一切"，她望着我，目光非常坚定。我们尝试了一系列药物——抗抑郁药物、抗痉挛药物，甚至是抗精神病药物，但每一种的药物疗效都是暂时的。最后，心力交瘁的她同意尝试一下我最开始为她推荐的 CBT。

在艾米完成第一个月的 CBT 治疗后一个月，我们又见面了。第一周的治疗对她来说是个巨大的挑战，她承认向前推进的每一步都让她处在放弃的边缘。我告诉她，我非常欣赏她在几乎绝望的情况下坚持下去的勇气，并向她保证，类似的情绪在接受治疗的患者中非常普遍。我们要确保她的疗程足够长，这是治疗奏效的必要条件。

通过下一个月的治疗，她的情况已经出现了曙光——可以整夜入睡，卧室的门也不必紧锁。我们两个月以后再次相见时，我发现了明显的变化：艾米看上去焕然一新。当我和她交谈时，我发现曾经像一块黑幕一样遮挡在她脸上的极度紧张和不安已经消失不见。她告诉我，她现在终于彻底摆脱了恐慌症发作，可以将精力投入工作之中。她还和朋友们一起度过了愉快的周末，这是与前夫分手之后的第一次。

五个月以后，艾米的 CBT 治疗正式结束，这意味着她已从那段不堪回首的过去中完全走了出来。尽管如此，在随后的几年里，情况确实曾有些微反复。有一次，她偶遇那个曾给她带来巨大痛苦的"长辈"之子，恐惧发作得突然且猛烈，她不得不短期依赖酒精。她再次求助于 CBT 疗法，也因此重获了心灵的平静。今天，在摆脱了痛苦的过去与当下的纠缠之后，她的生活有条有理；但我们也不得不承认，这样的平衡恐怕依然可能是暂时的。

涡轮增压疗法

通过精研情绪记忆的生物学机制，我们能不能找到一种提高行为疗法效果的好方法？比如说，发明出一种可以彻底清除病理性恐惧情绪的药物。

前文提到，清除恐惧的记忆包含着新的学习过程，而在分子的水平上，这种学习的过程取决于神经递质谷氨酸启动杏仁体和前额叶中的 NMDA 受体时，细胞间突触发生的变化。如果想发明一种能提高清除恐惧效果的药物，在其中加入谷氨酸（或类似物质）就是一个明显的方法。但问题在于，与谷氨酸类似的化学品对大脑来说是毒性的。

幸运的是，艾莫利大学的神经科学家迈克尔·戴维斯和他的同事找到了很好的替代品。戴维斯的团队在研究小白鼠恐惧清除行为的生物学机制方面具有领先水平，他们发现，谷氨酸在完成这项任务时需要"同伴"的支持。另一种神经递质甘氨酸（或它的同类替代品丝氨酸）必须和谷氨酸同时与 NMDA 受体结合在一起。2002年，戴维斯的实验室发布研究结果称，直接向小白鼠的杏仁体注射环丝氨酸（DCS，一种能结合甘氨酸和丝氨酸的药物）可以显著改善恐惧清除学习行为的效果；也就是说，这一方法能更好地赶走恐惧感。[94] 显然，这种疗法不能用于人类，因为没有人会同意直接给自己的杏仁体来上一针（哪怕实际上可行）。但是，这一研究成果依然令人振奋，因为自 20 世纪 50 年代起，环丝氨酸的片剂就已经被人类安全口服了。不过，通过完全不同的生理机制，环丝氨酸长期以来被当作抗生素使用，并一直是针对肺炎的可靠治疗手段。

凯里·雷斯勒是当时在戴维斯的实验室工作的精神科住院医师，他来了灵感。如果行为主义疗法能通过清除恐惧来治疗焦虑性精神失常，那么环丝氨酸也许能让行为主义疗法如虎添翼。现在的雷斯勒已经是艾莫利大学的医学教授，当时他和他的同事芭芭拉·罗斯鲍姆用虚拟现实行为疗法治疗了 27 名有恐高症的志愿者。[95] 在治疗开始之前，研究者给被试随机分配了环丝氨酸或对照用的安慰剂，并告诉他们在疗程之前的 2～4 个小时内服用。在治疗过程中，被试戴上头盔，这一装置能模拟置身于移动的玻璃升降机之中的效果。从升降机里，被试能透过虚拟的扶手向下看。治疗包括使被试逐渐暴露于恐惧对象然后帮助他们对（虚拟的）高度脱敏的过程。每一个治疗对象的疗程分为两段，每次两周，这比通常治疗恐高症的两个月疗程要短许多。

治疗结束后，结果令人惊喜：服用环丝氨酸的一组患者在两段疗程后已经摆脱了恐高症，而服用安慰剂的对照组患者依然在虚拟头盔里瑟瑟发抖。三个月以后，当研究者召回实验对象并重复了以前的虚拟升降机实验时，服用环丝氨酸的一组依然没有表现出任何恐高症的症状。另外，治疗的效果并不仅限于虚拟的世界——服用环丝氨酸的患者在真实生活中对高度的恐惧也有了明显好转。

随着环丝氨酸能改善行为疗法的消息被更多人知晓，其他研究者也纷纷加入测试的行列。临床试验表明，环丝氨酸能显著提高一直以来依靠行为疗法和 CBT 来治疗的众多焦虑性精神失常的治疗效果，包括强迫症、恐慌症、社交恐惧症、公众演讲恐惧症、蜘蛛恐惧症甚至是牙科恐惧症。[96-102]

先停下来考虑一下我们正在讨论的事情：在开始一个疗程之前，先服用一种能明显提高和加速治疗效果的药物。而在运用环丝氨酸促进涡轮增压疗法疗效的时候，必须考虑到一点：对药物的使用必须是间歇性且循序渐进的。研究表明，大脑对 DCS 的适应非常迅速，因此每天服用的话效果不佳。但是，这种用法与用量与促进精神疗法效果的目的不谋而合——典型的精神疗法正是以星期为单位来衡量治疗效果的，这一间隔恰好考虑到了药物的耐受性。为了探明环丝氨酸如何、何时可被推广使用治疗焦虑性精神失常，我们还有很多工作要做；起码截至目前，它仍不是 FDA 认可的针对任何一种精神疾病或情绪性疾病的推荐药物。然而，如果初期研究的结果在今后还能站得住脚，那么环丝氨酸的故事仍然可作为一个绝佳案例，向我们展示对恐惧和记忆的生物学的研究可以成功转化为临床应用上的可喜成果。

美丽心灵

近几年来，神经科学家通过尝试彻底清除能引发恐惧和焦虑的记忆，而大大推进了人类战胜恐惧和焦虑的步伐。行为疗法能清除恐惧，但无法彻底抹去恐惧的痕迹，因为恐惧清除行为的实质是以一个全新的安全记忆来覆盖原有的对恐惧的记忆；最初的记忆并未消失。即使已被压到最底层，那份深深的恐惧依然如幽灵般徘徊在亿万个神经元突触之间。一旦遇到合适的条件，例如与最初的刺激和环境相似的情况，抑或背负压力之时，恐惧的记忆随时能卷土重来。

　　但是，如果我们能让自己彻底摆脱痛苦的情绪记忆——不是把它藏起来，而是干干脆脆地甩掉它，那该有多好！这是 2004 年上映的电影《美丽心灵的永恒阳光》(*Eternal Sunshine of the Spotless Mind*) 给我们讲述的故事。片名取自英国诗人亚历山大·蒲柏的抒情诗《爱洛伊斯致阿伯拉尔》(*Elosia to Abelard*)，诗作讲述了著名学者皮埃尔·阿伯拉尔和他的女学生爱洛伊斯之间伟大但不被祝福的凄美爱情故事。在爱洛伊斯盛怒的叔叔授意之下，阿伯拉尔惨遭阉割，爱洛伊斯也被送往一座女修道院，被迫与爱人和老师的分离将她折磨得痛苦不堪。在蒲柏的诗里，陪伴爱洛伊斯的只有对往昔爱情的回忆，而她也在祈祷通过遗忘来获得解脱与救赎。

> 恋人承受的所有折磨，
> 最难的莫过于去忘记！

如果这段悲剧性的爱情从未发生，那么爱洛伊斯也就不会陷入这份无尽的相思与渴望，也能像其他纯洁的灵魂一样，享受心灵的宁静：

> 纯洁的维斯塔贞女是多么愉快！
> 遗忘了世界，也被世界遗忘：
> 美丽心灵的永恒阳光！

　　在电影《美丽心灵的永恒阳光》中，一家名为"空白公司"的商业机构宣称，可以用技术手段将"所有不愉快的记忆统统抹去"。由喜剧明星金·凯瑞饰演的男主人公乔性格内向，常常抑郁寡欢；他的前女友克莱门汀（凯特·温斯莱特饰演）活泼好动，有点儿情绪化。在得知分手后的克莱门汀已经把头脑中关于自己的记忆通通抹去之后，乔一怒之下也去空白公司登记，想要以其人之道还治其人之身。在空白公司的办公室里，按照程序，工作人员仔细询问了有关这段感情的细节，并要求乔签署同意清除一切的备忘录。根据要求，乔要复述恋爱过程中的每一件小事，而空白公司则会根据他的口述来制作一份他的记忆的脑电图。然后，运用某种核磁共振成像手段，技术人员会追踪并销毁相关的记忆。电影并未过多纠缠于技术上的细节，毕竟它仅仅是一种幻想。

至少在当时，能想到这一步已经算是一个不小的进步。影片公映之后的这些年里，科学家一直在探索重写我们头脑中记忆的可能性。为此提供现实性基础的是一组有关人类记忆的令人震惊的科学发现。流行的观点认为，人类记忆的形成过程类似于计算机储存文件：正如将文件储存在硬盘上一样，我们的大脑把某个记忆放在某个地方，一旦需要，可以手到擒来地方便取用。唤醒记忆就像打开并阅读保存了的文件。

但真正的事实与之相去甚远：记忆是一个动态的过程，在这一过程中，大脑对记忆的每一次读取都是一次重塑。哈佛大学精神病学家罗杰·皮特曼说："在你记东西的时候，你并不是要记下来究竟发生了什么；你记住的其实是你上一次记这件事情的时候记住的东西。每次通过'记住它'来动摇你的记忆，都会更新并改变原有的记忆。所以从纯粹的理论上讲，人类根本无法确切记住在我们身上究竟发生了什么事情。我们能记住的仅仅是我们上一次记忆时记住的东西，也就是再往前一次记忆的时候记住的东西，以此类推。记忆无时无刻不在被塑造和修改着。"

所以，每次我们从大脑中"提取"记忆，都会降低记忆的可靠性和稳定性。要是还拿计算机来打个比方，就像我们打开文件并对其进行操作。此时文件进入了一种暂时的易损或不安定状态——也和正处于暂时性记忆（RAM）中的电脑文件类似。如果我们没有及时存盘（"巩固"），文件就有可能丢失。*

人类记忆的易损性缺失会带来很大的问题和困扰。为什么漫长的自然选择过程要让我们的心智去刻意改变或是清除那些本该记住的信息？也许它是通过这种方式来帮助我们更新自己的记忆——将周遭世界中值得掌握的信息囊括进来。不论原因究竟为何，遮蔽记忆形成过程的窗口如此易碎，这也未尝不是一件好事，特别是在记忆对我们来说已经是沉重负担的情况下。对 PTSD 患者来说，有些事情宁愿忘掉而不是记住。将创伤性记忆彻底抹去的办法就像使得记忆进入 RAM 状态，并在保存信息之前将文件彻底破坏并删除。这种办法有现实可行性吗？

研究表明，要想让固化记忆状态下的突触发生改变，那么神经元必须分泌新的蛋白质。恰恰在这一过程中，人类的记忆最为脆弱。一旦蛋白质合成完成（通常需要几个小时时间），记忆就进入了稳定状态（也就是被文件操作者保存在了硬盘上）。

在 2000 年公开的一组实验数据中，来自纽约大学的神经科学家卡里姆·纳德尔、格伦·沙夫和约瑟夫·勒杜联合表明，通过在恰当的时候向小白鼠体内注射一种能够干预蛋白质合成的药物，可以破坏由条件反射带来的恐惧记忆的形成。他们已经有效地清除了记忆巩固窗口的恐惧记忆，方法是直接向杏仁体注射药物。这一发现令人振奋，但其方法——直接将药物注射进杏仁体的潜在风险不容忽视。显然不能适用于对人体临床应用。随后，其他科学家也陆续公开了通过类似的戏剧性手段来清除小白鼠的恐惧

---

* 这种情况类似你打开电脑，开始撰写一本书中的某一章节，在工作了几个小时之后，你的电脑突然崩溃死机了，这时候你才发现刚才写的内容居然没有及时保存！你捶着桌子狂叫起来："这到底是怎么回事！该死！"星巴克咖啡店里周围的人都转过头来盯着你，就像你发疯了一样。这样的事情实在很常见。

记忆的报告，甚至包括直接用药物杀死已经将恐惧编码储存的杏仁体神经元。[103]

2009年，约瑟夫·勒杜和同事们提出的替代方法则安全多了。他们唤醒了恐惧记忆，将其引导至记忆固化的窗口，然后通过清除恐惧来彻底改写这一记忆的具体内容。[104] 他们的研究遵守了经典范式，让小白鼠对某个总是与惊吓一同出现的声音产生了条件反射恐惧。接下来，他们将小白鼠分为三组。针对第一组（先检索组）小白鼠，研究者先播放这个特定声音，等待一小时左右，再启动通常的恐惧清除过程——多次播放该声音，但没有任何惊吓行为。研究背后的理念是，单独的声音会唤醒记忆，将其引入易变状态，然后他们在记忆固化窗口关闭之前通过清除恐惧来改变记忆的内容。第二组（后检索组）小白鼠也是先听到声音，但声音与恐惧清除过程之间的间隔不是一小时，而是至少六个小时！在这段时间里，记忆固化的窗口已经关闭了。第三组（对照组）小白鼠只是被关在形成条件反射的笼子里，既听不到声音，也没有再受到惊吓。

实验结果令人震惊。当时研究人员在一天之后再次测试小白鼠时，他们发现三组被试的恐惧都消失了。但是一个月之后的再次测试显示，后检索组和对照组的被试几乎立即表现出了恐惧的症状。而先检索组则完全不同——这组小白鼠的恐惧彻底不见了。换句话说，通过在记忆固化窗口关闭之前清除恐惧，研究者已将小白鼠大脑中的恐惧记忆改写为安全的记忆。他们彻底抹去了恐惧。成功了！

下一个问题马上来了，同样的事情能发生在人类身上吗？2010年，勒杜、伊丽莎白·菲尔普斯和其同事证明，可以。[105] 研究者复制了针对小白鼠的实验过程，他们在人类志愿者身上人为地创造出来一种条件反射恐惧反应，并在第一次"提取这个记忆时（几分钟之内）"通过清除恐惧的训练将其抹去了。对照组被试在恐惧记忆

　　　　　　　正常的另一面

被唤起的六小时之后才接受，此时记忆固化窗口已经关闭，他们的恐惧并没有被抹去。两组被试之间的区别在一年后再检验时依然存在。

另一组研究人员得到了相同的结论——通过让被试在记忆固化的窗口期结束之前服用普萘洛尔，抹去恐惧的效果非常明显。[106,107]研究表明，普萘洛尔发挥作用的机制是间接干扰记忆固化所需的蛋白质合成过程。

实际上，这些技术手段对记忆的清除并非100%。它们对"陈述性记忆"无能为力——也就是说，大脑依然记得某些事情曾经发生过。对记忆的清除是将这些事情与它们所引发的情绪剥离开来。还记得我们曾经提到的空中惊魂的例子吗？你依然记得这次有惊无险的飞行经历，但当时的那些恐惧和惊慌已经被你忘掉了。这就像回忆起上次的胃疼——你还记得腹部曾有不适，但内脏里那份难忍的疼痛本身在你的头脑中已经不存在了。

这样的研究成果令人振奋。与单纯地压制恐惧相比，它让我们看到了通过行为主义治疗手段或者药物消除恐惧的可能性。在这些技术手段可以切实被应用于减轻PTSD患者的痛苦之前，我们还有很多实际的工作要做。尤其是，这些研究都是在实验室环境下进行的，这些恐惧刺激都比较温和，且采用的是比较简单的经典条件反射范式。而现实生活中真实的、严重至可致PTSD的创伤是否也能通过这种办法得到清除，目前尚无确切答案。但是，广阔的舞台已经在我们眼前展开。

除了科学成就上的意义外，这些研究成果也提出了一个很具挑战性的问题：我们到底是谁？在改变记忆这条路上，人类究竟能走多远？如果有人给你一个机会，能抹去过去的记忆，你会不会接受呢？对那些度过了不堪回首过去的PTSD患者来说，这样的机会显然很受欢迎。但是从根本上说，同样的技术手段既可以用于清除痛苦，同样也能轻而易举地"删除"往昔生活的点点滴滴。一个人在失去那么多自我之后，还是原来的自己吗？我们最有意义、最宝贵的经历充满悲欢离合；"好的"和"不好的"能否彻底分开？爱情可能伴随失去；不跌倒，救赎又从何而来？

在彻底忘记了对方而分开后，乔和克莱门汀再次相遇，他们已经把共同度过的那段过去带来的伤害忘得干干净净了。不过，尽管知道未来还会因爱而受伤，他们依然走到了一起。这是一个正确的决定。

一段回忆

在 20 世纪里，小阿尔伯特第一次学会了害怕老鼠和兔子，而我们人类对情绪记忆的认知也经历了从行为主义到细胞的分子生物学的飞跃。在揭开了蒙在恐惧和焦虑头上那层神秘的面纱之后，人类逐渐认识到，焦虑的力量足以摧毁整个心智；同时人类也找到了抑制焦虑的一些办法。

但是，随着科学的发展，又一团迷雾在空中升起：在小阿尔伯特，这个引领我们关注这一问题的孩子身上，到底发生了什么？约翰·华生对小阿尔伯特的案例研究是他生前发表的最后一篇论文，这也是"心理学历史上最著名的谜题之一"（p.605）。[108] 华生是否曾采取措施消除了小阿尔伯特因条件反射而产生的恐惧，还是让这个孩子继续生活在对毛茸茸动物的恐惧之中？小阿尔伯特知道自己曾经对当代心理学做出的巨大贡献吗？

2009 年，心理学家霍尔·贝克和他的同事给出了这个不解之谜的答案。根据几年坚持不懈地调查、推理，他们得出结论：小阿尔伯特的真名是道格拉斯·梅里特。他的妈妈生下他时并未结婚，在华生管理的哈里特·莱恩救助之家当奶妈。不幸的是，道格拉斯的生命痛苦而又短暂。1922 年，他在三岁时不幸患上脑积水，三年后夭折。贝克写道："我们花了七年时间去寻找这个答案，比这可怜的孩子的一生还要长。"

但世人可以作证，小阿尔伯特留下的遗产永存。他活着的时候很悲惨，但对这样一个曾对情绪和记忆研究做出重要贡献的小男孩来说，他的故事又暗合自己的命运：消失，但不会被遗忘。

第八章

一种新的"正常"

在论及人类的心智时，究竟何为"正常"一直是困扰我们的难题之一。首先，这一概念很难准确定义。而且，对那些因为"不正常"的表现而必须不断面对生活中挑战的人来说，这样的标签显然带有负面的含义。有些人认为，万事万物都该"走正路"。一个人要么正常，要么就是不正常，二者必居其一；而"不正常"则一定是离经叛道，且极有可能低劣而不值一提。

但我的观点与此大为不同：正常的另一面到底是什么？"正常"不是理想状态，或平均水平，甚至并不一定意味着身心健康。我们可以将人类心智的各种可能性想象成这样一幅图景：其形状和轮廓由大脑和心灵的各种基本特征所共同决定。正如我们在第一章中所讨论的，与"满意"这一概念的正态分布相似，"正常"的精髓之一便是其涵盖了多种变化的可能性。

本书的核心前提是看似简单实际上迷惑性极强的断言："正常"的生物学是客观存在的。它主要研究人类的心灵和大脑如何运转，而这一论题虽然复杂，却能够被人类的知识体系所容纳和解释。

到目前为止，我们一直在搜集整理这一领域的事实细节，同

　　　　　　　　正常的另一面

时，它的整体图景已逐渐浮出水面。这是一门综合了演化生物学、心理学、神经科学和细胞遗传学的跨学科研究。为了清楚地展示本书的核心前提，我们下面要着重介绍人类的大脑和心灵所必须应对的最为基础的挑战。当然，我们所给出的例子仅仅是人类精神世界的极小一部分，但是它们能揭示出有关正常的生物学要讨论的部分重要主题。详情请往下看。

1．理性背后的生命之歌

人类的心智被"设计"为培养解决以下问题的能力：远离伤害，理解他人的想法和感受，建立和异性的持久关系，挑选配偶，以及从过去的经验中吸取教训。这些问题均与我们的祖先为了提高生殖适应性的不懈努力密切相关。但是，对大多数人来说，自然选择的过程仿佛掌握在一位素描艺术家之手，他以寥寥数笔，描绘出人类心灵感知世界的轮廓，但其中的细节必须由每个人自己来填充。它为我们指出基本的规则，定下千年来生物进化和竞争的方向，以保证人类的生命之舟顺利前行。通过遗传，人类掌握了如何建立脑部神经回路的正确指令，也掌握了"心智算法"，得以在纷繁复杂的生活中准确处理接收到的无数信息。不过，没有一个大脑能发出预先判断在人类生活所有情况下该如何处理的指令。所以，进化带给人类最重要的工具莫过于适应生活、随时从经验中学习的能力。

2．远大前程：敏感期不可小视

有些经历的重要性非同一般。人类进化的最主要特征之一，就是可以根据身处其中的环境来调整自己。许多心智的基本功能已经在大脑中储存了千百万年，进化的过程早已为我们做好了相应的准备，以便一代代迎接这些生命中必然出现的挑战。大脑随时准备应对这些最基本的生命元素的变化：视觉、语言、亲密关系和社会认知。这一根据经验而做出预期并进行调整的可塑性过程分为几个敏感期，而大脑此时的反应极为强韧——对周围世界所释放出的信号非常敏感，而且能迅速应对。但是，机会打开的一扇扇窗户是把双刃剑。一方面，敏感期能保证人类从环境中获得我们所需要的东西，比如，只要和照料者有语言交流，儿童都能掌握说话的能力，而且能与照料者建立某种程度的亲密关系。另一方面，敏感期也带来了受到伤害的风险。如果我们预期能收获的经历打了折扣或是根本没有出现，这样的情况所造成的负面效果也许无法逆转。在童年时曾遭受彻底忽视的孩子长大后，极有可能无法与他人建立亲密关系，这种影响说不定将持续终生。

一般来说，我们的大脑应该受到正面环境的影响。我们必须得到某些刺激——可以接触到视觉信息，语言，以及照料等——以构建、完善大脑的关键系统。在儿童的敏感期扰乱这些刺激将会造成长期的负面影响；同时，严格控制环境也并不意味着能培养出超常儿童。有证据表明，在环境欠佳的时候适当的改善能带来非常明显的效果。某些特殊的技巧和才华（如音乐方面的才能）可以通过训练得到提高。但是大脑发育的过程不需要人为干预。这个消息也许会让那些以"提高孩子能力"为目的，疯狂地为两岁宝宝提供所有完美细节的父母大失所望；可他们确实该松一口气了：除非遇到某些小概率的灾难性事件，大部分孩子都长得妥妥当当。

3. 春风化雨和电闪雷鸣

无疑，儿童时期的经历对个人的成长非常重要，但我们的命运

　　　　　　　正常的另一面

之门并非五岁时便已关闭。从摇篮到坟墓的漫漫人生，对每个人来说都是独一无二的，究竟如何走过，决定于遗传因素和后天成长的不断发挥作用，有些和煦如春风化雨，有些狂暴似电闪雷鸣。在我们的人生旅途中，大脑无时无刻不在改变，这是依靠经验而得到的可塑性的结果。即便是那些在幼儿期曾遭遇严重忽视或缺乏亲密关系的儿童，在找到一个温暖的新家庭后表现得也相当不错。文化与社会的影响能重塑我们的欲望。心理干预能有效治疗长期的恐惧症状。爱能修复破碎的心灵。作为一名精神病学家，我常常惊叹于人类心智中那份卓越的韧性。无论面对多么巨大的挑战，我们总能迎难而上，奋勇向前。

4．一些小事

有时候，先天因素和后天养育的效果看似简单而直接。威廉姆斯综合症患者的病因即为在第七条染色体上缺失部分 DNA。胎儿在子宫中暴露于酒精和有毒物质会导致终生的认知缺陷。严重虐待和忽视对情绪发展会造成毁灭性的影响。但是，我们在日常生活中无处不在的个体差异——也就是说，标准分布的方差，其产生的根源极为复杂。

举例来说，假设我们在体察其他人感情的能力方面有了些微变化，这会带来哪些不同？研究发现，若与领会他人情绪有关的遗传基因出现特定变异，杏仁体的敏感程度也会随之改变，进而影响个体的情绪，甚至可能重塑一个人的整个世界观。从他人的脸上看出恐惧和愤怒情绪的能力，每个人各不相同，而这种差异是由你的遗传基因变异组合方式所决定的。我们发现，生活经历也能造成类似的效果：在严酷的环境里成长起来的儿童，更容易察觉到他人的愤怒和潜在的攻击性。一次又一次，遗传变异和不同的生活经历无时无刻不在塑造着个体在心智和大脑上的差异，并影响了我们适应世界的能力。这两种方式几乎无法察觉地塑造（以及重塑）着个体的大脑沟回，但最终它们决定了我们是谁，以及对我们来说最重要的东西。

5．先天与后天的结合

在其《从先天到后天》（*Nature via Nurture*）一书中，马特·里德利拾起了反复讨论但总被误读的先天与后天之争。里德利认为，遗传因素和环境的作用互相影响，要分清到底各占几何没有任何意义。对基因表达的讨论，只有结合个体所在环境才有意义。他说，"先天因素的作用必须通过后天来体现。只有'强迫'个体挖掘出环境的影响因素，个人的欲望才能得到满足，遗传才有意义"。(pp.92-93)[1] 换句话说，遗传因素对我们行为的塑造，离不开环境的"共谋"。

然而，近些年来，科学界对基因表达的理解比里德利的洞见走得更远——直到分子的程度，几乎将"先天/后天"之争这口棺材上的最后一颗钉子也敲掉了。我们知道，在基因图谱之外还存在一个外基因图谱，这是一组与基因图谱平行的基因代码，通过外基因图谱，环境因素能够调节遗传的表达方式（即是否表达）。科学家对这一极端复杂的系统的研究只展示了冰山一角，但这足以说明后天的生活经历会对外基因图谱起到相当的修正作用。在动物实验中，通过对与"压力反应"有关的遗传基因设置抑制条件（就像"关掉开关"），来自母体的照料这一因素的变化引发了实验动物在压力反应上长期的反常现象。在部分自杀者身上，研究人员也发现了类似的基因变化，而这些自杀者在童年时都曾遭到不同程度的虐待。换句话说，一部分后天因素的作用方式是修改染色体的化学成分。在细胞核的层面，后天等于先天。

实验胚胎学为标准分布研究带来了一个全新的实验资源。在我们的人生中，后天的变化或印记不断累积、波动，生活经历刻下的痕迹塑造出了一个个独一无二的个体。这也很好地解释了为何同卵双胞胎（他们是生物学意义上的克隆人，基因完全相同）在行为、个性和患有某种疾病的风险等方面并非完全一致。从受精卵开始，每个双胞胎在外基因图谱上的区别便不断累加，这也影响了他们的基因表达，并促使个体走上不同的发展道路。最近的研究显示，后天的基因变化甚至可能隔代遗传，这表明，我们不仅能继承祖先的基因，更是很有可能继承当时的环境对他们造成的影响。[2] 换句话说，奶奶的生活经历也许能清晰地投射在孙辈的身上。若真是这样，后天因素便也是可以继承的了。

而后天遗传学的研究也揭示出了另外一种对我们的生活道路意义非凡的力量，而且这一结果听来有点让人感到困惑，不太舒服。有证据表明，一部分，甚至可以说绝大部分影响人类基因表达的后天印记是随机因素的结果。在分子的层次，随机的变异会决定某个基因是否表达，并由此引发一连串的变化（也即人们通常所称的"蝴蝶效应"），正如人生长路上的兜兜转转。[2,3] 所以说，在自然选择、遗传基因和后天经历之外，当考虑正态分布的情况时，随机因素所起到的作用绝对不容忽视。

病态的正常？

在针对心智的发展与作用的研究过程中，另外一个相关课题逐渐浮出水面。绘制有关正常的生物学和心理学的整体图景，不仅展示了人类的大脑如何在日常生活中游刃有余，如鱼得水，它也能告诉我们当事情看起来不那么对头的时候到底是怎么回事。对心灵的构造了解得越多，我们对这一事实的体会就越深：很多时候被视为"失常"的情况，实际上只是生物系统和心理系统在每个人身上的表现差异。

在第一章中我即提出，正常与非正常的差异恰似日夜之分：我们能认出这种区别，但两者之间并非泾渭分明。这就带来了一个两难困境：如果科学不支持在正常与非正常之间划定清晰的界限，这会不会对定义并治疗精神失常的同行造成不利影响？

2010 年 4 月，美国精神病学学会（American Psychiatric Association）发布了对最新版本的《精神疾病诊断与统计手册》（DSM）的官方更新信息。一组顶级专家再一次承担了重新评估并改进精神疾病经典分类的任务。不出所料，这一消息也引发了各大媒体、网络和精神医学行业内部的不同意见和批评。专栏作家乔治·威尔发出警告说："（这些变化）可能会使某些儿童的看似奇怪的举动被贴上'不正常'的标签，进而被要求接受治疗；而事实上这些举动可能展示出了孩子们的创造性，两者的差别并不明显。"[4] 如果七岁的莫扎特试图在当代社会谱写协奏曲，说不定只能得到写着"由注意力不集中引起多动症"的诊断书，治疗结果是泯然众人，回归"正常"。历史学家爱德华·肖特在《华尔街日报》撰文指出，与其说精神病学界是在重新定义真正的疾病，还不如说他们误入了将症状重新排列组合以求建立某种"秩序"的歧途："根据第五版 DSM，美国精神病学界完全与正确的方向背道而驰：用模糊不清且毫无区分度的诊断证明把越来越多的美国人归为患有精神疾病之列，并且用各种强效药对他们加以治疗。"[5]

对精神病学医生和科研人员来说，如何定义"非正常"的争论要比将其视为"内部策略"复杂得多。正常与非正常的界限划在何处，其潜在含义极为丰富：保险公司通常要求申请精神健康护理报销的顾客提供精神病医生的诊断书；政府机构将根据这一分类决定

正常的另一面

伤残抚恤金数目；制药公司根据 DSM 分类来获取生产某种药品的许可。全美范围的调查显示，根据 DSM 的标准，大约一半的美国人一生中至少符合一项被诊断为精神失常的标准。还有证据表明，有一些精神类疾病（如孤独症、儿童多动症和抑郁）的发病率在过去的几十年中一直持续走高。[6-8] 随着越来越多的人加入需要精神健康护理的队伍，近年来对精神类药物治疗的需求也呈爆发式增长。从 1990 年代到 21 世纪初期，开给成年人的抗抑郁药物处方增长了 400%。[9] 而另外一种并非那么明显的改变，则是我们每一个人看待正常与非正常之分的眼光，无疑这影响着我们对自己或是他人的判断。

圣经故事

最近，对精神失常进行分类的精神病医学系统（DSM）处于舆论的风口浪尖，经常受到口诛笔伐。这一领域被指一味地"贩卖疾病"——"捏造"定义，随意扩大外延，夸大病情后果，差不多给每个人都扣上了有精神疾病的帽子。

显然，DSM 的缺点不言自明——目前，所有精神疾病的判定依据都是与清单上的症状一一对照，而这份清单则是由行业内的专家共同拟定的。许多诊断标准较为武断。比如说，恐慌症的诊断标准是"恐慌症状周期性不定时发作持续一个月或更久，且总是处于对恐惧的担忧之中，或因恐惧而造成了行为方式的改变"。为什么要定为一个月而不是两个月？而恐惧症发作的定义则是"在焦虑的 13 种症状中至少表现出 4 个（为什么是 4 个？），且这些症状在 10 分钟之内达到峰值（10 分钟与 15 分钟的区别在哪里？）"。在很多时候，分类和标准背后的依据是医学史中的具体病例，而不是实验证据。

不过，在彻底抛弃现行的精神疾病诊断标准之前，先让我们来回顾一下这一领域近些年来在诊治那些因严重到可能致残的某些症状而求医的患者时所面临的挑战。

让我们做一个思想实验：如果正在阅读本书的你被邀请设计一个能更好地诊断精神疾病的方法，你有哪些建议呢？

这个任务可并不轻松。作为一名精神病学家，你的工作是帮助那些饱受这类疾患困扰的人。一位女士走进你的办公室，哭泣着说这样的生活她再也无法忍受了。她整日啼哭，却并没有明确的原因。她睡不好觉，这样的情况已经持续数月之久。大部分时间里，她躺在床上，哀叹自己浪费了大好时光，糟蹋生命。过去两年里，她一直没上班。所有的事情都失去了意义，即便那些曾经对她来说非常重要的东西现在也显得一无是处。她相信家人失去了耐心，巴不得她早点儿死；她也觉得没有自己家里人能活得更好。她带给大家的除了痛苦没别的。上周她差点吞下过量的泰诺，只不过因为害怕下地狱才及时收手。"我到底怎么了？"她问，"怎样才能摆脱这一切？"

你应该对她说什么？她是不是精神失常患者？你能为她提供哪些治疗？如果没有系统的诊断方法，这些问题都很难回答。

1980 年之前，精神疾病的诊断和治疗就像尚未开发的狂野的西部；精神病临床医生和心理医生各行其是，一个人是否患有精神疾病？如果是，他患有哪种精神疾病？专业人士从未就此达成统一的判断标准。如果因为每个医生对抑郁症的定义各不相同而连一个人是不是患有抑郁症这个问题都说不清楚，那我们该怎样继续下去呢？要想解决这些患者的问题（"我这样的情况会持续多久？""有没有治疗方案啊？"甚至可能是"我的孩子会不会遗传？"），你必须首先对问题给出准确的定义。

1980 年问世的 DSM 第三版意味着精神科学领域的临床从业者

第一次有了诊治患者的一整套标准化的规则。而在测量诊断的准确性以及治疗方法的效果方面，研究人员也能够有据可依。

显然，由 DSM 所定义的精神疾病准确地指出了影响很多人的严重症状。2001 年，世界卫生组织（WHO）将世界范围内造成青壮年（从十五岁到四十四岁）长期失能的原因进行了分类，常见原因包括心脏病、传染性疾病、意外事故和营养不良。令人震惊的是，在前五个严重的影响因素中，精神和心理方面的原因占了四个，分别是居首位的抑郁症，第二位的酒精滥用，第三位的精神分裂症，以及第五位的躁郁症。[10] 精神疾病的当代分类法也被用来揭示本领域的重要发现。过去几年中，借助最先进的 DNA 芯片技术和大范围的调查研究，精神遗传性专家已经可以准确定位可能引发精神分裂症、孤独症以及躁郁症的源于 DNA 的风险因素。[11-14]

以 DSM 作为判断精神和心理疾病的方法有其明显的方便之处；同时，其缺点在于，这只是诊断的开始而非全部。虽然如此，这一正式标准的投入使用确立了 DSM 在精神科学领域中《圣经》一般的经典地位。随着逐渐削减和剔除临床实践的作用，DSM 从标准之一逐渐成为唯一标准，且其影响范围也从美国走向了全世界。精神病学家的研究只盯着现存的精神疾病分类，对其效果从无质疑，仿佛天经地义。对于大部分人来说，无论是心理学业内人士还是普通人，DSM 给出的分类的地位一如法律般不可动摇。

曾任美国国家心理健康研究所主任的心理—神经科学家斯蒂芬·海曼表示，这种僵化地照搬 DSM 教条的行为，已经成为阻碍提高精神疾病确诊率和分类效率的绊脚石。如果相关业内人士不能准确理解精神疾病的成因，仅靠提出一种相对简单化的分类系统，对真正的研究没有任何好处，这条路也走不通。然而，在严苛的客观诊断标准与真实世界中各种患者的临床症状之间的不协调，终究无法避免且日益明显。海曼还指出，本意旨在促进科学研究且提高临床水平的分类系统却令人遗憾地造成两者均停滞不前，这实在令人感到讽刺。

面对这一切，我们该如何是好呢？

一个不甚谦虚的建议

鉴于前面已经讨论过的种种原因，为了帮助那些饱受精神疾病困扰的患者，确立诊断和治疗的标准至关重要，而这一标准的建立即要求在精神失常与精神健康之间划出清晰的界限。我们能接受这种出于实际需要而给出人为界限的手段，即使这样的界限有时候可能包含某些误判，但也是在所难免。人类掌握的知识是不断前进的，今天建构的精神病学体系也许在未来便会显得落伍，不那么令人信服。因此，我们所面临的挑战就是如何以考虑最为周全、伦理上能让最广泛的大众接受、逻辑上连贯一致的方式来不断提高其有效性。这意味着，我们必须时刻牢记，目前人为划定的这些界限是暂时且有局限性的，随着新的证据不断出现以及临床治疗手段的发展，正常与非正常之间的界限随时可以被调整和修正。精神病学家肯尼斯·肯德勒和哲学家彼得·扎赫在他们合著的书中指出[15-17]，调和与修正的方法之一，就是以以下标准来衡量并优化我们现行的精神病学分类体系，一是看它能否准确把握一系列看似随机的行为之间的内在联系，并指出其行为模式；二是看它能否更好地服务于优化临床诊断的目标：预后评估效果令人满意，提高了治疗水平，强化与其他诊断之间的区别，以及尽可能减少污名化对患者的伤害。

自从精神科学与心理学的创生之日起，专业人士为更好地理解心智功能以及心理疾病所作出的努力，一直秉承着威廉·詹姆斯在大约一个世纪前所提出的理念："理解正常的最佳手段是精研非正常。"这一理念以及由其引发的行业取向有其充分理由。"常态（的研究）是枯燥和令人沮丧的（Normality is baffling）"[18]，威廉·詹姆斯当时的同事索斯帕德（E.E.Southpard）如是说。

在仅仅零星掌握大脑运行模式的"只言片语"的情况下，精神病学的核心研究似乎走向了另一个极端——如何抓住极为细微的量变，以此在这一团漆黑中找到最微弱的亮光。例如，针对大脑某些部位及相应心智功能丧失的外伤的研究，就能为我们提供有关神经网络和心理功能的重要线索。各种强烈的症状如精神错乱、疯狂、强迫症、恐慌症和由自身原因患上的厌食症则是各种精神综合征的基础。

然而令人遗憾的是，这一研究取向也限制了学科的发展。只关注"非正常"，使疾病诊断和统计系统建基于疾病及其症状的组合与分类。在缺少对这些症状与心智和大脑功能组织相互关系的把握的情况下，很难评估这一学科系统的有效性。

正如我在本书开篇提到的，在威廉·詹姆斯提出"非正常的心理学"理念的一百年以后，是时候把他的公式改变一下了——为了精神病学和心理学在 21 世纪的新发展，我们必须树立这样的观念：理解"非正常"的最佳途径是精研到底什么才是"正常"。与其徘徊于边缘甚至走回头路，我们应将目标设定为探明精神领域"正态分布"的全貌。在占领了"战场"的中心和制高点之后，我们才能将各部分之间的联系掌握到极致——心智的基本功能到底都有哪些内容？又是在哪些情况下心智的功能会发生变化呢？虽然精神医学科学和心理学尚未实现这一目标，但正如我在本书中所说，虽任重道远，可是值得努力。

为了达到这一目的，我们必须摒弃依靠对何为非正常状态达成一致意见来区分是否正常的传统做法，转而重视理解心智与大脑如何发挥正常功能以及健康发展，即有关"正常"的生物学和心理学，它们的作用极其重要。

首先要建立新的概念框架——将我们对正常的生物学和心理学知识整合起来。要实现这一目的的途径很多，[17]但我认为杰罗姆·威克菲尔德的"有害机能论"（详见第一章）非常有效。不知你是否还记得，威克菲尔德将精神失常定义为"内部机能无法正常履行生物学意义上本该由其完成的任务……"[19]

要想理解失能，先要理解什么是正常的功能，这也是全面展示正常的生物学和心理学这一任务的第二步，同时是极为重要和困难的一步。当然，即便无法掌握心智的正常功能的全部细节，我们也能推断出失能的表现形式——例如，在确定某人精神错乱的原因之前，我们也能判断出其大脑功能出了问题。但要想进一步评估这种失能——如何治疗，如何预防，就必须对患者进行更进一步地理解与诊断。类似的深入研究不仅能加深我们对正常与非正常之间区别的认识，也能提高我们对病症与失常行为的认知水平。

下面我想举几个在现代以实证为基础的心理学之地位确立之前，这一领域如何看待精神病学的例子，以此展示，忽视以上洞见，会造成多大的危害。1953 年，精神分析学家约翰·罗森在解释当时居统治地位的精神分裂症病因分析时这样写道："大部分精神分裂症患者成长于母性本能泛滥的家庭环境中，精神分裂症的根源是患者的母亲无力表达对其子女的爱。"不幸的是，一直到很久以后，这样的错误观念才被事实证明为谬误。

"自下而上"地看待大脑与心灵的关系——也就是说，相信人类的大脑和心智自有其运行的规律，不受现行的疾病与诊断的分类的限制——对当前精神病学领域的一些权威观点提出了挑战，而且各种病症之间的界限也要重新评估和划分。我们的研究小组以及其他科学家的研究表明：众多在原有精神病体系中被认为是由完全不同的病因所引起的精神疾病综合征，实际上受到相似的遗传因素之影响，如精神分裂症、孤独症、多动症、躁郁症、抑郁症和焦虑症等等。[20-24] 通过研究，科学家们还发现，在某条 DNA 染色体上产生的独立的变异（被称为拷贝数变异），也引发了一系列神经系统发育失常，如孤独症、多动症、癫痫、精神分裂症和智力低下。[25-29]

另外，某些被 DSM 归类为"疾病"（也即非正常状态，如焦虑型失常和人格失常／多重人格）的状态，更确切地说实际上仍然属于正常的范畴；而若对这些个体采用这样的标准，其实更利于他们的"治疗"。对神经精神病学和行为条件遗传学的研究表明，无论是从遗传学角度、心理学角度和认知发展角度，很多（即使不是全部）"非正常"是正常这一正态分布中的极端情况。[30-32]

将精神病理学的前提建立在对正常的研究上，还有更为深刻的意义。在以心智失常（失能）为基础的精神病学研究取向之下，心智的最基本功能之一几乎被忽视，这就是对愤怒和侵略行为的研究。与焦虑和恐惧一样，愤怒和侵略行为是普遍存在且互相影响的心智功能，能确保个人远离来自他人的伤害。过度焦虑是恐惧情绪系统失常的表现；而情感障碍（至少在部分意义上）是自我激励系统失常的表现。那么，攻击系统失常的表现又是什么呢？尽管精神科学已经识别出了过度焦虑和情感障碍的部分表现形式，但愤怒与攻击系统的失常在精神病学分类系统中尚无相应的位置。

在我写作本书时，美国国家精神卫生研究所的托马斯·因赛尔宣布执行"研究领域标准项目"（RDoC）计划。这一计划旨在通过"从遗传基因到神经网络再到行为模式，以多层次的分析，来研究认知功能系统的各个维度，并以此重新定义传统意义上的各种精神失常病症"。[33,34] 这一努力的意义极为重大，它极有可能引发建立在对正常与非正常关系重新认识之上的精神病学领域的彻底转变。

最后，我想说明，研究有关正常的生物学和心理学，对预防和治疗精神与心理疾病有很大帮助。当前的情况不容乐观：现在广泛使用的对各种精神疾病——抑郁症、躁郁症、精神分裂症、焦虑症、强迫症——的药物和心理治疗手段，基本上以 1970 年代甚至更早的科研成果为基础。药物治疗对部分患者有效，甚至拯救了一些患者的生命，但在绝大多数情况下，药物治疗的效果并不明显，而且经常引发强烈的副作用。另外，大部分常见的精神疾病（孤独症、智力低下、痴呆）在药物治疗方面的选择极为有限。但在本书中，我们已经看到，对大脑与心智"正常"状态的关注为精神病学领域开启了一扇新的大门。例如，对社会认知的生物学研究显示，催产素能提高一系列不同程度孤独症患者的社会功能表现，而对情绪记忆的研究表明，恰当的治疗方法可以有效缓解甚至治愈创伤所带来的恐惧。

对正常的生物学研究，促使我们在了解自身的局限的同时也关注自身的才能；人类虽然脆弱，但回复力也极强。最后，从整体上把握、辨析人类的心智与大脑如何调整自己、适应这个纷繁多变的世界，能让每个人在看待自己和看待他人时，满怀激情，且永远保留那一份珍贵的好奇之心。

致　谢

　　我要对很多促成我完成这本书的人致以最真挚的谢意。首先是我的妻子，艾丽克西斯，在这一计划从萌生到行动，再到最终成为现实的过程中，她奉献了超乎寻常的支持、爱意与耐心。而凭着对简练与独特文风的准确眼光，她又多次将我从枯燥的技术细节与冗长烦琐的岔路边缘拉回。本书源于我最好的朋友——杰德·鲁本菲尔德（Jed Rubenfeld）和蔡美儿（Amy Chua）的建议，他们坚持认为，我不能只满足于口头讨论，而应该将过去几年令我全身投入的科学研究的成果付诸笔墨。在写作的过程中，他们慷慨给予了我建议、意见与热情支持。如果没有他们卓越的眼光与不懈的支持，这本书无从谈起。

　　对于撰写一本有关人类的心灵和大脑如何工作这样复杂的书籍来说，最大的挑战便是如何兼顾可读性、趣味性，同时又避免将书中所涉的科学知识过分简单化。如果说本书能在某种意义上达到了这一平衡，离不开我的代理人——威廉·莫里斯奋进娱乐公司的苏珊·格鲁克（Suzanne Gluck）女士的指引，以及本书编辑亨利·菲利斯（Henry Ferris）先生和他在威廉·莫罗出版社的同事，他们功不可没。

在我从事本书所涉及内容的科研工作时，一大批才华横溢的科学家与学者慷慨与我分享了宝贵的时间、观点和研究发现。不仅如此，他们还阅读了原稿，提供了非常具体的意见，并帮助我逐章核对与事实相关的细节。我要特别感谢 Coren Apicella, Lisa Feldman Barrett, Anne Becker, R. James Blair, Ray Blanchard, Hans Breter, Randy Buckner, Sue Carter, Dante Cicchetti, Leda Cosmides, Stacy Drury, Alice Flaherty, John Gunderson, Takao Hensch, Steven Hyman, Martin Kafka, Jerome Kagan, Kenneth Kendler, Karlen Lyons-Ruth, Richard McNally, Mohammed Milad, Ben Neale, Charles Nelson, Roger Pitman, Barbara Pober, Harrison G.Pope Jr., Scott Rauch, Kerry Ressler, Joshua Roffman, Rebecca Saxe, Carl Schwartz, Alexandra Shields, Jack Shonkoff, Regina Sullivan, Helen Tager-Flusberg, John Tooby, Danielle Truxaw, Jerome Wakenfield, Larry Young 和 Leslie Zebrowiz。更要表达谢意的是我的朋友 Leda Cosmides 和 John Tooby，是他们燃起了我对人类心灵研究的兴趣；而我们的友谊也经历了三十多年的风风雨雨。在加州大学圣芭芭拉分校的演化心理学研究中心，他们和同事经常拨冗与我讨论研究进展，这对于理清本书的写作思路和检验观点来说至关重要。感谢 Tracy 和 Eric Novack，他们将坐落在弗蒙特州葱葱树林中的小家让我使用，本书大部分章节就完成于这个风光优美的地方。James Hong 和 Jim Young 允许我使用来自其"Am I Hot or Not？"网站的各种真实案例。感谢 Mike Bernstein 与我分享他不同寻常的经历，Walter Austerer, Mary Carmichael, Sophia Chua-Rubenfield, Anne Dailey, Stephen Gilman, Linda Kraft, Dave Mendenhall, Alisha Pollastri, Lidia Rosenbaum 和 Malorie Snider 对前期手稿提出的宝贵意见与反馈我更是铭记在心。感谢 Leslie Gaffney 为本书提供的插图，Stefanie Block 和 Patience Gallagher 在文献检

索工作上给予的支持也不容忽视。当然，本书中所有可能的错误、由于过分简单化所引起的误解，以及因想要表达幽默感而造成的失败表述，责任都由我来承担。

有些人能将每一天的研究、探索工作升华为徜徉在未知世界中的探险，能与这样的人一起工作，我深感三生有幸。特别感谢 Jerry Rosenbaum 和 Maurizio Fava，你们的领导力、友谊与不懈支持在麻省总医院精神科创造出了一个令人惊叹的同事关系和研究环境；感谢麻省总医院人类基因研究中心的 Jim Gusella，他的指引、建议与领导能力同样让我受益匪浅。我还要将深深的谢意献给精神病学和神经发育基因小组的同事、实习生和研究团队。他们的热情、奉献精神和学术能力对我而言是持续的激励，如果没有这样一个和谐的团队，我无法想象自己该如何度过这段漫漫的研究长路。

最后，向 Sylvia Wassertheil-Smoller 女士表达我由衷的感激和敬爱，你所具备的坚韧、激情与好奇心永远是我的榜样。感谢你为我付出的一切。

注 释

前 言

1. I. Hacking, *The Taming of Chance* (Cambridge, UK: Cambridge University Press, 1990).
2. J. Tooby and L. Cosmides, "Conceptual Foundations of Evolutionary Psychology," in *The Handbook of Evolutionary Psychology*, ed. D. M. Buss (Hoboken, NJ: John Wiley & Sons, 2005), 5–67.
3. F. Galton, "Biometry," *Biometrika* 1 (1901): 7–10.
4. F. Galton, *English Men of Science: Their Nature and Nurture* (New York: D. Appleton and Company, 1875).

第一章："我们这儿全都不正常"

1. R. C. Kessler, P. Berglund, O. Demler, R. Jin, K. R. Merikangas, and E. E. Walters, "Lifetime Prevalence and Age-of-Onset Distributions of DSM-IV Disorders in the National Comorbidity Survey Replication," *Arch Gen Psychiatry* 62, no. 6 (2005): 593–602.
2. M. Stobbe, "Autism Rate in Children Higher Than Estimated, CDC Reports," *Boston Globe*, February 9, 2007.
3. R. Weiss, "1 in 150 Children in U.S. Has Autism, New Survey Finds," *Washington Post*, February 9, 2007.
4. C. Moreno, G. Laje, C. Blanco, H. Jiang, A. B. Schmidt, and M. Olfson, "National Trends in the Outpatient Diagnosis and Treatment of Bipolar Disorder in Youth," *Arch Gen Psychiatry* 64, no. 9 (2007): 1032–39.
5. G. Santayana, *The Middle Span*, vol. 2 (New York: Charles Scribner's Sons, 1945).
6. D. L. Rosenhan, "On Being Sane in Insane Places," *Science* 179 (January 19, 1973): 250–58.
7. J. Zubin and B. J. Gurland, "The United States–United Kingdom Project on Diagnosis of the Mental Disorders," *Ann NY Acad Sci* 285 (March 18, 1977): 676–86.
8. American Psychiatric Association, *Diagnostic and Statistical Manual of Mental Disorders*, 4th ed., rev. ed. (Washington, DC: American Psychiatric Association, 2000).
9. R. L. Spitzer, J. B. Williams, and A. E. Skodol, "DSM-III: The Major Achievements and an Overview," *Am J Psychiatry* 137, no. 2 (1980): 151–64.
10. P. R. McHugh, "Witches, Multiple Personalities, and Other Psychiatric Artifacts," *Nature Med* 1, no. 2 (1995): 110–14.
11. H. G. Pope Jr., M. B. Poliakoff, M. P. Parker, M. Boynes, and J. I. Hudson, "Is Dissociative Amnesia a Culture-Bound Syndrome? Findings from a Survey of Historical Literature," *Psychol Med* 37, no 2 (February 2007): 225–33.
12. E. T. Carlson, "Multiple Personality and Hypnosis: The First One Hundred Years," *J Hist Behav Sci* 25, no. 4 (October 1989): 315–22.
13. S. W. Mitchell, "Mary Reynolds: A Case of Double Consciousness," *Transactions of the College of Physicians of Philadelphia*, 1889.
14. I. Hacking, *Mad Travelers: Reflections on the Reality of Transient Mental Illnesses* (Cambridge, MA: Harvard University Press, 1998).
15. A. Jablensky, "Epidemiology of Schizophrenia: The Global Burden of Disease and Disability," *Eur Arch Psychiatry Clin Neurosci* 250, no. 6 (2000): 274–85.

16. H. Rin, "A Study of the Aetiology of Koro in Respect to the Chinese Concept of Illness," *Int J Soc Psychiatry* 11 (1965): 7–13.
17. B. Y. Ng, "History of Koro in Singapore," *Singapore Med J* 38, no. 8 (August 1997): 356–57.
18. J. J. Mattelaer and W. Jilek, "Koro—the Psychological Disappearance of the Penis," *J Sex Med* 4, no. 5 (September 2007): 1509–15.
19. T. M. Chong, "Epidemic Koro in Singapore," *Br Med J* 1, no. 5592 (March 9, 1968): 640–41.
20. C. Buckle, Y. M. Chuah, C. S. Fones, and A. H. Wong, "A Conceptual History of Koro," *Transcult Psychiatry* 44, no. 1 (March 2007): 27–43.
21. The Middle East Media Research Institute, "Panic in Khartoum: Foreigners Shake Hands, Make Penises Disappear," October 22, 2003, Special Dispatch No. 593, http://www.memri.org/report/en/0/0/0/0/0/0/976.htm.
22. V. A. Dzokoto and G. Adams, "Understanding Genital-Shrinking Epidemics in West Africa: Koro, Juju, or Mass Psychogenic Illness?" *Cult Med Psychiatry* 29, no. 1 (March 2005): 53–78.
23. A. Sumathipala, S. H. Siribaddana, and D. Bhugra, "Culture-Bound Syndromes: The Story of Dhat Syndrome," *Br J Psychiatry* 184 (March 2004): 200–209.
24. J. C. Wakefield, "Disorder as Harmful Dysfunction: A Conceptual Critique of DSM-III-R's Definition of Mental Disorder," *Psychol Rev* 99, no. 2 (April 1992): 232–47.
25. J. C. Wakefield, "The Concept of Mental Disorder: Diagnostic Implications of the Harmful Dysfunction Analysis," *World Psychiatry* 6, no. 3 (October 2007): 149–56.
26. J. C. Wakefield, M. F. Schmitz, M. B. First, and A. V. Horwitz, "Extending the Bereavement Exclusion for Major Depression to Other Losses: Evidence from the National Comorbidity Survey," *Arch Gen Psychiatry* 64, no. 4 (April 2007): 433–40.
27. D. Mataix-Cols, "Deconstructing Obsessive-Compulsive Disorder: A Multidimensional Perspective," *Curr Opin Psychiatry* 19, no. 1 (January 2006): 84–89.
28. D. L. Feygin, J. E. Swain, and J. F. Leckman, "The Normalcy of Neurosis: Evolutionary Origins of Obsessive-Compulsive Disorder and Related Behaviors," *Prog Neuropsychopharmacol Biol Psychiatry* 30, no. 5 (July 2006): 854–64.
29. J. F. Leckman, L. C. Mayes, R. Feldman, D. W. Evans, R. A. King, and D. J. Cohen, "Early Parental Preoccupations and Behaviors and Their Possible Relationship to the Symptoms of Obsessive-Compulsive Disorder," *Acta Psychiatr Scand Suppl* 396 (1999): 1–26.
30. Associated Press, "U.S. Businesses Hype Hand Sanitizers," CBC News, January 4, 2007, http://www.cbc.ca/news/story/2007/01/04/hand-sanitizer.html.
31. D. Mapes, "Pass the Purell: It's Hip to Be Germ-Free," msnbc.com, December 10, 2007.
32. M. Oaten, R. J. Stevenson, and T. I. Case, "Disgust as a Disease-Avoidance Mechanism," *Psychol Bull* 135, no. 2 (March 2009): 303–21.
33. P. Rozin, L. Millman, and C. Nemeroff, "Operation of the Laws of Sympathetic Magic in Disgust and Other Domains," *J Pers Soc Psychol* 50 (1986): 703–12.
34. D. Mataix-Cols, S. Wooderson, N. Lawrence, M. J. Brammer, A. Speckens, and M. L. Phillips, "Distinct Neural Correlates of Washing, Checking, and Hoarding Symptom Dimensions in Obsessive-Compulsive Disorder," *Arch Gen Psychiatry* 61, no. 6 (June 2004): 564–76.
35. D. Mataix-Cols, S. Cullen, K. Lange, F. Zelaya, C. Andrew, E. Amaro, M. J. Brammer, S. C. Williams, A. Speckens, and M. L. Phillips, "Neural Correlates of Anxiety Associated with Obsessive-Compulsive Symptom Dimensions in Normal Volunteers," *Biol Psychiatry* 53, no. 6 (March 15, 2003): 482–93.
36. D. S. Husted, N. A. Shapira, and W. K. Goodman, "The Neurocircuitry of Obsessive-Compulsive Disorder and Disgust," *Prog Neuropsychopharmacol Biol Psychiatry* 30, no. 3 (May 2006): 389–99.
37. M. P. Paulus and M. B. Stein, "An Insular View of Anxiety," *Biol Psychiatry* 60, no. 4 (August 15, 2006): 383–87.

38. S. A. Simon, I. E. de Araujo, R. Gutierrez, and M. A. Nicolelis, "The Neural Mechanisms of Gustation: A Distributed Processing Code," *Nat Rev Neurosci* 7, no. 11 (November 2006): 890–901.
39. S. Yaxley, E. T. Rolls, and Z. J. Sienkiewicz, "Gustatory Responses of Single Neurons in the Insula of the Macaque Monkey," *J Neurophysiol* 63, no. 4 (April 1990): 689–700.
40. W. Penfield and M. E. Faulk Jr., "The Insula: Further Observations on Its Function," *Brain* 78, no. 4 (1955): 445–70.
41. P. Wright, G. He, N. A. Shapira, W. K. Goodman, and Y. Liu, "Disgust and the Insula: fMRI Responses to Pictures of Mutilation and Contamination," *Neuroreport* 15, no. 15 (October 25, 2004): 2347–51.
42. P. Dawson, I. Han, M. Cox, C. Black, and L. Simmons, "Residence Time and Food Contact Time Effects on Transfer of Salmonella Typhimurium from Tile, Wood and Carpet: Testing the Five-Second Rule," *J Appl Microbiol* 102, no. 4 (April 2007): 945–53.
43. P. Rozin, L. Hammer, H. Oster, T. Horowitz, and V. Marmora, "The Child's Conception of Food: Differentiation of Categories of Rejected Substances in the 16 Months to 5 Year Age Range," *Appetite* 7, no. 2 (June 1986): 141–51.
44. P. Rozin, J. Haidt, and C. R. McCauley, "Disgust," in *Handbook of Emotions*, 3rd ed., ed. M. Lewis, J. M. Haviland-Jones, and L. M. Feldman Barrett (New York: Guilford Press, 2008), 757–76.
45. R. J. Stevenson, M. J. Oaten, T. I. Case, B. M. Repacholi, and P. Wagland, "Children's Response to Adult Disgust Elicitors: Development and Acquisition," *Dev Psychol* 46, no. 1 (January 2010): 165–77.
46. B. Wicker, C. Keysers, J. Plailly, J. P. Royet, V. Gallese, and G. Rizzolatti, "Both of Us Disgusted in My Insula: The Common Neural Basis of Seeing and Feeling Disgust," *Neuron* 40, no. 3 (October 30, 2003): 655–64.

第二章：基因如何影响大脑

1. J. Kagan, *Galen's Prophecy* (New York: BasicBooks, 1994).
2. S. W. Jackson, "A History of Melancholia and Depression," in *History of Psychiatry and Medical Psychology,* ed. E. G. Wallace and J. Gach (New York: Springer, 2008), 443–60.
3. P. F. Merenda, "Toward a Four-Factor Theory of Temperament and/or Personality," *J Pers Assess* 51, no. 3 (Fall 1987): 367–74.
4. A. Thomas and S. Chess, "Genesis and Evolution of Behavioral Disorders: From Infancy to Early Adult Life," *Am J Psychiatry* 141, no. 1 (January 1984): 1–9.
5. S. J. Haggbloom, R. Warnick, J. E. Warnick, V. K. Jones, G. L. Yarbrough, T. M. Russell, C. M. Borecky, R. McGahhey, J. L. Powell, J. Beavers, and E. Monte, "The 100 Most Eminent Psychologists of the 20th Century," *Rev Gen Psychol* 6 (2002): 139–52.
6. J. Kagan and N. Snidman, *The Long Shadow of Temperament* (Cambridge, MA: Belknap Press, 2004).
7. J. Kagan, S. Reznick, and N. Snidman, "Biological Bases of Childhood Shyness," *Science* 240 (1988): 167–71.
8. J. Kagan, N. Snidman, V. Kahn, and S. Towsley, "The Preservation of Two Infant Temperaments into Adolescence," *Monogr Soc Res Child Dev* 72, no. 2 (2007): 1–75; vii; discussion 76–91.
9. C. Schwartz, N. Snidman, and J. Kagan, "Adolescent Social Anxiety as an Outcome of Inhibited Temperament in Childhood," *J Am Acad Child Adolesc Psychiatry* 38 (1999): 1008–15.
10. C. Darwin, *The Expression of the Emotions in Man and Animals* (New York: D. Appleton and Co., 1913).
11. H. C. Breiter, N. L. Etcoff, P. J. Whalen, W. A. Kennedy, S. L. Rauch, R. L. Buckner, M. M. Strauss, S. E. Hyman, and B. R. Rosen, "Response and Habituation of the Human Amygdala During Visual Processing of Facial Expression," *Neuron* 17, no. 5 (November 1996): 875–87.

12. J. S. Morris, C. D. Frith, D. I. Perrett, D. Rowland, A. W. Young, A. J. Calder, and R. J. Dolan, "A Differential Neural Response in the Human Amygdala to Fearful and Happy Facial Expressions," *Nature* 383, no. 6603 (October 31, 1996): 812–15.
13. C. E. Schwartz, C. I. Wright, L. M. Shin, J. Kagan, P. J. Whalen, K. G. McMullin, and S. L. Rauch, "Differential Amygdalar Response to Novel Versus Newly Familiar Neutral Faces: A Functional MRI Probe Developed for Studying Inhibited Temperament," *Biol Psychiatry* 53, no. 10 (May 15, 2003): 854–62.
14. C. E. Schwartz, C. I. Wright, L. M. Shin, J. Kagan, S. L. Rauch, "Inhibited and Uninhibited Infants 'Grown Up': Adult Amygdalar Response to Novelty," *Science* 300, no. 5627 (June 20, 2003): 1952–53.
15. K. Perez-Edgar, R. Roberson-Nay, M. G. Hardin, K. Poeth, A. E. Guyer, E. E. Nelson, E. B. McClure, H. A. Henderson, N. A. Fox, D. S. Pine, and M. Ernst, "Attention Alters Neural Responses to Evocative Faces in Behaviorally Inhibited Adolescents," *Neuroimage* 35, no. 4 (May 1, 2007): 1538–46.
16. C. E. Schwartz, P. S. Kunwar, D. N. Greve, L. R. Moran, J. C. Viner, J. M. Covino, J. Kagan, S. E. Stewart, N. C. Snidman, M. G. Vangel, and S. R. Wallace, "Structural Differences in Adult Orbital and Ventromedial Prefrontal Cortex Predicted by Infant Temperament at 4 Months of Age," *Arch Gen Psychiatry* 67, no. 1 (January 2010): 78–84.
17. C. E. Schwartz, P. S. Kunwar, D. N. Greve, J. Kagan, N. C. Snidman, and R. B. Bloch, "A Phenotype of Early Infancy Predicts Reactivity of the Amygdala in Male Adults," *Mol Psychiatry* (September 6, 2011).
18. A. S. Fox, S. E. Shelton, T. R. Oakes, R. J. Davidson, and N. H. Kalin, "Trait-like Brain Activity During Adolescence Predicts Anxious Temperament in Primates," *PLoS ONE* 3, no. 7 (2008): e2570.
19. N. H. Kalin, C. Larson, S. E. Shelton, and R. J. Davidson, "Asymmetric Frontal Brain Activity, Cortisol, and Behavior Associated with Fearful Temperament in Rhesus Monkeys," *Behav Neurosci* 112, no. 2 (1998): 286–92.
20. A. Caspi, "The Child Is Father of the Man: Personality Continuities from Childhood to Adulthood," *J Pers Soc Psychol* 78, no. 1 (January 2000): 158–72.
21. J. F. Rosenbaum, J. Biederman, E. A. Bolduc-Murphy, S. V. Faraone, J. Chaloff, D. Hirshfeld, and J. Kagan, "Behavioral Inhibition in Childhood: A Risk Factor for Anxiety Disorders," *Harvard Rev Psychiatry* 1 (1993): 2–16.
22. J. Biederman, D. R. Hirshfeld-Becker, J. F. Rosenbaum, C. Herot, D. Friedman, N. Snidman, J. Kagan, and S. V. Faraone, "Further Evidence of Association Between Behavioral Inhibition and Social Anxiety in Children," *Am J Psychiatry* 158, no. 10 (2001): 1673–79.
23 J. F. Rosenbaum, J. Biederman, D. R. Hirshfeld-Becker, J. Kagan, N. Snidman, D. Friedman, A. Nineberg, D. J. Gallery, and S. V. Faraone, "A Controlled Study of Behavioral Inhibition in Children of Parents with Panic Disorder and Depression," *Am J Psychiatry* 157, no. 12 (2000): 2002–10.
24. J. P. Lorberbaum, S. Kose, M. R. Johnson, G. W. Arana, L. K. Sullivan, M. B. Hamner, J. C. Ballenger, R. B. Lydiard, P. S. Brodrick, D. E. Bohning, and M. S. George, "Neural Correlates of Speech Anticipatory Anxiety in Generalized Social Phobia," *Neuroreport* 15, no. 18 (December 22, 2004): 2701–2705.
25. K. S. Blair, M. Geraci, N. Hollon, M. Otero, J. DeVido, C. Majestic, M. Jacobs, R. J. Blair, and D. S. Pine, "Social Norm Processing in Adult Social Phobia: Atypically Increased Ventromedial Frontal Cortex Responsiveness to Unintentional (Embarrassing) Transgressions," *Am J Psychiatry* 167, no. 12 (December 2010): 1526–32.
26. M. B. Stein, P. R. Goldin, J. Sareen, L. T. Zorrilla, and G. G. Brown, "Increased Amygdala Activation to Angry and Contemptuous Faces in Generalized Social Phobia," *Arch Gen Psychiatry* 59, no. 11 (November 2002): 1027–34.
27. K. L. Phan, D. A. Fitzgerald, P. J. Nathan, and M. E. Tancer, "Association Between Amygdala Hyperactivity to Harsh Faces and Severity of Social Anxiety in Generalized Social Phobia," *Biol Psychiatry* 59, no. 5 (March 1, 2006): 424–29.

28. A. Caspi, D. Begg, N. Dickson, H. Harrington, J. Langley, T.E. Moffitt, and P. A. Silva, "Personality Differences Predict Health-Risk Behaviors in Young Adulthood: Evidence from a Longitudinal Study," *J Pers Soc Psychol* 73, no. 5 (November 1997): 1052–63.

29. D. R. Hirshfeld-Becker, J. Biederman, S. Calltharp, E. D. Rosenbaum, S. V. Faraone, and J. F. Rosenbaum, "Behavioral Inhibition and Disinhibition as Hypothesized Precursors to Psychopathology: Implications for Pediatric Bipolar Disorder," *Biol Psychiatry* 53, no. 11 (June 1, 2003): 985–99.

30. D. R. Hirshfeld-Becker, J. Biederman, A. Henin, S. V. Faraone, J. A. Micco, A. van Grondelle, B. Henry, and J. F. Rosenbaum, "Clinical Outcomes of Laboratory-Observed Preschool Behavioral Disinhibition at Five-Year Follow-Up," *Biol Psychiatry* 62, no. 6 (September 15, 2007): 565–72.

31. K. H. Rubin, K. B. Burgess, and P. D. Hastings, "Stability and Social-Behavioral Consequences of Toddlers' Inhibited Temperament and Parenting Behaviors," *Child Dev* 73, no. 2 (March–April 2002): 483–95.

32. N. A. Fox, H. A. Henderson, K. H. Rubin, S. D. Calkins, and L. A. Schmidt, "Continuity and Discontinuity of Behavioral Inhibition and Exuberance: Psychophysiological and Behavioral Influences Across the First Four Years of Life," *Child Dev* 72, no. 1 (January–February 2001): 1–21.

33 G. L. Gladstone, G. B. Parker, and G. S. Malhi, "Do Bullied Children Become Anxious and Depressed Adults?: A Cross-Sectional Investigation of the Correlates of Bullying and Anxious Depression," *J Nerv Ment Dis* 194, no. 3 (March 2006): 201–208.

34. G. W. Allport and H. S. Odbert, "Trait Names: A Psycho-Lexical Study," *Psychol Monogr* 47, no. 211 (1936).

35. R. R. McCrae and P. T. Costa Jr., "Personality Trait Structure as a Human Universal," *Am Psychol* 52, no. 5 (May 1997): 509–16.

36. P. J. Rentfrow, S. D. Gosling, and J. Potter, "A Theory of the Emergence, Persistence, and Expression of Geographic Variation in Psychological Characteristics," *Perspect Psychol Sci* 3 (2008): 339–69.

37. R. R. McCrae and A. Terracciano, "Personality Profiles of Cultures: Aggregate Personality Traits," *J Pers Soc Psychol* 89, no. 3 (September 2005): 407–25.

38. J. M. French, "Assessment of Donkey Temperament and the Influence of Home Environment," *Applied Anim Behav Science* 36 (1993): 249–57.

39. http://www.akc.org/breeds/labrador_retriever/. Accessed September 1, 2008.

40. L. J. Eaves and H. Eysenck, "The Nature of Extraversion: A Genetical Analysis," *J Pers Soc Psychol* 1 (1975): 102–12.

41. B. Floderus-Myrhed, N. Pedersen, and I. Rasmuson, "Assessment of Heritability for Personality, Based on a Short-Form of the Eysenck Personality Inventory: A Study of 12,898 Twin Pairs," *Behav Genet* 10 (1980): 153–62.

42. J. Horn, R. Plomin, and R. Rosenman, "Heritability of Personality Traits in Adult Male Twins," *Behav Genet* 6 (1976): 17–30.

43. K. L. Jang, W. J. Livesley, and P. A. Vernon, "Heritability of the Big Five Personality Dimensions and Their Facets: A Twin Study," *J Pers* 64, no. 3 (September 1996): 577–91.

44. R. Riemann, A. Angleitner, and J. Strelau, "Genetic and Environmental Influences on Personality: A Study of Twins Reared Together Using the Self- and Peer Report NEO-FFI Scales," *J Pers* 65 (1997): 449–75.

45. R. Rose, M. Koskenvuo, J. Kaprio, S. Sarna, and H. Langinvainio, "Shared Genes, Shared Experiences, and Similarity of Personality: Data from 14,288 Adult Finnish Co-Twins," *J Pers Soc Psychol* 54 (1988): 161–71.

46. M. B. Stein, K. L. Jang, and W. J. Livesley, "Heritability of Social Anxiety-Related Concerns and Personality Characteristics: A Twin Study," *J Nerv Ment Dis* 190, no. 4 (2002): 219–24.

47. S. E. Young, M. C. Stallings, R. P. Corley, K. S. Krauter, and J. K. Hewitt, "Genetic and Environmental Influences on Behavioral Disinhibition," *Am J Med Genet* 96, no. 5 (2000): 684–95.

正常的另一面

48. M. Tassabehji, "Williams-Beuren Syndrome: A Challenge for Genotype-Phenotype Correlations," *Hum Mol Genet* 12, spec. no. 2 (October 15, 2003): R229–37.

49. M. A. Martens, S. J. Wilson, and D. C. Reutens, "Research Review: Williams Syndrome: A Critical Review of the Cognitive, Behavioral, and Neuroanatomical Phenotype," *J Child Psychol Psychiatry* 49, no. 6 (June 2008): 576–608.

50. A. Meyer-Lindenberg, A. R. Hariri, K. E. Munoz, C. B. Mervis, V. S. Mattay, C. A. Morris, and K. F. Berman, "Neural Correlates of Genetically Abnormal Social Cognition in Williams Syndrome," *Nat Neurosci* 8, no. 8 (August 2005): 991–93.

51. B. W. Haas, D. Mills, A. Yam, F. Hoeft, U. Bellugi, and A. Reiss, "Genetic Influences on Sociability: Heightened Amygdala Reactivity and Event-Related Responses to Positive Social Stimuli in Williams Syndrome," *J Neurosci* 29, no. 4 (January 28, 2009): 1132–39.

52. H. F. Dodd and M. A. Porter, "I See Happy People: Attention Bias Towards Happy But Not Angry Facial Expressions in Williams Syndrome," *Cogn Neuropsychiatry* 15, no. 6 (November 2010): 549–67.

53. S. Ripke, A. R. Sanders, K. S. Kendler, D. F. Levinson, P. Sklar, P. A. Holmans, D. Y. Lin, J. Duan, et al., "Genome-Wide Association Study Identifies Five New Schizophrenia Loci," *Nature Genetics* 43, no. 10 (2011): 969–76.

54. P. Sklar, S. Ripke, L. J. Scott, O. A. Andreassen, S. Cichon, N. Craddock, H. J. Edenberg, J. I. Nurnberger Jr., M. Rietschel, et al., "Large-Scale Genome-Wide Association Analysis of Bipolar Disorder Identifies a New Susceptibility Locus near ODZ4," *Nature Genetics* 43, no. 10 (2011): 977–83.

55. K.-P. Lesch, D. Bengel, A. Heils, S. Sabol, B. Greenberg, S. Petri, J. Benjamin, C. Muller, D. Hamer, and D. Murphy, "Association of Anxiety-Related Traits with a Polymorphism in the Serotonin Transporter Gene Regulatory Region," *Science* 274 (1996): 1527–31.

56. M. R. Munafo, T. Clark, and J. Flint, "Does Measurement Instrument Moderate the Association Between the Serotonin Transporter Gene and Anxiety-Related Personality Traits? A Meta-Analysis," *Mol Psychiatry* 10, no. 4 (April 2005): 415–19.

57. J. A. Schinka, R. M. Busch, and N. Robichaux-Keene, "A Meta-Analysis of the Association Between the Serotonin Transporter Gene Polymorphism (5-HTTLPR) and Trait Anxiety," *Mol Psychiatry* 9, no. 2 (February 2004): 197–202.

58. S. Sen, M. Burmeister, and D. Ghosh, "Meta-Analysis of the Association Between a Serotonin Transporter Promoter Polymorphism (5-HTTLPR) and Anxiety-Related Personality Traits," *Am J Med Genet B Neuropsychiatr Genet* 127, no. 1 (May 15, 2004): 85–89.

59. A. R. Hariri, V. S. Mattay, A. Tessitore, B. Kolachana, F. Fera, D. Goldman, M. F. Egan, and D. R. Weinberger, "Serotonin Transporter Genetic Variation and the Response of the Human Amygdala," *Science* 297, no. 5580 (July 19, 2002): 400–403.

60. M. R. Munafo, S. M. Brown, and A. R. Hariri, "Serotonin Transporter (5-HTTLPR) Genotype and Amygdala Activation: A Meta-Analysis," *Biol Psychiatry* 63, no. 9 (May 1, 2008): 852–57.

61. L. Pezawas, A. Meyer-Lindenberg, E. M. Drabant, B. A. Verchinski, K. E. Munoz, B. S. Kolachana, M. F. Egan, V. S. Mattay, A. R. Hariri, and D. R. Weinberger, "5-HTTLPR Polymorphism Impacts Human Cingulate-Amygdala Interactions: A Genetic Susceptibility Mechanism for Depression," *Nat Neurosci* 8, no. 6 (June 2005): 828–34.

62. N. A. Fox, K. E. Nichols, H. A. Henderson, K. Rubin, L. Schmidt, D. Hamer, M. Ernst, and D. S. Pine, "Evidence for a Gene-Environment Interaction in Predicting Behavioral Inhibition in Middle Childhood," *Psychol Sci* 16, no. 12 (December 2005): 921–26.

63. T. Canli, M. Qiu, K. Omura, E. Congdon, B. W. Haas, A. Amin, M. J. Herrmann, R. T. Constable, and K. P. Lesch, "Neural Correlates of Epigenesis," *Proc Natl Acad Sci USA* 103, no. 43 (October 24, 2006): 16033–38.

64. R. H. Waterston, K. Lindblad-Toh, E. Birney, J. Rogers, J. F. Abril, P. Agarwal, R. Agarwala, R. Ainscough, M. Alexandersson, P. An, S. E. Antonarakis, J. Attwood, R.

Baertsch, et al., "Initial Sequencing and Comparative Analysis of the Mouse Genome," *Nature* 420, no. 6915 (December 5, 2002): 520–62.

65. J. Flint, R. Corley, J. C. DeFries, D. W. Fulker, J. A. Gray, S. Miller, and A. C. Collins, "A Simple Genetic Basis for a Complex Psychological Trait in Laboratory Mice," *Science* 269 (1995): 1432–35.

66. B. Yalcin, S. A. Willis-Owen, J. Fullerton, A. Meesaq, R. M. Deacon, J. N. Rawlins, R. R. Copley, A. P. Morris, J. Flint, and R. Mott, "Genetic Dissection of a Behavioral Quantitative Trait Locus Shows That Rgs2 Modulates Anxiety in Mice," *Nat Genet* 36, no. 11 (November 2004): 1197–1202.

67. A. J. Oliveira-Dos-Santos, G. Matsumoto, B. E. Snow, D. Bai, F. P. Houston, I. Q. Whishaw, S. Mariathasan, T. Sasaki, A. Wakeham, P. S. Ohashi, J. C. Roder, C. A. Barnes, D. P. Siderovski, and J. M. Penninger, "Regulation of T cell Activation, Anxiety, and Male Aggression by RGS2," *Proc Natl Acad Sci USA* 97, no. 22 (October 24, 2000): 12272–77.

68. V. Gross, J. Tank, M. Obst, R. Plehm, K. J. Blumer, A. Diedrich, J. Jordan, and F. C. Luft, "Autonomic Nervous System and Blood Pressure Regulation in RGS2-Deficient Mice," *Am J Physiol Regul Integr Comp Physiol* 288, no. 5 (May 2005): R1134–42.

69. T. Ingi and Y. Aoki, "Expression of RGS2, RGS4 and RGS7 in the Developing Postnatal Brain," *Eur J Neurosci* 15, no. 5 (March 2002): 929–36.

70. T. Ingi, A. M. Krumins, P. Chidiac, G. M. Brothers, S. Chung, B. E. Snow, C. A. Barnes, A. A. Lanahan, D. P. Siderovski, E. M. Ross, A. G. Gilman, and P. F. Worley, "Dynamic Regulation of RGS2 Suggests a Novel Mechanism in G-Protein Signaling and Neuronal Plasticity," *J Neurosci* 18, no. 18 (September 15, 1998): 7178–88.

71. R. R. Neubig and D. P. Siderovski, "Regulators of G-Protein Signalling as New Central Nervous System Drug Targets," *Nat Rev Drug Discov* 1, no. 3 (March 2002): 187–97.

72. J. W. Smoller, M. P. Paulus, J. A. Fagerness, S. Purcell, L. Yamaki, D. Hirshfeld-Becker, J. Biederman, J. F. Rosenbaum, J. Gelernter, and M. B. Stein, "Influence of *RGS2* on Anxiety-Related Temperament, Personality, and Brain Function," *Arch Gen Psychiatry* 65 (2008): 298–308.

73. K. P. Lesch, J. Meyer, K. Glatz, B. Flugge, A. Hinney, J. Hebebrand, S. M. Klauck, A. Poustka, F. Poustka, D. Bengel, R. Mossner, P. Riederer, and A. Heils, "The 5-HT Transporter Gene-Linked Polymorphic Region (5-HTTLPR) in Evolutionary Perspective: Alternative Biallelic Variation in Rhesus Monkeys. Rapid Communication," *J Neural Transm* 104, no. 11–12 (1997): 1259–66.

74. D. Nettle, "The Evolution of Personality Variation in Humans and Other Animals," *Am Psychol* 61, no. 6 (September 2006): 622–31.

75. L. J. Matthews and P. M. Butler, "Novelty-Seeking DRD4 Polymorphisms Are Associated with Human Migration Distance Out-of-Africa After Controlling for Neutral Population Gene Structure," *Am J Phys Anthropol* 145, no. 3 (July 2011): 382–89.

76. M. R. Munafo, B. Yalcin, S. A. Willis-Owen, and J. Flint, "Association of the Dopamine D4 Receptor (DRD4) Gene and Approach-Related Personality Traits: Meta-Analysis and New Data," *Biol Psychiatry* 63, no. 2 (January 2008): 197–206.

77. R. P. Ebstein, "The Molecular Genetic Architecture of Human Personality: Beyond Self-Report Questionnaires," *Mol Psychiatry* 11, no. 5 (May 2006): 427–45.

78. K. Hejjas, J. Vas, E. Kubinyi, M. Sasvari-Szekely, A. Miklosi, and Z. Ronai, "Novel Repeat Polymorphisms of the Dopaminergic Neurotransmitter Genes Among Dogs and Wolves," *Mamm Genome* 18, no. 12 (December 2007): 871–79.

79. K. Hejjas, J. Vas, J. Topal, E. Szantai, Z. Ronai, A. Szekely, E. Kubinyi, Z. Horvath, M. Sasvari-Szekely, and A. Miklosi, "Association of Polymorphisms in the Dopamine D4 Receptor Gene and the Activity-Impulsivity Endophenotype in Dogs," *Anim Genet* 38, no. 6 (December 2007): 629–33.

80. Y. Momozawa, Y. Takeuchi, R. Kusunose, T. Kikusui, and Y. Mori, "Association Between Equine Temperament and Polymorphisms in Dopamine D4 Receptor Gene," *Mamm Genome* 16, no. 7 (July 2005): 538–44.

81. P. Korsten, J. C. Mueller, C. Hermannstadter, K. M. Bouwman, N. J. Dingemanse, P. J. Drent, M. Liedvogel, E. Matthysen, K. van Oers, T. van Overveld, S. C. Patrick, J. L. Quinn, B. C. Sheldon, et al., "Association Between DRD4 Gene Polymorphism and Personality Variation in Great Tits: A Test Across Four Wild Populations," *Mol Ecol* 19, no. 4 (February 2010): 832–43.

82. D. Li, P. C. Sham, M. J. Owen, and L. He, "Meta-Analysis Shows Significant Association Between Dopamine System Genes and Attention Deficit Hyperactivity Disorder (ADHD)," *Hum Mol Genet* 15, no. 14 (July 15, 2006): 2276–84.

83. E. Wang, Y. C. Ding, P. Flodman, J. R. Kidd, K. K. Kidd, D. L. Grady, O. A. Ryder, M. A. Spence, J. M. Swanson, and R. K. Moyzis, "The Genetic Architecture of Selection at the Human Dopamine Receptor D4 (DRD4) Gene Locus," *Am J Hum Genet* 74, no. 5 (May 2004): 931–44.

84. F. M. Chang, J. R. Kidd, K. J. Livak, A. J. Pakstis, and K. K. Kidd, "The World-Wide Distribution of Allele Frequencies at the Human Dopamine D4 Receptor Locus," *Hum Genet* 98, no. 1 (July 1996): 91–101.

85. M. H. de Moor, P. T. Costa, A. Terracciano, R. F. Krueger, E. J. de Geus, T. Toshiko, B. W. Penninx, T. Esko, P. A. Madden, J. Derringer, N. Amin, G. Willemsen, J. J. Hottenga, et al., "Meta-Analysis of Genome-Wide Association Studies for Personality," *Mol Psychiatry* (December 21, 2010).

86. A. Terracciano, T. Esko, A. Sutin, M. de Moor, O. Meirelles, G. Zhu, I. Giegling, T. Nutile, A. Realo, J. Allik, N. Hansell, M. Wright, et al., "Meta-Analysis of Genome-Wide Association Studies Identifies Common Variants in CTNNA2 Associated with Excitement-Seeking," *Translational Psychiatry* (October 18, 2011): e49.

87. E. K. Speliotes, C. J. Willer, S. I. Berndt, K. L. Monda, G. Thorleifsson, A. U. Jackson, H. L. Allen, C. M. Lindgren, J. Luan, R. Magi, J. C. Randall, S. Vedantam, T. W. Winkler, et al., "Association Analyses of 249,796 Individuals Reveal 18 New Loci Associated with Body Mass Index," *Nat Genet* 42, no. 11 (November 2010): 937–48.

88. J. W. Smoller, "Genetic Boundary Violations: Phobic Disorders and Personality," *Am J Psychiatry* 164, no. 11 (November 2007): 1631–33.

89. J. M. Hettema, M. C. Neale, J. M. Myers, C. A. Prescott, and K. S. Kendler, "A Population-Based Twin Study of the Relationship Between Neuroticism and Internalizing Disorders," *Am J Psychiatry* 163, no. 5 (May 2006): 857–64.

90. C. J. Harmer, G. M. Goodwin, and P. J. Cowen, "Why Do Antidepressants Take So Long to Work? A Cognitive Neuropsychological Model of Antidepressant Drug Action." *Brit J Psychiatry* 195, no. 2 (August 2009): 102–108.

91. C. J. Harmer, C. E. Mackay, C. B. Reid, P. J. Cowen, and G. M. Goodwin, "Antidepressant Drug Treatment Modifies the Neural Processing of Nonconscious Threat Cues," *Biol Psychiatry* 59, no. 9 (May 1, 2006): 816–20.

92. S. E. Murphy, R. Norbury, U. O'Sullivan, P. J. Cowen, and C. J. Harmer, "Effect of a Single Dose of Citalopram on Amygdala Response to Emotional Faces," *Br J Psychiatry* 194, no. 6 (June 2009): 535–40.

93. C. Windischberger, R. Lanzenberger, A. Holik, C. Spindelegger, P. Stein, U. Moser, F. Gerstl, M. Fink, E. Moser, and S. Kasper, "Area-Specific Modulation of Neural Activation Comparing Escitalopram and Citalopram Revealed by Pharmaco-fMRI: A Randomized Cross-Over Study," *Neuroimage* 49, no. 2 (January 15, 2010): 1161–70.

94. R. Plomin, C. M. Haworth, and O. S. Davis, "Common Disorders Are Quantitative Traits," *Nat Rev Genet* 10, no. 12 (December 2009): 872–78.

第三章：盲猫与"小小爱因斯坦"

1. F. H. Rauscher, G. L. Shaw, and K. N. Ky, "Music and Spatial Task Performance," *Nature* 365, no. 6447 (October 14, 1993): 611.

2. R. L. Hotz, "Study Finds That Mozart Music Makes You Smarter," *Los Angeles Times*, October 14, 1993, 1.

3. D. Campbell, *The Mozart Effect for Children* (New York: Quill, 2002).

4. CBS, The Early Show, "Going Beyond Baby Einstein" (transcript), 2005.
5. S. Mead, *Million Dollar Babies: Why Infants Can't Be Hardwired for Success* (Washington, DC: Education Sector, 2007).
6. K. Sack, "Georgia's Governor Seeks Musical Start for Babies," *New York Times*, January 15, 1998.
7. C. F. Chabris, "Prelude or Requiem for the 'Mozart Effect'?" *Nature* 400, no. 6747 (August 26, 1999): 826–27; author reply 827–28.
8. E. G. Schellenberg and S. Hallam, "Music Listening and Cognitive Abilities In 10- and 11-Year-Olds: The Blur Effect," *Ann NY Acad Sci* 1060 (December 2005): 202–209.
9. W. F. Thompson, E. G. Schellenberg, and G. Husain, "Arousal, Mood, and the Mozart Effect," *Psychol Sci* 12, no. 3 (May 2001): 248–51.
10. B. E. Rideout, S. Dougherty, and L. Wernert, "Effect of Music on Spatial Performance: A Test of Generality," *Percept Mot Skills* 86, no. 2 (April 1998): 512–14.
11. R. Jones, "Mozart's Nice But Doesn't Increase IQs," *WebMD*, August 25, 1999.
12. F. H. Rauscher, "Author Reply: Prelude or Requiem for the 'Mozart Effect'?" *Nature* 400 (1999): 827–28.
13. Henry J. Kaiser Family Foundation, *A Teacher in the Living Room? Educational Media for Babies, Toddlers, and Preschoolers* (Menlo Park, CA: December 14, 2005). www.kff.org/entmedia/7427.cfm.
14. F. J. Zimmerman, D. A. Christakis, and A. N. Meltzoff, "Television and DVD/Video Viewing in Children Younger Than 2 years," *Arch Pediatr Adolesc Med* 161, no. 5 (May 2007): 473–79.
15. "Media Education. American Academy of Pediatrics. Committee on Public Education," *Pediatrics* 104, no. 2, part 1 (August 1999): 341–43.
16. "Media Use by Children Younger Than 2 Years," *Pediatrics*, October 17, 2011.
17. S. Tomopoulos, B. P. Dreyer, S. Berkule, A. H. Fierman, C. Brockmeyer, and A. L. Mendelsohn, "Infant Media Exposure and Toddler Development," *Arch Pediatr Adolesc Med* 164, no. 12 (December 2010): 1105–11.
18. F. J. Zimmerman, D. A. Christakis, and A. N. Meltzoff, "Associations Between Media Viewing and Language Development in Children Under Age 2 years," *J Pediatr* 151, no. 4 (October 2007): 364–68.
19. D. A. Christakis, F. J. Zimmerman, D. L. DiGiuseppe, and C. A. McCarty, "Early Television Exposure and Subsequent Attentional Problems in Children," *Pediatrics* 113, no. 4 (April 2004): 708–13.
20. F. J. Zimmerman and D. A. Christakis, "Associations Between Content Types of Early Media Exposure and Subsequent Attentional Problems," *Pediatrics* 120, no. 5 (November 2007): 986–92.
21. D. Bavelier, C. S. Green, and M. W. Dye, "Children, Wired: For Better and for Worse," *Neuron* 67, no. 5 (September 9, 2010): 692–701.
22. M. B. Robb, R. A. Richert, and E. A. Wartella, "Just a Talking Book? Word Learning from Watching Baby Videos," *Br J Dev Psychol* 27, part 1 (March 2009): 27–45.
23. M. E. Schmidt, M. Rich, S. L. Rifas-Shiman, E. Oken, and E. M. Taveras, "Television Viewing in Infancy and Child Cognition at 3 Years of Age in a US Cohort," *Pediatrics* 123, no. 3 (March 2009): e370–75.
24. J. S. DeLoache, C. Chiong, K. Sherman, N. Islam, M. Vanderborght, G. L. Troseth, G. A. Strouse, and K. O'Doherty, "Do Babies Learn from Baby Media?" *Psychol Sci* 21, no. 11 (November 1, 2010): 1570–74.
25. S. McLain, "Baby Einstein Sets the Record Straight on Refund," www.babyeinstein.com/refund/. Accessed June 26, 2010.
26. T. Lewin, "'Baby Einstein' Founder Goes to Court," *New York Times*, January 13, 2010.
27. T. N. Wiesel, "Postnatal Development of the Visual Cortex and the Influence of Environment," *Nature* 299, no. 5884 (October 14, 1982): 583–91.
28. G. J. Fisher, "Does Maternal Mental Influence Have Any Constructive or Destructive

Power in the Production of Malformations or Monstrosities at Any Stage of Embryonic Development?" *Am J Insanity* 26 (1870): 241–95.

29. M. Newton, *Savage Girls and Wild Boys: A History of Feral Children* (New York: Picador, 2002).

30. A. S. Benzaquen, "Kamala of Midnapore and Arnold Gesell's Wolf Child and Human Child: Reconciling the Extraordinary and the Normal," *Hist Psychol* 4 (2001): 59–78.

31. W. T. Greenough, J. E. Black, and C. S. Wallace, "Experience and Brain Development," *Child Dev* 58, no. 3 (June 1987): 539–59.

32. S. B. Hofer, T. D. Mrsic-Flogel, T. Bonhoeffer, and M. Hubener, "Experience Leaves a Lasting Structural Trace in Cortical Circuits," *Nature* 457, no. 7227 (January 15, 2009): 313–17.

33. P. K. Kuhl, "Early Language Acquisition: Cracking the Speech Code," *Nat Rev Neurosci* 5, no. 11 (November 2004): 831–43.

34. P. Kuhl and M. Rivera-Gaxiola, "Neural Substrates of Language Acquisition," *Annu Rev Neurosci* 31 (2008): 511–34.

35. P. K. Kuhl, B. T. Conboy, S. Coffey-Corina, D. Padden, M. Rivera-Gaxiola, and T. Nelson, "Phonetic Learning as a Pathway to Language: New Data and Native Language Magnet Theory Expanded (NLM-e)," *Philos Trans R Soc Lond B Biol Sci* 363, no. 1493 (March 12, 2008): 979–1000.

36. C. L. Darwin, "The Expression of the Emotions in Man and Animals," in *From So Simple a Beginning: The Four Great Books of Charles Darwin,* ed. E. O. Wilson (New York: W.W. Norton, 2006), 1255–1477.

37. O. Pascalis, M. de Haan, and C. A. Nelson, "Is Face Processing Species-Specific During the First Year of Life?" *Science* 296, no. 5571 (May 17, 2002): 1321–23.

38. J. M. Leppanen and C. A. Nelson, "Tuning the Developing Brain to Social Signals of Emotions," *Nat Rev Neurosci* 10, no. 1 (January 2009): 37–47.

39. J. M. Leppanen, M. C. Moulson, V. K. Vogel-Farley, and C. A. Nelson, "An ERP Study of Emotional Face Processing in the Adult and Infant Brain," *Child Dev* 78, no. 1 (January–February 2007): 232–45.

40. J. F. Sorce, R. N. Emde, J. Campos, and M. D. Klinnert, "Maternal Emotional Signaling: Its Effect on the Visual Cliff Behavior of 1-year-Olds," *Dev Psychol* 21 (1985): 195–200.

41. D. Cicchetti and S. L. Toth, "Child Maltreatment," *Annu Rev Clin Psychol* 1 (2005): 409–38.

42. S. D. Pollak and P. Sinha, "Effects of Early Experience on Children's Recognition of Facial Displays of Emotion," *Dev Psychol* 38, no. 5 (September 2002): 784–91.

43. S. D. Pollak, M. Messner, D. J. Kistler, and J. F. Cohn, "Development of Perceptual Expertise in Emotion Recognition," *Cognition* 110, no. 2 (February 2009): 242–47.

44. S. D. Pollak and D. J. Kistler, "Early Experience Is Associated with the Development of Categorical Representations for Facial Expressions of Emotion," *Proc Natl Acad Sci USA* 99, no. 13 (June 25, 2002): 9072–76.

45. K. Breslau, "Overplanned Parenthood: Ceausescu's Cruel Law," *Newsweek,* January 22, 1990, 35.

46. W. Moskoff, "Pronatalist Policies in Romania," *Econ Dev Cultur Change* 28 (1980): 597–614.

47. H. P. David and A. Baban, "Women's Health and Reproductive Rights: Romanian Experience," *Patient Educ Couns* 28, no. 3 (August 1996): 235–45.

48. T. J. Keil and V. Andreescu, "Fertility Policy in Ceausescu's Romania," *J Fam Hist* 24, no. 4 (October 1999): 478–92.

49. P. Stephenson, M. Wagner, M. Badea, and F. Serbanescu, "Commentary: The Public Health Consequences of Restricted Induced Abortion—Lessons from Romania," *Am J Public Health* 82, no. 10 (October 1992): 1328–31.

50. P. Gloviczki, "Ceausescu's Children: The Process of Democratization and the Plight of Romania's Orphans," *Critique: J Socialist Theory* (Spring 2004): 116–25.

51. C. H. Zeanah, C. A. Nelson, N. A. Fox, A. T. Smyke, P. Marshall, S. W. Parker, and S. Koga, "Designing Research to Study the Effects of Institutionalization on Brain and Behavioral Development: The Bucharest Early Intervention Project," *Dev Psychopathol* 15, no. 4 (Fall 2003): 885–907.
52. C. A. Nelson III, C. H. Zeanah, N. A. Fox, P. J. Marshall, A. T. Smyke, and D. Guthrie, "Cognitive Recovery in Socially Deprived Young Children: The Bucharest Early Intervention Project," *Science* 318, no. 5858 (December 21, 2007): 1937–40.
53. N. A. Fox, A. N. Almas, K. A. Degnan, C. A. Nelson, and C. H. Zeanah, "The Effects of Severe Psychosocial Deprivation and Foster Care Intervention on Cognitive Development at 8 Years of Age: Findings from the Bucharest Early Intervention Project," *J Child Psychol Psychiatry* 52, no. 9 (September 2011): 919–928.
54. M. M. Ghera, P. J. Marshall, N. A. Fox, C. H. Zeanah, C. A. Nelson, A. T. Smyke, and D. Guthrie, "The Effects of Foster Care Intervention on Socially Deprived Institutionalized Children's Attention and Positive Affect: Results from the BEIP Study," *J Child Psychol Psychiatry* 50, no. 3 (March 2009): 246–53.
55. K. Bos, C. H. Zeanah, N. A. Fox, S. S. Drury, K. A. McLaughlin, C. A. Nelson, "Psychiatric Outcomes in Young Children with a History of Institutionalization." *Harv Rev Psychiatry* 19, no. 1 (January–February 2011): 15–24.
56. C. H. Zeanah, H. L. Egger, A. T. Smyke, C. A. Nelson, N. A. Fox, P. J. Marshall, and D. Guthrie, "Institutional Rearing and Psychiatric Disorders in Romanian Preschool Children," *Am J Psychiatry* 166, no. 7 (July 2009): 777–85.
57. J. van Vliet, N. A. Oates, and E. Whitelaw, "Epigenetic Mechanisms in the Context of Complex Diseases," *Cell Mol Life Sci* 64, no. 12 (June 2007): 1531–38.
58. C. C. Wong, A. Caspi, B. Williams, I. W. Craig, R. Houts, A. Ambler, T. E. Moffitt, and J. Mill, "A Longitudinal Study of Epigenetic Variation in Twins," *Epigenet* 5, no. 6 (August 4, 2010).
59. B. P. Rutten and J. Mill, "Epigenetic Mediation of Environmental Influences in Major Psychotic Disorders," *Schizophr Bull* 35, no. 6 (November 2009): 1045–56.
60. M. J. Meaney, "Maternal Care, Gene Expression, and the Transmission of Individual Differences in Stress Reactivity Across Generations," *Annu Rev Neurosci* 24 (2001): 1161–92.
61. A. A. Hane and N. A. Fox, "Ordinary Variations in Maternal Caregiving Influence Human Infants' Stress Reactivity," *Psychol Sci* 17, no. 6 (June 2006): 550–56.
62. P. O. McGowan, A. Sasaki, A. C. D'Alessio, S. Dymov, B. Labonte, M. Szyf, G. Turecki, and M. J. Meaney, "Epigenetic Regulation of the Glucocorticoid Receptor in Human Brain Associates with Childhood Abuse," *Nat Neurosci* 12, no. 3 (March 2009): 342–48.
63. C. Murgatroyd, A. V. Patchev, Y. Wu, V. Micale, Y. Bockmuhl, D. Fischer, F. Holsboer, C. T. Wotjak, O. F. Almeida, and D. Spengler, "Dynamic DNA Methylation Programs Persistent Adverse Effects of Early-Life Stress," *Nat Neurosci* 12, no. 12 (December 2009): 1559–66.
64. S. Uchida, K. Hara, A. Kobayashi, K. Otsuki, H. Yamagata, T. Hobara, T. Suzuki, N. Miyata, and Y. Watanabe, "Epigenetic Status of Gdnf in the Ventral Striatum Determines Susceptibility and Adaptation to Daily Stressful Events," *Neuron* 69, no. 2 (January 27, 2011): 359–72.
65. T. Y. Zhang, I. C. Hellstrom, R. C. Bagot, X. Wen, J. Diorio, and M. J. Meaney, "Maternal Care and DNA Methylation of a Glutamic Acid Decarboxylase 1 Promoter in Rat Hippocampus," *J Neurosci* 30, no. 39 (September 29, 2010): 13130–37.
66. "Why Orbit," www.orbitbaby.com/why/rotate.php. Accessed March 7, 2009.
67. M. D. Seery, E. A. Holman, and R. C. Silver, "Whatever Does Not Kill Us: Cumulative Lifetime Adversity, Vulnerability, and Resilience," *J Pers Soc Psychol* 99, no. 6 (December 2010): 1025–41.
68. H. E. Stevens, J. F. Leckman, J. D. Coplan, and S. J. Suomi, "Risk and Resilience: Early Manipulation of Macaque Social Experience and Persistent Behavioral and Neu-

rophysiological Outcomes," *J Am Acad Child Adolesc Psychiatry* 48, no. 2 (February 2009): 114–27.

69. X. Ge, M. N. Natsuaki, J. M. Neiderhiser, and D. Reiss, "The Longitudinal Effects of Stressful Life Events on Adolescent Depression Are Buffered by Parent-Child Closeness," *Dev Psychopathol* 21, no. 2 (Spring 2009): 621–35.

70. J. Kaufman, B. Z. Yang, H. Douglas-Palumberi, S. Houshyar, D. Lipschitz, J. H. Krystal, and J. Gelernter, "Social Supports and Serotonin Transporter Gene Moderate Depression in Maltreated Children," *Proc Natl Acad Sci USA* (November 24, 2004).

71. A. Feder, E. J. Nestler, and D. S. Charney, "Psychobiology and Molecular Genetics of Resilience," *Nat Rev Neurosci* 10, no. 6 (June 2009): 446–57.

72. G. L. Ming and H. Song, "Adult Neurogenesis in the Mammalian Brain: Significant Answers and Significant Questions," *Neuron* 70, no. 4 (May 26, 2011): 687–702.

73. J. S. Snyder, A. Soumier, M. Brewer, J. Pickel, and H. A. Cameron, "Adult Hippocampal Neurogenesis Buffers Stress Responses and Depressive Behaviour," *Nature* 476, no. 7361 (August 25, 2011): 458–61.

74. L. Santarelli, M. Saxe, C. Gross, A. Surget, F. Battaglia, S. Dulawa, N. Weisstaub, J. Lee, R. Duman, O. Arancio, C. Belzung, and R. Hen, "Requirement of Hippocampal Neurogenesis for the Behavioral Effects of Antidepressants," *Science* 301, no. 5634 (August 8, 2003): 805–809.

75. S. Brene, A. Bjornebekk, E. Aberg, A. A. Mathe, L. Olson, and M. Werme, "Running Is Rewarding and Antidepressive," *Physiol Behav* 92, no. 1–2 (September 10, 2007): 136–40.

76. O. Berton, C. A. McClung, R. J. Dileone, V. Krishnan, W. Renthal, S. J. Russo, D. Graham, N. M. Tsankova, C. A. Bolanos, M. Rios, L. M. Monteggia, D. W. Self, and E. J. Nestler, "Essential Role of BDNF in the Mesolimbic Dopamine Pathway in Social Defeat Stress," *Science* 311, no. 5762 (February 10, 2006): 864–68.

77. V. Krishnan, M. H. Han, D. L. Graham, O. Berton, W. Renthal, S. J. Russo, Q. Laplant, A. Graham, M. Lutter, D. C. Lagace, S. Ghose, R. Reister, P. Tannous, et al., "Molecular Adaptations Underlying Susceptibility and Resistance to Social Defeat in Brain Reward Regions," *Cell* 131, no. 2 (October 19, 2007): 391–404.

78. V. Vialou, A. J. Robison, Q. C. Laplant, H. E. Covington III, D. M. Dietz, Y. N. Ohnishi, E. Mouzon, A. J. Rush III, E. L. Watts, D. L. Wallace, S. D. Iniguez, Y. H. Ohnishi, M. A. Steiner, et al., "DeltaFosB in Brain Reward Circuits Mediates Resilience to Stress and Antidepressant Responses," *Nat Neurosci* 13, no. 6 (June 2010): 746–752.

79. J. Harper, "To Air Is Human at Oxygen Bars," *Washington Times,* January 11, 1999, A.

80. A. Depalma, "Just When You Thought Air Was Free," *New York Times,* June 22, 1997.

81. J. T. Bruer, *The Myth of the First Three Years* (New York: The Free Press, 1999).

82. M. Grunwald, "Reiner Puts Tots on National Stage," *Boston Globe,* February 5, 1997, Living section.

83. J. Nithianantharajah and A. J. Hannan, "Enriched Environments, Experience-Dependent Plasticity and Disorders of the Nervous System," *Nat Rev Neurosci* 7, no. 9 (September 2006): 697–709.

84. W. S. Barnett, "Effectiveness of Early Educational Intervention," *Science* 333, no. 6045 (August 19, 2011): 975–78.

85. K. Woollett, H. J. Spiers, and E. A. Maguire, "Talent in the Taxi: A Model System for Exploring Expertise," *Philos Trans R Soc Lond B Biol Sci* 364, no. 1522 (May 27, 2009): 1407–16.

86. I. S. Park, K. J. Lee, J. W. Han, N. J. Lee, W. T. Lee, K. A. Park, I. J. Rhyu, "Basketball Training Increases Striatum Volume," *Human Movement Sci* 30, no. 1 (February 2011): 56–62.

87. L. Bezzola, S. Merillat, C. Gaser, and L. Jancke, "Training-Induced Neural Plasticity in Golf Novices," *J Neurosci* 31, no. 35 (August 31, 2011): 12444–48.

88. M. Stein, A. Federspiel, T. Koenig, M. Wirth, W. Strik, R. Wiest, D. Brandeis, and T. Dierks, "Structural Plasticity in the Language System Related to Increased Second Language Proficiency," *Cortex* (October 28, 2010).

89. J. Hanggi, S. Koeneke, L. Bezzola, and L. Jancke. "Structural Neuroplasticity in the Sensorimotor Network of Professional Female Ballet Dancers," *Human Brain Mapping* 31, no. 8 (August 2010): 1196–1206.

90. K. L. Hyde, J. Lerch, A. Norton, M. Forgeard, E. Winner, A. C. Evans, G. Schlaug, "Musical Training Shapes Structural Brain Development," *J Neurosci* 29, no. 10 (March 11, 2009): 3019–25.

第四章: 狗、扑克牌和孤独症

1. M. Bar, M. Neta, and H. Linz, "Very First Impressions," *Emotion* 6, no. 2 (May 2006): 269–78.

2. B. Duchaine and K. Nakayama, "Dissociations of Face and Object Recognition in Developmental Prosopagnosia," *J Cogn Neurosci* 17, no. 2 (February 2005): 249–61.

3. B. C. Duchaine and K. Nakayama, "Developmental Prosopagnosia: A Window to Content-Specific Face Processing," *Curr Opin Neurobiol* 16, no. 2 (April 2006): 166–73.

4. R. Russell, B. Duchaine, and K. Nakayama, "Super-Recognizers: People with Extraordinary Face Recognition Ability," *Psychon Bull Rev* 16, no. 2 (April 2009): 252–57.

5. J. B. Wilmer, L. Germine, C. F. Chabris, G. Chatterjee, M. Williams, E. Loken, K. Nakayama, and B. Duchaine, "Human Face Recognition Ability Is Specific and Highly Heritable," *Proc Natl Acad Sci USA* 107, no. 11 (March 16, 2010): 5238–41.

6. N. Kanwisher, J. McDermott, and M. M. Chun, "The Fusiform Face Area: A Module in Human Extrastriate Cortex Specialized for Face Perception," *J Neurosci* 17, no. 11 (June 1, 1997): 4302–11.

7. N. Kanwisher, "Functional Specificity in the Human Brain: A Window into the functional Architecture of the Mind," *Proc Natl Acad Sci USA* 107, no. 25 (June 22, 2010): 11163–70.

8. K. S. Scherf, M. Behrmann, K. Humphreys, and B. Luna, "Visual Category-Selectivity for Faces, Places and Objects Emerges Along Different Developmental Trajectories," *Dev Sci* 10, no. 4 (July 2007): F15–30.

9. M. de Haan and A. Matheson, "The Development and Neural Bases of Processing Emotion in Faces and Voices," in *Handbook of Developmental Social Neuroscience,* ed. M. de Haan and M. R. Gunnar (New York: Guilford Press, 2009), 107–21.

10. A. Senju and G. Csibra, "Gaze Following in Human Infants Depends on Communicative Signals," *Curr Biol* 18, no. 9 (May 6, 2008): 668–71.

11. M. Tomasello, M. Carpenter, J. Call, T. Behne, and H. Moll, "Understanding and Sharing Intentions: The Origins of Cultural Cognition," *Behav Brain Sci* 28, no. 5 (October 2005): 675–91; discussion 691–735.

12. M. Tomasello, M. Carpenter, and U. Liszkowski, "A New Look at Infant Pointing," *Child Dev* 78, no. 3 (May–June 2007): 705–22.

13. T. Grossmann and M. H. Johnson, "The Development of the Social Brain in Human Infancy," *Eur J Neurosci* 25, no. 4 (February 2007): 909–19.

14. A. Whiten, "The Second Inheritance System of Chimpanzees and Humans," *Nature* 437, no. 7055 (September 1, 2005): 52–55.

15. A. Whiten, V. Horner, and F. B. de Waal, "Conformity to Cultural Norms of Tool Use in Chimpanzees," *Nature* 437, no. 7059 (September 29, 2005): 737–40.

16. G. Csibra and G. Gergely, "Natural Pedagogy," *Trends Cogn Sci* 13, no. 4 (April 2009): 148–53.

17. E. Herrmann, J. Call, M. V. Hernandez-Lloreda, B. Hare, and M. Tomasello, "Humans Have Evolved Specialized Skills of Social Cognition: The Cultural Intelligence Hypothesis," *Science* 317, no. 5843 (September 7, 2007): 1360–66.

18. A. Lillard, "Pretend Play and Cognitive Development," in *Blackwell Handbook of Childhood Cognitive Development,* ed. U. Goswami (Oxford: Blackwell Publishers, 2004), 188–205.

19. O. Friedman and A. M. Leslie, "The Conceptual Underpinnings of Pretense: Pretending Is Not 'Behaving-as-If,'" *Cognition* 105, no. 1 (October 2007): 103–24.

正常的另一面

20. A. M. Leslie, "Pretense and Representation: The Origins of 'Theory of Mind,' " *Psychol Rev* 94 (1987): 412–26.
21. R. Baillargeon, R. M. Scott, and Z. He, "False-Belief Understanding in Infants," *Trends Cogn Sci* 14, no. 3 (March 2010): 110–18.
22. F. Heider and M. Simmel, "An Experimental Study of Apparent Behavior," *Am J Psychol* 57 (1944): 243–59.
23. D. Premack and G. Woodruff, "Does the Chimpanzee Have a Theory of Mind?" *Behav Brain Sci* 4 (1978): 515–26.
24. J. Call and M. Tomasello, "Does the Chimpanzee Have a Theory of Mind? 30 Years Later," *Trends Cogn Sci* 12, no. 5 (May 2008): 187–92.
25. D. Buttelmann, J. Call, and M. Tomasello, "Do Great Apes Use Emotional Expressions to Infer Desires?" *Dev Sci* 12, no. 5 (September 2009): 688–98.
26. D. Buttelmann, M. Carpenter, J. Call, and M. Tomasello, "Enculturated Chimpanzees Imitate Rationally," *Dev Sci* 10, no. 4 (July 2007): F31–38.
27. B. Hare, J. Call, and M. Tomasello, "Chimpanzees Deceive a Human Competitor by Hiding," *Cognition* 101, no. 3 (October 2006): 495–514.
28. D. Premack, "Human and Animal Cognition: Continuity and Discontinuity," *Proc Natl Acad Sci USA* 104, no. 35 (August 28, 2007): 13861–67.
29. J. M. Dally, N. J. Emery, and N. S. Clayton, "Food-Caching Western Scrub-Jays Keep Track of Who Was Watching When," *Science* 312, no. 5780 (June 16, 2006): 1662–65.
30. B. Hare, M. Brown, C. Williamson, and M. Tomasello, "The Domestication of Social Cognition in Dogs," *Science* 298, no. 5598 (November 22, 2002): 1634–36.
31. B. Hare and M. Tomasello, "Human-like Social Skills in Dogs?" *Trends Cogn Sci* 9, no. 9 (September 2005): 439–44.
32. A. Miklosi, *Dog Behavior, Evolution, and Cognition* (New York: Oxford University Press, 2007).
33. E. K. Karlsson and K. Lindblad-Toh, "Leader of the Pack: Gene Mapping in Dogs and Other Model Organisms," *Nat Rev Genet* 9, no. 9 (September 2008): 713–25.
34. A. Miklosi, *Dog Behavior, Evolution, and Cognition* (New York: Oxford University Press, 2009).
35. M. A. Udell, N. R. Dorey, and C. D. Wynne, "Can Your Dog Read Your Mind? Understanding the Causes of Canine Perspective Taking," *Learn Behav* (June 4, 2011).
36. L. N. Trut, "Early Canid Domestication: The Farm-Fox Experiment," *Am Sci* 87 (1999): 160–69.
37. T. C. Spady and E. A. Ostrander, "Canine Behavioral Genetics: Pointing Out the Phenotypes and Herding Up the Genes," *Am J Hum Genet* 82, no. 1 (January 2008): 10–18.
38. D. K. Belyaev, "The Wilhelmine E. Key 1978 Invitational Lecture. Destabilizing Selection as a Factor in Domestication," *J Hered* 70, no. 5 (September–October 1979): 301–308.
39. B. Hare, I. Plyusnina, N. Ignacio, O. Schepina, A. Stepika, R. Wrangham, and L. Trut, "Social Cognitive Evolution in Captive Foxes Is a Correlated By-Product of Experimental Domestication," *Curr Biol* 15, no. 3 (February 8, 2005): 226–30.
40. D. C. Penn and D. J. Povinelli, "On the Lack of Evidence That Non-Human Animals Possess Anything Remotely Resembling a 'Theory of Mind,' " *Philos Trans R Soc Lond B Biol Sci* 362, no. 1480 (April 29, 2007): 731–44.
41. D. C. Penn and D. J. Povinelli, "Causal Cognition in Human and Nonhuman Animals: A Comparative, Critical Review," *Annu Rev Psychol* 58 (2007): 97–118.
42. R. Saxe and N. Kanwisher, "People Thinking About Thinking People. The Role of the Temporo-Parietal Junction in 'Theory of Mind,' " *Neuroimage* 19, no. 4 (August 2003): 1835–42.
43. M. D. Bauman and D. G. Amaral, "Neurodevelopment of Social Cognition," in *Handbook of Developmental Cognitive Neuroscience*, 2nd ed., ed. C. A. Nelson and M. Luciana (Cambridge, MA: MIT Press, 2008), 161–86.

44. R. Saxe, "Uniquely Human Social Cognition," *Curr Opin Neurobiol* 16, no. 2 (April 2006): 235–39.
45. M. A. Sabbagh, L. C. Bowman, L. E. Evraire, and J. M. Ito, "Neurodevelopmental Correlates of Theory of Mind in Preschool Children," *Child Dev* 80, no. 4 (July–August 2009): 1147–62.
46. C. Hughes, S. R. Jaffee, F. Happe, A. Taylor, A. Caspi, and T. E. Moffitt, "Origins of Individual Differences in Theory of Mind: From Nature to Nurture?" *Child Dev* 76, no. 2 (March–April 2005): 356–70.
47. A. Ronald, E. Viding, F. Happe, and R. Plomin, "Individual Differences in Theory of Mind Ability in Middle Childhood and Links with Verbal Ability and Autistic Traits: A Twin Study," *Soc Neurosci* 1, no. 3–4 (2006): 412–25.
48. D. F. Polit and T. Falbo, "The Intellectual Achievement of Only Children," *J Biosoc Sci* 20, no. 3 (July 1988): 275–85.
49. N. Howe, H. Petrakos, C. M. Rinaldi, and R. LeFebvre, "'This Is a Bad Dog, You Know . . .': Constructing Shared Meanings During Sibling Pretend Play," *Child Dev* 76, no. 4 (July–August 2005): 783–94.
50. L. M. Youngblade and J. Dunn, "Individual Differences in Young Children's Pretend Play with Mother and Sibling: Links to Relationships and Understanding of Other People's Feelings and Beliefs," *Child Dev* 66, no. 5 (October 1995): 1472–92.
51. C. C. Peterson, "Kindred Spirits: Influence of Siblings' Perspectives on Theory of Mind," *Cogn Dev* 15 (2000): 435–55.
52. S. G. Shamay-Tsoory, R. Tomer, and J. Aharon-Peretz, "The Neuroanatomical Basis of Understanding Sarcasm and Its Relationship to Social Cognition," *Neuropsychol* 19, no. 3 (May 2005): 288–300.
53. L. Kanner, "Autistic Disturbances of Affective Contact," *Nerv Child* 2 (1943): 217–50.
54. CDC, "Prevalence of Autism Spectrum Disorders: Autism and Developmental Disabilities Monitoring Network, United States, 2006," *MMWR* 58, SS–10 (2009).
55. Y. S. Kim, B. L. Leventhal, Y. J. Koh, E. Fombonne, E. Laska, E. C. Lim, K. A. Cheon, S. J. Kim, Y. K. Kim, H. Lee, D. H. Song, and R. R. Grinker, "Prevalence of Autism Spectrum Disorders in a Total Population Sample," *Am J Psychiatry* 168, no. 9 (September 2011): 904–12.
56. E. Fombonne, "Epidemiology of Pervasive Developmental Disorders," *Pediatr Res* 65, no. 6 (June 2009): 591–98.
57. F. R. Volkmar, M. State, and A. Klin, "Autism and Autism Spectrum Disorders: Diagnostic Issues for the Coming Decade," *J Child Psychol Psychiatry* 50, no. 1–2 (January 2009): 108–15.
58. S. Baron-Cohen, A. M. Leslie, and U. Frith, "Does the Autistic Child Have a 'Theory of Mind'?" *Cognition* 21, no. 1 (October 1985): 37–46.
59. S. Baron-Cohen, *Mindblindness: An Essay on Autism and Theory of Mind* (Cambridge, MA: The MIT Press, 1995).
60. R. Redon, S. Ishikawa, K. R. Fitch, L. Feuk, G. H. Perry, T. D. Andrews, H. Fiegler, M. H. Shapero, A. R. Carson, W. Chen, E. K. Cho, S. Dallaire, J. L. Freeman, et al., "Global Variation in Copy Number in the Human Genome," *Nature* 444, no. 7118 (November 23, 2006): 444–54.
61. J. T. Glessner, K. Wang, G. Cai, O. Korvatska, C. E. Kim, S. Wood, H. Zhang, A. Estes, C. W. Brune, J. P. Bradfield, M. Imielinski, E. C. Frackelton, J. Reichert, et al., "Autism Genome-Wide Copy Number Variation Reveals Ubiquitin and Neuronal Genes," *Nature* 459, no. 7246 (May 28, 2009): 569–78.
62. J. Sebat, B. Lakshmi, D. Malhotra, J. Troge, C. Lese-Martin, T. Walsh, B. Yamrom, S. Yoon, A. Krasnitz, J. Kendall, A. Leotta, D. Pai, R. Zhang, et al., "Strong Association of De Novo Copy Number Mutations with Autism," *Science* 316, no. 5823 (April 20, 2007): 445–49.
63. L. A. Weiss, Y. Shen, J. M. Korn, D. E. Arking, D. T. Miller, R. Fossdal, E. Saemundsen, H. Stefansson, M. A. Ferreira, T. Green, O. S. Platt, D. M. Ruderfer, C. A.

Walsh, et al., "Association Between Microdeletion and Microduplication at 16p11.2 and Autism," *N Engl J Med* 358, no. 7 (February 14, 2008): 667–75.

64. D. Pinto, A. T. Pagnamenta, L. Klei, R. Anney, D. Merico, R. Regan, J. Conroy, T. R. Magalhaes, C. Correia, B. S. Abrahams, J. Almeida, E. Bacchelli, G. D. Bader, et al., "Functional Impact of Global Rare Copy Number Variation in Autism Spectrum Disorders," *Nature* 466, no. 7304 (July 15, 2010): 368–372.

65. A. Guilmatre, C. Dubourg, A. L. Mosca, S. Legallic, A. Goldenberg, V. Drouin-Garraud, V. Layet, A. Rosier, S. Briault, F. Bonnet-Brilhault, F. Laumonnier, S. Odent, G. Le Vacon, et al., "Recurrent Rearrangements in Synaptic and Neurodevelopmental Genes and Shared Biologic Pathways in Schizophrenia, Autism, and Mental Retardation," *Arch Gen Psychiatry* 66, no. 9 (September 2009): 947–56.

66. J. Sebat, D. L. Levy, and S. E. McCarthy, "Rare Structural Variants in Schizophrenia: One Disorder, Multiple Mutations; One Mutation, Multiple Disorders," *Trends Genet* 25, no. 12 (December 2009): 528–35.

67. M. D. King, C. Fountain, D. Dakhlallah, and P. S. Bearman, "Estimated Autism Risk and Older Reproductive Age," *Am J Public Health* 99, no. 9 (September 2009): 1673–79.

68. D. Malaspina, S. Harlap, S. Fennig, D. Heiman, D. Nahon, D. Feldman, and E. S. Susser, "Advancing Paternal Age and the Risk of Schizophrenia," *Arch Gen Psychiatry* 58, no. 4 (April 2001): 361–67.

69. F. Zhang, W. Gu, M. E. Hurles, and J. R. Lupski, "Copy Number Variation in Human Health, Disease, and Evolution," *Annu Rev Genomics Hum Genet* 10 (2009): 451–81.

70. J. F. Shelton, D. J. Tancredi, and I. Hertz-Picciotto, "Independent and Dependent Contributions of Advanced Maternal and Paternal Ages to Autism Risk," *Autism Res* 3, no. 1 (February 2010): 30–39.

71. A. Di Martino, K. Ross, L. Q. Uddin, A. B. Sklar, F. X. Castellanos, and M. P. Milham, "Functional Brain Correlates of Social and Nonsocial Processes in Autism Spectrum Disorders: An Activation Likelihood Estimation Meta-analysis," *Biol Psychiatry* 65, no. 1 (January 1, 2009): 63–74.

72. M. V. Lombardo, B. Chakrabarti, E. T. Bullmore, and S. Baron-Cohen, "Specialization of Right Temporo-Parietal Junction for Mentalizing and Its Relation to Social Impairments in Autism," *Neuroimage* 56, no. 3 (June 1, 2011): 1832–38.

73. J. N. Constantino, "The Quantitative Nature of Autistic Social Impairment," *Pediatr Res* 69, no. 5 Pt 2 (May 2011): #55R–62R.

74. R. S. Hurley, M. Losh, M. Parlier, J. S. Reznick, and J. Piven, "The Broad Autism Phenotype Questionnaire," *J Autism Dev Disord* 37, no. 9 (October 2007): 1679–90.

75. M. Losh, R. Adolphs, M. D. Poe, S. Couture, D. Penn, G. T. Baranek, and J. Piven, "Neuropsychological Profile of Autism and the Broad Autism Phenotype," *Arch Gen Psychiatry* 66, no. 5 (May 2009): 518–26.

76. M. Losh, D. Childress, K. Lam, and J. Piven, "Defining Key Features of the Broad Autism Phenotype: A Comparison Across Parents of Multiple- and Single-Incidence Autism Families," *Am J Med Genet B Neuropsychiatr Genet* 147B, no. 4 (June 5, 2008): 424–33.

77. M. Losh and J. Piven, "Social-Cognition and the Broad Autism Phenotype: Identifying Genetically Meaningful Phenotypes," *J Child Psychol Psychiatry* 48, no. 1 (January 2007): 105–12.

78. S. Baron-Cohen, S. Wheelwright, R. Skinner, J. Martin, and E. Clubley, "The Autism-Spectrum Quotient (AQ): Evidence from Asperger Syndrome/High-Functioning Autism, Males and Females, Scientists and Mathematicians," *J Autism Dev Disord* 31, no. 1 (February 2001): 5–17.

79. E. B. Robinson, K. C. Koenen, M. C. McCormick, K. Munir, V. Hallett, F. Happe, R. Plomin, A. Ronald, "Evidence That Autistic Traits Show the Same Etiology in the General Population and at the Quantitative Extremes (5%, 2.5%, and 1%)," *Arch Gen Psychiatry* 68, no. 11 (November 2011): 1113–21.

80. S. Baron-Cohen, E. Ashwin, C. Ashwin, T. Tavassoli, and B. Chakrabarti, "Talent in Autism: Hyper-Systemizing, Hyper-Attention to Detail and Sensory Hypersensitivity," *Philos Trans R Soc Lond B Biol Sci* 364, no. 1522 (May 27, 2009): 1377–83.
81. *Temple Grandin: The World Needs All Kinds of Minds,* TED Conferences, LLC, 2010.
82. A. Fenton and T. Krahn, "Autism, Neurodiversity and Equality Beyond the 'Normal,'" *J Ethics Ment Health* 2 (2007): 1–6.
83. C. Brownlow, "Re-presenting Autism: The Construction of 'NT Syndrome,'" *J Med Humanit* 31 (2010): 243–55.
84. S. Bellini and J. K. Peters, "Social Skills Training for Youth with Autism Spectrum Disorders," *Child Adolesc Psychiatr Clin N Am* 17, no. 4 (October 2008): 857–73, x.
85. P. A. Rao, D. C. Beidel, and M. J. Murray, "Social Skills Interventions for Children with Asperger's Syndrome or High-Functioning Autism: A Review and Recommendations," *J Autism Dev Disord* 38, no. 2 (February 2008): 353–61.
86. E. A. Laugeson, F. Frankel, A. Gantman, A. R. Dillon, and C. Mogil, "Evidence-Based Social Skills Training for Adolescents with Autism Spectrum Disorders: The UCLA PEERS Program," *J Autism Dev Disord* (August 20, 2011).
87. V. Talwar, H. M. Gordon, and K. Lee, "Lying in the Elementary School Years: Verbal Deception and Its Relation to Second-Order Belief Understanding," *Dev Psychol* 43, no. 3 (May 2007): 804–10.
88. C. F. Bond and B. M. Depaulo, "Individual Differences in Judging Deception: Accuracy and Bias," *Psychol Bull* 134, no. 4 (July 2008): 477–92.
89. P. Ekman and M. O'Sullivan, "Who Can Catch a Liar?" *Am Psychol* 46, no. 9 (September 1991): 913–20.
90. P. Ekman, M. O'Sullivan, and M. G. Frank, "A Few Can Catch a Liar," *Psychol Sci* 10 (1999): 263–66.
91. M. O'Sullivan, "Home Runs and Humbugs: Comment on Bond and DePaulo (2008)," *Psychol Bull* 134, no. 4 (July 2008): 493–97; discussion 501–493.
92. J. Navarro, *Phil Hellmuth Presents Read 'Em and Reap* (New York: Collins, 2006).
93. D. Sklansky, *The Theory of Poker,* 4th ed. (Henderson, NV: Two Plus Two Publishing, 1999).
94. E. J. Schlicht, S. Shimojo, C. F. Camerer, P. Battaglia, and K. Nakayama, "Human Wagering Behavior Depends on Opponents' Faces," *PLoS One* 5, no. 7 (2010): e11663.
95. D. Matsumoto and B. Willingham, "Spontaneous Facial Expressions of Emotion of Congenitally and Noncongenitally Blind Individuals," *J Pers Soc Psychol* 96, no. 1 (January 2009): 1–10.
96. J. L. Tracy and D. Matsumoto, "The Spontaneous Expression of Pride and Shame: Evidence for Biologically Innate Nonverbal Displays," *Proc Natl Acad Sci USA* 105, no. 33 (August 19, 2008): 11655–60.
97. D. Matsumoto, D. Keltner, M. N. Shiota, M. O'Sullivan, and M. Frank,. "Facial Expressions of Emotion," in *Handbook of Emotions,* 3rd ed., ed. M. Lewis, J. M. Haviland-Jones, and L. Feldman Barrett (New York: Guilford Press, 2009).
98. J. M. Susskind and A. K. Anderson, "Facial Expression Form and Function," *Commun Integr Biol* 1, no. 2 (2008): 148–49.
99. A. Smith, *The Theory of Moral Sentiments,* new ed. (London: Henry G. Bohn, 1853).
100. T. L. Chartrand and J. A. Bargh, "The Chameleon Effect: The Perception-Behavior Link and Social Interaction," *J Pers Soc Psychol* 76, no. 6 (June 1999): 893–910.
101. T. Singer and C. Lamm, "The Social Neuroscience of Empathy," *Ann NY Acad Sci* 1156 (March 2009): 81–96.
102. G. di Pellegrino, L. Fadiga, L. Fogassi, V. Gallese, and G. Rizzolatti, "Understanding Motor Events: A Neurophysiological Study," *Exp Brain Res* 91, no. 1 (1992): 176–80.
103. M. Iacoboni, "Imitation, Empathy, and Mirror Neurons," *Annu Rev Psychol* 60 (2009): 653–70.
104. M. Iacoboni and M. Dapretto, "The Mirror Neuron System and the Consequences of Its Dysfunction," *Nat Rev Neurosci* 7, no. 12 (December 2006): 942–51.

105. L. Carr, M. Iacoboni, M. C. Dubeau, J. C. Mazziotta, and G. L. Lenzi, "Neural Mechanisms of Empathy in Humans: A Relay from Neural Systems for Imitation to Limbic Areas," *Proc Natl Acad Sci USA* 100, no. 9 (April 29, 2003): 5497–5502.

106. B. Wicker, C. Keysers, J. Plailly, J. P. Royet, V. Gallese, and G. Rizzolatti, "Both of Us Disgusted in My Insula: The Common Neural Basis of Seeing and Feeling Disgust," *Neuron* 40, no. 3 (October 30, 2003): 655–64.

107. S. G. Shamay-Tsoory, J. Aharon-Peretz, and D. Perry, "Two Systems for Empathy: A Double Dissociation Between Emotional and Cognitive Empathy in Inferior Frontal Gyrus Versus Ventromedial Prefrontal Lesions," *Brain* 132, part 3 (March 2009): 617–27.

108. J. Zaki, J. Weber, N. Bolger, and K. Ochsner, "The Neural Bases of Empathic Accuracy," *Proc Natl Acad Sci USA* 106, no. 27 (July 7, 2009): 11382–87.

109. S. G. Michaud and H. Aynesworth, *Ted Bundy: Conversations with a Killer* (Irving, TX: Authorlink Press, 2000).

110. H. Cleckley, *The Mask of Sanity*, 5th ed. (Augusta, GA: Emily S. Cleckley, 1988).

111. R. J. Blair, "Responding to the Emotions of Others: Dissociating Forms of Empathy Through the Study of Typical and Psychiatric Populations," *Conscious Cogn* 14, no. 4 (December 2005): 698–718.

112. Y. Yang, A. Raine, K. L. Narr, P. Colletti, and A. W. Toga, "Localization of deformations within the amygdala in individuals with psychopathy," *Arch Gen Psychiatry* 66, no. 9 (September 2009): 986–94.

113. R. J. Blair, "The Amygdala and Ventromedial Prefrontal Cortex in Morality and Psychopathy," *Trends Cogn Sci* 11, no. 9 (September 2007): 387–92.

114. R. J. Blair, D. G. Mitchell, R. A. Richell, S. Kelly, A. Leonard, C. Newman, and S. K. Scott, "Turning a Deaf Ear to Fear: Impaired Recognition of Vocal Affect in Psychopathic Individuals," *J Abnorm Psychol* 111, no. 4 (November 2002): 682–86.

115. A. A. Marsh and R. J. Blair, "Deficits in Facial Affect Recognition Among Antisocial Populations: A Meta-Analysis," *Neurosci Biobehav Rev* 32, no. 3 (2008): 454–65.

116. A. A. Marsh, E. C. Finger, D. G. Mitchell, M. E. Reid, C. Sims, D. S. Kosson, K. E. Towbin, E. Leibenluft, D. S. Pine, and R. J. Blair, "Reduced Amygdala Response to Fearful Expressions in Children and Adolescents with Callous-Unemotional Traits and Disruptive Behavior Disorders," *Am J Psychiatry* 165, no. 6 (June 2008): 712–20.

117. R. J. Blair, "The Amygdala and Ventromedial Prefrontal Cortex: Functional Contributions and Dysfunction in Psychopathy," *Philos Trans R Soc Lond B Biol Sci* 363, no. 1503 (August 12, 2008): 2557–65.

118. S. G. Shamay-Tsoory, H. Harari, J. Aharon-Peretz, and Y. Levkovitz, "The Role of the Orbitofrontal Cortex in Affective Theory of Mind Deficits in Criminal Offenders with Psychopathic Tendencies," *Cortex* 46, no. 5 (May 2010): 668–77.

119. J. W. Buckholtz, M. T. Treadway, R. L. Cowan, N. D. Woodward, S. D. Benning, R. Li, M. S. Ansari, R. M. Baldwin, A. N. Schwartzman, E. S. Shelby, C. E. Smith, D. Cole, R. M. Kessler, and D. H. Zald, "Mesolimbic Dopamine Reward System Hypersensitivity in Individuals with Psychopathic Traits," *Nat Neurosci* 13, no. 4 (April 2010): 419–21.

120. D. M. Blonigen, B. M. Hicks, R. F. Krueger, C. J. Patrick, and W. G. Iacono, "Psychopathic Personality Traits: Heritability and Genetic Overlap with Internalizing and Externalizing Psychopathology," *Psychol Med* 35, no. 5 (May 2005): 637–48.

121. E. Viding, R. J. Blair, T. E. Moffitt, and R. Plomin, "Evidence for Substantial Genetic Risk for Psychopathy in 7-Year-Olds," *J Child Psychol Psychiatry* 46, no. 6 (June 2005): 592–97.

122. J. Coid, M. Yang, S. Ullrich, A. Roberts, and R. D. Hare, "Prevalence and Correlates of Psychopathic Traits in the Household Population of Great Britain," *Int J Law Psychiatry* 32, no. 2 (March–April 2009): 65–73.

123. B. P. Klein-Tasman and C. B. Mervis, "Distinctive Personality Characteristics of 8-, 9-, and 10-Year-Olds with Williams Syndrome," *Dev Neuropsychol* 23, no. 1–2 (2003): 269–90.

124. M. A. Martens, S. J. Wilson, and D. C. Reutens, "Research Review: Williams Syn-
drome: A Critical Review of the Cognitive, Behavioral, and Neuroanatomical Pheno-
type," *J Child Psychol Psychiatry* 49, no. 6 (June 2008): 576–608.

125. H. Tager-Flusberg and K. Sullivan. "A Componential View of Theory of Mind: Evi-
dence from Williams Syndrome," *Cognition* 76, no. 1 (July 14, 2000): 59–90.

126. O. T. Leyfer, J. Woodruff-Borden, B. P. Klein-Tasman, J. S. Fricke, and C. B. Mervis,
"Prevalence of Psychiatric Disorders in 4- to 16-Year-Olds with Williams Syndrome,"
Am J Med Genet B Neuropsychiatr Genet 141, no. 6 (September 5, 2006): 615–22.

127. M. L. Hoffman, "Empathy and Prosocial Behavior," in *Handbook of Emotions*, 3rd
ed., ed. M. Lewis, J. M. Haviland-Jones, and L. Feldman Barrett (New York: Guilford
Press, 2008), 440–55.

128. P. Singer, *The Life You Can Save* (New York: Random House, 2009).

129. P. Slovic, "'If I Look at the Mass I Will Never Act': Psychic Numbing and Genocide,"
Judgment and Decision Making 2 (2007): 79–95.

130. M. K. Kearney, R. B. Weininger, M. L. Vachon, R. L. Harrison, and B. M. Mount,
"Self-Care of Physicians Caring for Patients at the End of Life: "'Being Connected . . .
a Key to My Survival,'" *JAMA* 301, no. 11 (March 18, 2009): 1155–64, E1151.

131. J. A. Boscarino, C. R. Figley, and R. E.Adams, "Compassion Fatigue Following the
September 11 Terrorist Attacks: A Study of Secondary Trauma Among New York City
Social Workers," *Int J Emerg Ment Health* 6, no. 2 (Spring 2004): 57–66.

第五章："专一的伴侣"

1. P. J. Brunton and J. A. Russell, "The Expectant Brain: Adapting for Motherhood," *Nat
Rev Neurosci* 9, no. 1 (January 2008): 11–25.

2. R. Tyzio, R. Cossart, I. Khalilov, M. Minlebaev, C. A. Hubner, A. Represa, Y. Ben-Ari,
and R. Khazipov, "Maternal Oxytocin Triggers a Transient Inhibitory Switch in GABA
Signaling in the Fetal Brain During Delivery," *Science* 314, no. 5806 (December 15,
2006): 1788–92.

3. C. A. Pedersen, J. A. Ascher, Y. L. Monroe, and A. J. Prange Jr., "Oxytocin Induces Ma-
ternal Behavior in Virgin Female Rats," *Science* 216, no. 4546 (May 7, 1982): 648–50.

4. J. T. Winslow and T. R. Insel, "Neuroendocrine Basis of Social Recognition," *Curr
Opin Neurobiol* 14, no. 2 (April 2004): 248–53.

5. A. Gonzalez, L. Atkinson, and A. S. Fleming, "Attachment and the Comparative Psy-
chobiology of Mothering," in *Handbook of Developmental Social Neuroscience*, ed. M.
de Haan and M. R. Gunnar (New York: Guilford Press, 2009), 225–45.

6. B. J. Mattson, S. Williams, J. S. Rosenblatt, and J. I. Morrell, "Comparison of Two
Positive Reinforcing Stimuli: Pups and Cocaine Throughout the Postpartum Period,"
Behav Neurosci 115, no. 3 (June 2001): 683–94.

7. R. Sprengelmeyer, D. I. Perrett, E. C. Fagan, R. E. Cornwell, J. S. Lobmaier, A.
Sprengelmeyer, H. B. Aasheim, I. M. Black, L. M. Cameron, S. Crow, N. Milne, E. C.
Rhodes, and A. W. Young, "The Cutest Little Baby Face: A Hormonal Link to Sensitiv-
ity to Cuteness in Infant Faces," *Psychol Sci* 20, no. 2 (February 2009): 149–54.

8. J. S. Lobmaier, R. Sprengelmeyer, B. Wiffen, and D. I. Perrett, "Female and Male Re-
sponses to Cuteness, Age and Emotion in Infant Faces," *Evol Hum Behav* 31 (2010):
16–21.

9. M. L. Glocker, D. D. Langleben, K. Ruparel, J. W. Loughead, J. N. Valdez, M. D. Grif-
fin, N. Sachser, and R. C. Gur, "Baby Schema Modulates the Brain Reward System in
Nulliparous Women," *Proc Natl Acad Sci USA* 106, no. 22 (June 2, 2009): 9115–19.

10. L. Strathearn, J. Li, P. Fonagy, and P. R. Montague, "What's in a Smile? Maternal
Brain Responses to Infant Facial Cues," *Pediatrics* 122, no. 1 (July 2008): 40–51.

11. M. Noriuchi, Y. Kikuchi, and A. Senoo, "The Functional Neuroanatomy of Maternal
Love: Mother's Response to Infant's Attachment Behaviors," *Biol Psychiatry* 63, no. 4
(February 15, 2008): 415–23.

12. D. G. Kleiman, "Monogamy in Mammals," *Q Rev Biol* 52, no. 1 (March 1977): 39–69.

13. Z. R. Donaldson and L. J. Young, "Oxytocin, Vasopressin, and the Neurogenetics of Sociality," *Science* 322, no. 5903 (November 7, 2008): 900–904.
14. H. E. Ross, S. M. Freeman, L. L. Spiegel, X. Ren, E. F. Terwilliger, and L. J. Young, "Variation in Oxytocin Receptor Density in the Nucleus Accumbens Has Differential Effects on Affiliative Behaviors in Monogamous and Polygamous Voles," *J Neurosci* 29, no. 5 (February 4, 2009): 1312–18.
15. H. E. Ross, C. D. Cole, Y. Smith, I. D. Neumann, R. Landgraf, A. Z. Murphy, and L. J. Young, "Characterization of the Oxytocin System Regulating Affiliative Behavior in Female Prairie Voles," *Neuroscience* 162, no. 4 (September 15, 2009): 892–903.
16. A. G. Ophir, S. M. Phelps, A. B. Sorin, and J. O. Wolff, "Social But Not Genetic Monogamy Is Associated with Greater Breeding Success in Prairie Voles," *Anim Behav* 75 (2008): 1143–54.
17. S. M. Phelps, P. Campbell, D. J. Zheng, and A. G. Ophir, "Beating the Boojum: Comparative Approaches to the Neurobiology of Social Behavior," *Neuropharmacology* 58, no. 1 (January 2010): 17–28.
18. H. Walum, L. Westberg, S. Henningsson, J. M. Neiderhiser, D. Reiss, W. Igl, J. M. Ganiban, E. L. Spotts, N. L. Pedersen, E. Eriksson, and P. Lichtenstein, "Genetic Variation in the Vasopressin Receptor 1a Gene (*AVPR1A*) Associates with Pair-Bonding Behavior in Humans," *Proc Natl Acad Sci USA* 105, no. 37 (September 16, 2008): 14153–56.
19. B. Ditzen, M. Schaer, B. Gabriel, G. Bodenmann, U. Ehlert, and M. Heinrichs, "Intranasal Oxytocin Increases Positive Communication and Reduces Cortisol Levels During Couple Conflict," *Biol Psychiatry* 65, no. 9 (May 1, 2009): 728–31.
20. H. Walum, P. Lichtenstein, J. M. Neiderhiser, D. Reiss, J. M. Ganiban, E. L. Spotts, N. L. Pedersen, H. Anckarsater, H. Larsson, L. Westberg, "Variation in the Oxytocin Receptor Gene Is Associated with Pair-Bonding and Social Behavior," *Biological Psychiatry* (October 17, 2011).
21. A. Bartels and S. Zeki, "The Neural Basis of Romantic Love," *Neuroreport* 11, no. 17 (November 27, 2000): 3829–34.
22. A. Bartels and S. Zeki, "The Neural Correlates of Maternal and Romantic Love," *Neuroimage* 21, no. 3 (March 2004): 1155–66.
23. M. D. S. Ainsworth and J. Bowlby, "An Ethological Approach to Personality Development," *Am Psychol* 46, no. 4 (1991): 333–41.
24. J. Bowlby and J. Robertson, "A Two-Year Old Goes to Hospital," *Proc R Soc Med* 46, no. 6 (June 1953): 425–27.
25. H. F. Harlow and R. R. Zimmermann, "Affectional Responses in the Infant Monkey; Orphaned Baby Monkeys Develop a Strong and Persistent Attachment to Inanimate Surrogate Mothers," *Science* 130, no. 3373 (August 21, 1959): 421–32.
26. H. F. Harlow, "The Nature of Love," *Am Psychol* 13 (1958): 673–85.
27. G. A. Barr, S. Moriceau, K. Shionoya, P. Muzny, S. Gao, R. Wang, M. Sullivan. "Transitions in Infant Learning Are Modulated by Dopamine in the Amygdala," *Nat Neurosci* 12, no. 11 (November 2009): 1367–69.
28. R. M. Sullivan and P. J. Holman, "Transitions in Sensitive Period Attachment Learning in Infancy: The Role of Corticosterone," *Neurosci Biobehav Rev* 34, no. 6 (May 2010): 835–844.
29. C. Raineki, S. Moriceau, and R. M. Sullivan, "Developing a Neurobehavioral Animal Model of Infant Attachment to an Abusive Caregiver," *Biol Psychiatry* 67, no. 12 (June 15, 2010): 1137–45.
30. N. Allen, "Jaycee Lee Dugard Showed Signs of Stockholm Syndrome," *Telegraph. co.uk*, November 5, 2009.
31. J. Van Derbeken, "Jaycee Dugard's Anguished Journal Entries," *San Francisco Chronicle*, February 12, 2010.
32. L. Fitzpatrick, "A Brief History of Stockholm Syndrome," *Time*, 2009, http://www.time.com/time/nation/article/0,8599,1919757,00.html.

33. J. A. Simpson and J. Belsky. "Attachment Theory Within a Modern Evolutionary Framework," in *Handbook of Attachment*, 2nd ed., ed. J. Cassidy and P. R. Shaver (New York: Guilford Press, 2008), 131–57.
34. M. D. Ainsworth, "Infant–Mother Attachment," *Am Psychol* 34, no. 10 (October 1979): 932–37.
35. J. Solomon and C. George, "The Measurement of Attachment Security and Related Constructs in Infancy and Early Childhood," in *Handbook of Attachment*, 2nd ed., ed. C. Cassidy and P. R. Shaver (New York: Guilford Press, 2008), 383–416.
36. M. Main and J. Solomon, "Procedures for Identifying Infants as Disorganized/Disoriented During the Ainsworth Strange Situation," in *Attachment in the Preschool Years: Theory, Research and Intervention*, ed. M. T. Greenberg, D. Cichetti, and E. M. Cummings (Chicago: University of Chicago Press, 1990), 121–60.
37. N. W. Boris and C. H. Zeanah, "Practice Parameter for the Assessment and Treatment of Children and Adolescents with Reactive Attachment Disorder of Infancy and Early Childhood," *J Am Acad Child Adolesc Psychiatry* 44, no. 11 (November 2005): 1206–19.
38. J. G. Gunderson, "Borderline Personality Disorder: Ontogeny of a Diagnosis," *Am J Psychiatry* 166, no. 5 (May 2009): 530–39.
39. J. G. Gunderson, R. L. Stout, T. H. McGlashan, M. T. Shea, L. C. Morey, C. M. Grilo, M. C. Zanarini, S. Yen, J. C. Markowitz, C. Sanislow, A. Ansell, A. Pinto, and A. E. Skodol, "Ten-Year Course of Borderline Personality Disorder: Psychopathology and Function from the Collaborative Longitudinal Personality Disorders Study," *Arch Gen Psychiatry* 68, no. 6 (August 2011): 827–37.
40. K. S. Kendler, S. H. Aggen, N. Czajkowski, E. Roysamb, K. Tambs, S. Torgersen, M. C. Neale, and T. Reichborn-Kjennerud, "The Structure of Genetic and Environmental Risk Factors for DSM-IV Personality Disorders: A Multivariate Twin Study," *Arch Gen Psychiatry* 65, no. 12 (December 2008): 1438–46.
41. S. Torgersen, N. Czajkowski, K. Jacobson, T. Reichborn-Kjennerud, E. Roysamb, M. C. Neale, and K. S. Kendler, "Dimensional Representations of DSM-IV Cluster B Personality Disorders in a Population-Based Sample of Norwegian Twins: A Multivariate Study," *Psychol Med* 38, no. 11 (November 2008): 1617–25.
42. S. Torgersen, S. Lygren, P. A. Oien, I. Skre, S. Onstad, J. Edvardsen, K. Tambs, and E. Kringlen, "A Twin Study of Personality Disorders," *Compr Psychiatry* 41, no. 6 (November–December 2000): 416–25.
43. H. R. Agrawal, J. Gunderson, B. M. Holmes, K. Lyons-Ruth, "Attachment Studies with Borderline Patients: A Review," *Harv Rev Psychiatry* 12, no. 2 (March–April 2004): 94–104.
44. M. C. Zanarini and F. R. Frankenburg, "The Essential Nature of Borderline Psychopathology," *J Pers Disord* 21, no. 5 (October 2007): 518–35.
45. J. G. Gunderson and K. Lyons-Ruth, "BPD's Interpersonal Hypersensitivity Phenotype: A Gene-Environment-Developmental Model," *J Pers Disord* 22, no. 1 (February 2008): 22–41.
46. N. H. Donegan, C. A. Sanislow, H. P. Blumberg, R. K. Fulbright, C. Lacadie, P. Skudlarski, J. C. Gore, I. R. Olson, T. H. McGlashan, and B. E. Wexler, "Amygdala Hyperreactivity in Borderline Personality Disorder: Implications for Emotional Dysregulation," *Biol Psychiatry* 54, no. 11 (December 1, 2003): 1284–93.
47. M. J. Minzenberg, J. Fan, A. S. New, C. Y. Tang, and L. J. Siever, "Fronto-Limbic Dysfunction in Response to Facial Emotion in Borderline Personality Disorder: An Event-Related fMRI Study," *Psychiatry Res* 155, no. 3 (August 15, 2007): 231–43.
48. S. Baron-Cohen, S. Wheelwright, J. Hill, Y. Raste, and I. Plumb, "The 'Reading the Mind in the Eyes' Test Revised Version: A Study with Normal Adults, and Adults with Asperger Syndrome or High-Functioning Autism," *J Child Psychol Psychiatry* 42, no. 2 (February 2001): 241–51.
49. E. A. Fertuck, A. Jekal, I. Song, B. Wyman, M. C. Morris, S. T. Wilson, B. S. Brodsky, and B. Stanley, "Enhanced 'Reading the Mind in the Eyes' in Borderline Personality

正常的另一面

Disorder Compared to Healthy Controls," *Psychol Med* 39, no. 12 (December 2009): 1979–88.

50. M. C. Zanarini, "Childhood Experiences Associated with the Development of Borderline Personality Disorder," *Psychiatr Clin North Am* 23, no. 1 (March 2000): 89–101.

51. E. H. Erikson, *Identity: Youth and Crisis* (New York: W.W. Norton, 1968).

52. M. Kosfeld, M. Heinrichs, P. J. Zak, U. Fischbacher, and E. Fehr, "Oxytocin Increases Trust in Humans," *Nature* 435, no. 7042 (June 2, 2005): 673–76.

53. J. A. Barraza and P. J. Zak, "Empathy Toward Strangers Triggers Oxytocin Release and Subsequent Generosity," *Ann NY Acad Sci* 1167 (June 2009): 182–89.

54. P. J. Zak, A. A. Stanton, and S. Ahmadi, "Oxytocin Increases Generosity in Humans," *PLoS One* 2, no. 11 (2007): e1128.

55. E. Savaskan, R. Ehrhardt, A. Schulz, M. Walter, and H. Schachinger, "Post-Learning Intranasal Oxytocin Modulates Human Memory for Facial Identity," *Psychoneuroendocrinology* 33, no. 3 (April 2008): 368–74.

56. A. J. Guastella, P. B. Mitchell, and M. R. Dadds, "Oxytocin Increases Gaze to the Eye Region of Human Faces," *Biol Psychiatry* 63, no. 1 (January 1, 2008): 3–5.

57. G. Domes, M. Heinrichs, A. Michel, C. Berger, and S. C. Herpertz, "Oxytocin Improves 'Mind-Reading' in Humans," *Biol Psychiatry* 51, no. 6 (March 15, 2007): 731–33.

58. S. M. Rodrigues, L. R. Saslow, N. Garcia, O. P. John, and D. Keltner, "Oxytocin Receptor Genetic Variation Relates to Empathy and Stress Reactivity in Humans," *Proc Natl Acad Sci USA* 106, no. 50 (December 15, 2009): 21437–41.

59. E. Hollander, J. Bartz, W. Chaplin, A. Phillips, J. Sumner, L. Soorya, E. Anagnostou, and S. Wasserman, "Oxytocin Increases Retention of Social Cognition in Autism," *Biol Psychiatry* 61, no. 4 (February 15, 2007): 498–503.

60. A. J. Guastella, S. L. Einfeld, K. M. Gray, N. J. Rinehart, B. J. Tonge, T. J. Lambert, and I. B. Hickie, "Intranasal Oxytocin Improves Emotion Recognition for Youth with Autism Spectrum Disorders," *Biol Psychiatry* 67, no. 6 (April 1, 2010): 692–94.

61. D. Huber, P. Veinante, and R. Stoop, "Vasopressin and Oxytocin Excite Distinct Neuronal Populations in the Central Amygdala," *Science* 308, no. 5719 (April 8, 2005): 245–48.

62. P. Kirsch, C. Esslinger, Q. Chen, D. Mier, S. Lis, S. Siddhanti, H. Gruppe, V. S. Mattay, B. Gallhofer, and A. Meyer-Lindenberg, "Oxytocin Modulates Neural Circuitry for Social Cognition and Fear in Humans," *J Neurosci* 25, no. 49 (December 7, 2005): 11489–93.

63. G. Domes, M. Heinrichs, J. Glascher, C. Buchel, D. F. Braus, and S. C. Herpertz, "Oxytocin Attenuates Amygdala Responses to Emotional Faces Regardless of Valence," *Biol Psychiatry* 62, no. 10 (November 15, 2007): 1187–90.

64. T. Baumgartner, M. Heinrichs, A. Vonlanthen, U. Fischbacher, and E. Fehr, "Oxytocin Shapes the Neural Circuitry of Trust and Trust Adaptation in Humans," *Neuron* 58, no. 4 (May 22, 2008): 639–50.

65. M. Di Simplicio, R. Massey-Chase, P. J. Cowen, and C. J. Harmer, "Oxytocin Enhances Processing of Positive Versus Negative Emotional Information in Healthy Male Volunteers," *J Psychopharmacol* 23, no. 3 (May 2009): 241–48.

66. A. J. Guastella, P. B. Mitchell, and F. Mathews, "Oxytocin Enhances the Encoding of Positive Social Memories in Humans," *Biol Psychiatry* 64, no. 3 (August 1 2008): 256–58.

67. S. D. Pollak and D. J. Kistler, "Early Experience Is Associated with the Development of Categorical Representations for Facial Expressions of Emotion," *Proc Natl Acad Sci USA* 99, no. 13 (June 25, 2002): 9072–76.

68. G. J. Dumont, F. C. Sweep, R. van der Steen, R. Hermsen, A. R. Donders, D. J. Touw, J. M. van Gerven, J. K. Buitelaar, and R. J. Verkes, "Increased Oxytocin Concentrations and Prosocial Feelings in Humans After Ecstasy (3,4-Methylenedioxymethamphetamine) Administration," *Soc Neurosci* 4, no. 4 (2009): 359–66.

69. M. R. Thompson, P. D. Callaghan, G. E. Hunt, J. L. Cornish, and I. S. McGregor, "A Role for Oxytocin and 5-HT(1A) Receptors in the Prosocial Effects of 3,4 Methylene-dioxymethamphetamine ('Ecstasy')," *Neuroscience* 146, no. 2 (May 11, 2007): 509–14.
70. J. S. Winston, B. A. Strange, J. O'Doherty, and R. J. Dolan, "Automatic and Intentional Brain Responses During Evaluation of Trustworthiness of Faces," *Nat Neurosci* 5, no. 3 (March 2002): 277–83.
71. R. Adolphs, D. Tranel, and A. R. Damasio, "The Human Amygdala in Social Judgment," *Nature* 393, no. 6684 (June 4, 1998): 470–74.
72. B. King-Casas, D. Tomlin, C. Anen, C. F. Camerer, S. R. Quartz, and P. R. Montague, "Getting to Know You: Reputation and Trust in a Two-Person Economic Exchange," *Science* 308, no. 5718 (April 1, 2005): 78–83.
73. E. Krumhuber, A. S. Manstead, D. Cosker, D. Marshall, P. L. Rosin, and A. Kappas, "Facial Dynamics as Indicators of Trustworthiness and Cooperative Behavior," *Emotion* 7, no. 4 (November 2007): 730–35.
74. L. Cosmides and J. Tooby, "Neurocognitive Adaptations Designed for Social Exchange," in *The Handbook of Evolutionary Psychology*, ed. D. M. Buss (Hoboken, NJ: John Wiley and Sons, 2005), 584–627.
75. P. L. Harris, M. Nunez, and C. Brett, "Let's Swap: Early Understanding of Social Exchange by British and Nepali Children," *Mem Cognit* 29, no. 5 (July 2001): 757–64.
76. L. S. Sugiyama, J. Tooby, and L. Cosmides, "Cross-Cultural Evidence of Cognitive Adaptations for Social Exchange Among the Shiwiar of Ecuadorian Amazonia," *Proc Natl Acad Sci USA* 99, no. 17 (August 20, 2002): 11537–42.
77. V. E. Stone, L. Cosmides, J. Tooby, N. Kroll, and R. T. Knight, "Selective Impairment of Reasoning About Social Exchange in a Patient with Bilateral Limbic System Damage," *Proc Natl Acad Sci USA* 99, no. 17 (August 20, 2002): 11531–36.
78. F. Krueger, K. McCabe, J. Moll, N. Kriegeskorte, R. Zahn, M. Strenziok, A. Heinecke, and J. Grafman, "Neural Correlates of Trust," *Proc Natl Acad Sci USA* 104, no. 50 (December 11, 2007): 20084–89.
79. J. Bartz, D. Simeon, H. Hamilton, S. Kim, S. Crystal, A. Braun, V. Vicens, E. Hollander, "Oxytocin Can Hinder Trust and Cooperation in Borderline Personality Disorder," *Social Cognitive and Affective Neuroscience* 6, no. 5 (October 2011): 556–63.
80. E. Andari, J. R. Duhamel, T. Zalla, E. Herbrecht, M. Leboyer, and A. Sirigu, "Promoting Social Behavior with Oxytocin in High-Functioning Autism Spectrum Disorders," *Proc Natl Acad Sci USA* 107, no. 9 (March 2, 2010): 4389–94.

第六章：旁观者的大脑

1. D. Plotnikoff, "'Am I Hot or Not'" Is One Hot Site," Knight Ridder/Tribune News Service, January 30, 2001.
2. B. M. Schwartz, "Hot or Not? Website Briefly Judges Looks," *Harvard Crimson*, November 4, 2003.
3. D. Denby, *Snark* (New York: Simon & Schuster, 2009).
4. N. Wolf, *The Beauty Myth: How Images of Beauty Are Used Against Women* (New York: Harper Perennial, 2002).
5. T. Seifert, "Anthropomorphic Characteristics of Centerfold Models: Trends Towards Slender Figures Over Time," *Int J Eat Disord* 37, no. 3 (April 2005): 271–74.
6. H. G. Pope Jr., R. Olivardia, A. Gruber, and J. Borowiecki, "Evolving Ideals of Male Body Image as Seen Through Action Toys," *Int J Eat Disord* 26, no. 1 (July 1999): 65–72.
7. S. Grabe, L. M. Ward, and J. S. Hyde, "The Role of the Media in Body Image Concerns Among Women: A Meta-Analysis of Experimental and Correlational Studies," *Psychol Bull* 134, no. 3 (May 2008): 460–76.
8. D. J. Buller, *Adapting Minds: Evolutionary Psychology and the Persistent Quest for Human Nature* (Cambridge, MA: MIT Press, 2006).
9. R. L. Trivers, "Parental Investment and Sexual Selection," in *Sexual Selection and the*

Descent of Man 1871–1971, ed. B. Campbell (Chicago, IL: Aldine Publishing Company, 1972), 136–207.

10. J. L. Brown, V. Morales, and K. Summers, "A Key Ecological Trait Drove the Evolution of Biparental Care and Monogamy in an Amphibian," *American Naturalist* 175 (2010): 436–46.

11. T. Clutton-Brock, "Sexual Selection in Males and Females," *Science* 318, no. 5858 (December 21, 2007): 1882–85.

12. D. P. Schmitt, "Fundamentals of Human Mating Strategies," in *The Handbook of Evolutionary Psychology,* ed. D. M. Buss (Hoboken, NJ: John Wiley & Sons, Inc., 2005), 258–91.

13. R. D. Clark and E. Hatfield, "Gender Differences in Receptivity to Sexual Offers," *J Psychol Hum Sexuality* 2 (1989): 39–55.

14. D. P. Schmitt, "Sociosexuality from Argentina to Zimbabwe: A 48-Nation Study of sex, Culture, and Strategies of Human Mating," *Behav Brain Sci* 28, no. 2 (April 2005): 247–75; discussion 275–311.

15. G. Rhodes, "The Evolutionary Psychology of Facial Beauty," *Annu Rev Psychol* 57 (2006): 199–226.

16. J. Schwartz, "Just Average, and Therein Lay His Greatness," *New York Times,* November 16, 2004.

17. Royal Veterinary College, "Why Was the Racehorse Eclipse So Good?" *Science Daily* (June 14, 2007). Retrieved March 26, 2010, from http://www.sciencedaily.com/releases/2007/06/070611134032.htm.

18. A. Peters, "Eclipse," http://www.tbheritage.com/Portraits/Eclipse.html, accessed March 26, 2010.

19. F. Galton, *Inquiries into Human Faculty and Its Development* (London: J.M. Dent & Sons, Ltd., 1907 reprinted by Dodo Press).

20. H. C. Lie, L. W. Simmons, and G. Rhodes, "Does Genetic Diversity Predict Health in Humans?" *PLoS One* 4, no. 7 (2009): e6391.

21. H. C. Lie, G. Rhodes, and L. W. Simmons, "Genetic Diversity Revealed in Human Faces," *Evolution* 62, no. 10 (October 2008): 2473–86.

22. R. Chaix, C. Cao, and P. Donnelly, "Is Mate Choice in Humans MHC-Dependent?" *PLoS Genet* 4, no. 9 (2008): e1000184.

23. J. Havlicek and S. C. Roberts, "MHC-Correlated Mate Choice in Humans: A Review," *Psychoneuroendocrinology* 34, no. 4 (May 2009): 497–512.

24. S. C. Roberts and A. C. Little, "Good Genes, Complementary Genes and Human Mate Preferences," *Genetica* 134, no. 1 (September 2008): 31–43.

25. C. E. Garver-Apgar, S. W. Gangestad, R. Thornhill, R. D. Miller, and J. J. Olp, "Major Histocompatibility Complex Alleles, Sexual Responsivity, and Unfaithfulness in Romantic Couples," *Psychol Sci* 17, no. 10 (October 2006): 830–35.

26. W. M. Brown, M. E. Price, J. Kang, N. Pound, Y. Zhao, and H. Yu, "Fluctuating Asymmetry and Preferences for Sex-Typical Bodily Characteristics," *Proc Natl Acad Sci USA* 105, no. 35 (September 2, 2008): 12938–43.

27. S. Van Dongen, S. W. Gangestad, "Human Fluctuating Asymmetry in Relation to Health and Quality: A Meta-Analysis," *Evolution and Human Behavior* 32 (2011): 380–398.

28. I. N. Springer, B. Wannicke, P. H. Warnke, O. Zernial, J. Wiltfang, P. A. Russo, H. Terheyden, A. Reinhardt, and S. Wolfart, "Facial Attractiveness: Visual Impact of Symmetry Increases Significantly Towards the Midline," *Ann Plast Surg* 59, no. 2 (August 2007): 156–62.

29. G. Jasienska, A. Ziomkiewicz, P. T. Ellison, S. F. Lipson , and I. Thune, "Large Breasts and Narrow Waists Indicate High Reproductive Potential in Women," *Proc Biol Sci* 271, no. 1545 (June 22, 2004): 1213–17.

30. I. S. Penton-Voak, D. I. Perrett, D. L. Castles, T. Kobayashi, D. M. Burt, L. K. Murray, and R. Minamisawa, "Menstrual Cycle Alters Face Preference," *Nature* 399, no. 6738 (June 24, 1999): 741–42.

31. S. W. Gangestad, R. Thornhill, and C. E. Garver-Apgar, "Fertility in the cycle predicts women's interest in sexual opportunism," *Evol Hum Behav* 31 (2010): 400–11.

32. R. N. Pipitone and G. G. J. Gallup, "Women's Voice Attractiveness Varies Across the Menstrual Cycle," *Evol Hum Behav* 29 (2008): 268–74.

33. G. A. Bryant and M. G. Haselton, "Vocal Cues of Ovulation in Human Females," *Biol Lett* 5, no. 1 (February 23, 2009): 12–15.

34. S. C. Roberts, J. Havlicek, J. Flegr, M. Hruskova, A. C. Little, B. C. Jones, D. I. Perrett, and M. Petrie, "Female Facial Attractiveness Increases During the Fertile Phase of the Menstrual Cycle," *Proc Biol Sci* 271, suppl. 5 (August 7, 2004): S270–72.

35. K. Grammer, L. Renninger, and B. Fischer, "Disco Clothing, Female Sexual Motivation, and Relationship Status: Is She Dressed to Impress?" *J Sex Res* 41, no. 1 (February 2004): 66–74.

36. K. M. Durante, N. P. Li, and M. G. Haselton, "Changes in Women's Choice of Dress Across the Ovulatory Cycle: Naturalistic and Laboratory Task-Based Evidence," *Pers Soc Psychol Bull* 34, no. 11 (November 2008): 1451–60.

37. M. G. Haselton and S. W. Gangestad, "Conditional Expression of Women's Desires and Men's Mate Guarding Across the Ovulatory Cycle," *Horm Behav* 49, no. 4 (April 2006): 509–18.

38. M. G. Haselton, M. Mortezaie, E. G. Pillsworth, A. Bleske-Rechek, and D. A. Frederick, "Ovulatory Shifts in Human Female Ornamentation: Near Ovulation, Women Dress to Impress," *Horm Behav* 51, no. 1 (January 2007): 40–45.

39. S. W. Gangestad, R. Thornhill, and C. E. Garver, "Changes in Women's Sexual Interests and Their Partners' Mate-Retention Tactics Across the Menstrual Cycle: Evidence for Shifting Conflicts of Interest," *Proc Biol Sci* 269, no. 1494 (May 7, 2002): 975–82.

40. A. Alvergne and V. Lummaa, "Does the Contraceptive Pill Alter Mate Choice in Humans?" *Trends Ecol Evol* 25, no. 3 (March 2010): 171–79.

41. S. C. Roberts, K. Klapilova, A. C. Little, R. P. Burriss, B. C. Jones, L. M. Debruine, M. Petrie, J. Havlicek, "Relationship Satisfaction and Outcome in Women Who Meet Their Partner While Using Oral Contraception," *Proceedings. Biological Sciences / The Royal Society* (October 12, 2011).

42. C. L. Apicella, A. C. Little, and F. W. Marlowe, "Facial Averageness and Attractiveness in an Isolated Population of Hunter-Gatherers," *Perception* 36, no. 12 (2007): 1813–20.

43. A. C. Little, C. L. Apicella, and F. W. Marlowe, "Preferences for Symmetry in Human Faces in Two Cultures: Data from the UK and the Hadza, an Isolated Group of Hunter-Gatherers," *Proc Biol Sci* 274, no. 1629 (December 22, 2007): 3113–17.

44. N. Tinbergen and A. C. Perdeck, "On the Stimulus Situation Releasing the Begging Response in the Newly Hatched Herring Gull Chick," *Behaviour* 3 (1950): 1–39.

45. J. E. R. Staddon, "A Note on the Evolutionary Significance of 'Supernormal' Stimuli," *Am Nat* 109 (1975): 541–45.

46. D. Barrett, *Supernormal Stimuli: How Primal Urges Overran Their Evolutionary Purpose* (New York: W.W. Norton, 2010).

47. Angus Reid Public Opinion, *Americans Remain Divided on Allowing Gays and Lesbians to Marry*, Vision Critical, December 17, 2009.

48. R. Herrn, "On the History of Biological Theories of Homosexuality," *J Homosex* 28, no. 1–2 (1995): 31–56.

49. Family Research Council, "Homosexuality," http://www.frc.org/human-sexuality #homosexuality. Accessed April 9, 2010.

50. P. Sprigg and T. Dailey, *Getting It Straight: What the Research Shows About Homosexuality* (Washington, DC: Family Research Council, 2004).

51. R. T. Michael, J. H. Gagnon, E. O. Laumann, and G. Kolata, *Sex in America: A Definitive Survey* (New York: Warner Books, 1994).

52. W. D. Mosher, A. Chandra, and J. Jones, *Sexual Behavior and Selected Health Measures: Men and Women 15–44 Years Of Age. United States, 2002. Advance Data from*

Vital and Health Statistics: No. 362 (Hyattsville, MD: National Center for Health Statistics, 2005).

53. N. W. Bailey and M. Zuk, "Same-Sex Sexual Behavior and Evolution," *Trends Ecol Evol* 24, no. 8 (August 2009): 439–46.

54. R. Halwani, "Essentialism, Social Constructionism, and the History of Homosexuality," *J Homosex* 35, no. 1 (1998): 25–51.

55. Q. Rahman and M. S. Hull, "An Empirical Test of the Kin Selection Hypothesis for Male Homosexuality," *Arch Sex Behav* 34, no. 4 (August 2005): 461–67.

56. D. Bobrow and J. M. Bailey, "Is Male Homosexuality Maintained Via Kin Selection?" *Evol Hum Behav* 22 (2001): 361–68.

57. P. L. Vasey and N. H. Bartlett, "What Can the Samoan 'Fa'afafine' Teach Us About the Western Concept of Gender Identity Disorder in Childhood?" *Perspect Biol Med* 50, no. 4 (Autumn 2007): 481–90.

58. P. L. Vasey and D. P. VanderLaan, "An Adaptive Cognitive Dissociation Between Willingness to Help Kin and Nonkin in Samoan Fa'afafine," *Psychol Sci* [epub ahead of print].

59. D. P. Vanderlaan and P. L. Vasey, "Male Sexual Orientation in Independent Samoa: Evidence for Fraternal Birth Order and Maternal Fecundity Effects," *Arch Sex Behav* 40, no. 3 (June 2011): 495–503.

60. F. Iemmola and A. Camperio Ciani, "New Evidence of Genetic Factors Influencing Sexual Orientation in Men: Female Fecundity Increase in the Maternal Line," *Arch Sex Behav* 38, no. 3 (June 2009): 393–99.

61. Q. Rahman, A. Collins, M. Morrison, J. C. Orrells, K. Cadinouche, S. Greenfield, and S. Begum, "Maternal Inheritance and Familial Fecundity Factors in Male Homosexuality," *Arch Sex Behav* 37, no. 6 (December 2008): 962–69.

62. A. Villella and J. C. Hall, "Neurogenetics of Courtship and Mating in Drosophila," *Adv Genet* 62 (2008): 67–184.

63. E. Demir and B. J. Dickson, "Fruitless Splicing Specifies Male Courtship Behavior in Drosophila," *Cell* 121, no. 5 (June 3, 2005): 785–94.

64. D. S. Manoli, M. Foss, A. Villella, B. J. Taylor, J. C. Hall, and B. S. Baker, "Male-Specific Fruitless Specifies the Neural Substrates of Drosophila Courtship Behaviour," *Nature* 436, no. 7048 (July 21, 2005): 395–400.

65. J. M. Bailey, R. C. Pillard, K. Dawood, M. B. Miller, L. A. Farrer, S. Trivedi, and R. L. Murphy, "A Family History Study of Male Sexual Orientation Using Three Independent Samples," *Behav Genet* 29, no. 2 (March 1999): 79–86.

66. R. C. Pillard, J. Poumadere, and R. A. Carretta, "A Family Study of Sexual Orientation," *Arch Sex Behav* 11, no. 6 (December 1982): 511–20.

67. R. C. Pillard and J. D. Weinrich, "Evidence of Familial Nature of Male Homosexuality," *Arch Gen Psychiatry* 43, no. 8 (August 1986): 808–12.

68. C. J. Patterson, "Children of Lesbian and Gay Parents: Psychology, Law, and Policy," *Am Psychol* 64, no. 8 (November 2009): 727–36.

69. J. M. Bailey and R. C. Pillard, "A Genetic Study of Male Sexual Orientation," *Arch Gen Psychiatry* 48 (1991): 1089–96.

70. J. M. Bailey, R. C. Pillard, M. C. Neale, and Y. Agyei, "Heritable Factors Influence Sexual Orientation in Women," *Arch Gen Psychiatry* 50 (1993): 217–23.

71. N. Langstrom, Q. Rahman, E. Carlstrom, and P. Lichtenstein, "Genetic and Environmental Effects on Same-Sex Sexual Behavior: A Population Study of Twins in Sweden," *Arch Sex Behav* 39, no. 1 (February 2010): 75–80.

72. K. S. Kendler, L. M. Thornton, S. E. Gilman, and R. C. Kessler, "Sexual Orientation in a U.S. National Sample of Twin and Nontwin Sibling Pairs," *Am J Psychiatry* 157, no. 11 (November 2000): 1843–46.

73. B. S. Mustanski, M. G. Dupree, C. M. Nievergelt, S. Bocklandt, N. J. Schork, and D. H. Hamer, "A Genomewide Scan of Male Sexual Orientation," *Hum Genet* 116, no. 4 (March 2005): 272–78.

74. S. V. Ramagopalan, D. A. Dyment, L. Handunnetthi, G. P. Rice, and G. C. Ebers, "A

Genome-Wide Scan of Male Sexual Orientation," *J Hum Genet* 55, no. 2 (February 2010): 131–32.

75. M. G. DuPree, B. S. Mustanski, S. Bocklandt, C. Nievergelt, and D. H. Hamer, "A Candidate Gene Study of CYP19 (Aromatase) and Male Sexual Orientation," *Behav Genet* 34, no. 3 (May 2004): 243–50.

76. D. H. Hamer, S. Hu, V. L. Magnuson, N. Hu, and A. M. Pattatucci, "A Linkage Between DNA Markers on the X Chromosome and Male Sexual Orientation," *Science* 261, no. 5119 (July 16, 1993): 321–27.

77. S. Hu, A. M. Pattatucci, C. Patterson, L. Li, D. W. Fulker, S. S. Cherny, L. Kruglyak, and D. H. Hamer, "Linkage Between Sexual Orientation and Chromosome Xq28 in Males But Not in Females," *Nat Genet* 11, no. 3 (November 1995): 248–56.

78. A. F. Bogaert, "Biological Versus Nonbiological Older Brothers and Men's Sexual Orientation," *Proc Natl Acad Sci USA* 103, no. 28 (July 11, 2006): 10771–74.

79. R. Blanchard, "Quantitative and Theoretical Analyses of the Relation Between Older Brothers and Homosexuality in Men," *J Theor Biol* 230, no. 2 (September 21, 2004): 173–87.

80. P. L. Vasey and D. P. VanderLaan, "Birth Order and Male Androphilia in Samoan Fa'afafine," *Proc Biol Sci* 274, no. 1616 (June 7, 2007): 1437–42.

81. J. M. Cantor, R. Blanchard, A. D. Paterson, and A. F. Bogaert, "How Many Gay Men Owe Their Sexual Orientation to Fraternal Birth Order?" *Arch Sex Behav* 31, no. 1 (February 2002): 63–71.

82. R. Blanchard and A. F. Bogaert, "Proportion of Homosexual Men Who Owe Their Sexual Orientation to Fraternal Birth Order: An Estimate Based on Two National Probability Samples," *Am J Hum Biol* 16, no. 2 (March–April 2004): 151–57.

83. J. Balthazart, "Minireview: Hormones and Human Sexual Orientation," *Endocrinology* 52, no. 8 (August 2011): 2937–47.

84. T. Grimbos, K. Dawood, R. P. Burriss, K. J. Zucker, and D. A. Puts, "Sexual Orientation and the Second to Fourth Finger Length Ratio: A Meta-Analysis in Men and Women," *Behav Neurosci* 124, no. 2 (April 2010): 278–87.

85. I. Aharon, N. Etcoff, D. Ariely, C. F. Chabris, E. O'Connor, and H. C. Breiter, "Beautiful Faces Have Variable Reward Value: fMRI and Behavioral Evidence," *Neuron* 32, no. 3 (November 8, 2001): 537–51.

86. J. S. Winston, J. O'Doherty, J. M. Kilner, D. I. Perrett, and R. J. Dolan, "Brain Systems for Assessing Facial Attractiveness," *Neuropsychologia* 45, no. 1 (January 7, 2007): 195–206.

87. J. O'Doherty, J. Winston, H. Critchley, D. Perrett, D. M. Burt, and R. J. Dolan, "Beauty in a Smile: The Role of Medial Orbitofrontal Cortex in Facial Attractiveness," *Neuropsychologia* 41, no. 2 (2003): 147–55.

88. J. Cloutier, T. F. Heatherton, P. J. Whalen, and W. M. Kelley, "Are Attractive People Rewarding? Sex Differences in the Neural Substrates of Facial Attractiveness," *J Cogn Neurosci* 20, no. 6 (June 2008): 941–51.

89. K. C. Berridge and M. L. Kringelbach, "Affective Neuroscience of Pleasure: Reward in Humans and Animals," *Psychopharmacology (Berl)* 199, no. 3 (August 2008): 457–80.

90. S. N. Haber and B. Knutson, "The Reward Circuit: Linking Primate Anatomy and Human Imaging," *Neuropsychopharmacology* 35, no. 1 (January 2010): 4–26.

91. F. Kranz and A. Ishai, "Face Perception Is Modulated by Sexual Preference," *Curr Biol* 16, no. 1 (January 10, 2006): 63–68.

92. L. S. Sugiyama, "Physical Attractiveness in Adaptationist Perspective," in *Handbook of Evolutionary Psychology*, ed. D. M. Buss (Hoboken, NJ: John Wiley & Sons, 2005), 292–343.

93. D. Singh, "Mating Strategies of Young Women: Role of Physical Attractiveness," *J Sex Res* 41, no. 1 (February 2004): 43–54.

94. D. Singh and P. K. Randall, "Beauty Is in the Eye of the Plastic Surgeon: Waist-Hip

正常的另一面

Ratio (WHR) and Women's Attractiveness," *Personality and Individual Differences* 43 (2007): 329–40.

95. D. Singh, "Adaptive Significance of Female Physical Attractiveness: Role of Waist-to-Hip Ratio," *J Pers Soc Psychol* 65, no. 2 (August 1993): 293–307.

96. F. Marlowe, C. Apicella, and D. Reed, "Men's Preferences for Women's Profile Waist-to-Hip Ratio in Two Societies," *Evol Hum Behav* 26 (2005): 458–68.

97. B. J. Dixson, A. F. Dixson, P. J. Bishop, and A. Parish, "Human Physique and Sexual Attractiveness in Men and Women: A New Zealand–U.S. Comparative Study," *Arch Sex Behav* 39, no. 3 (June 2010): 798–806.

98. B. J. Dixson, K. Sagata, W. L. Linklater, and A. F. Dixson, "Male Preferences for Female Waist-to-Hip Ratio and Body Mass Index in the Highlands of Papua New Guinea," *Am J Phys Anthropol* 141, no. 4 (April 2010): 620–25.

99. B. J. Dixson, G. M. Grimshaw, W. L. Linklater, and A. F. Dixson, "Eye-Tracking of Men's Preferences for Waist-to-Hip Ratio and Breast Size of Women," *Arch Sex Behav* 40, no. 1 (February 2011): 43–50.

100. J. C. Karremans, W. E. Frankenhuis, and S. Arons, "Blind Men Prefer a Low Waist-to-Hip Ratio," *Evol Hum Behav* 31 (2010): 182–86.

101. S. M. Platek and D. Singh, "Optimal Waist-to-Hip Ratios in Women Activate Neural Reward Centers in Men," *PLoS One* 5, no. 2 (February 5, 2010): e9042.

102. R. A. Lippa, "The Preferred Traits of Mates in a Cross-National Study of Heterosexual and Homosexual Men and Women: An Examination of Biological and Cultural Influences," *Arch Sex Behav* 36, no. 2 (April 2007): 193–208.

103. A. Goodman. "Sexual Addiction: Diagnosis and Treatment," *Psychiatric Times,* 15, no. 10 (October 1, 1998), http://www.psychiatrictimes.com/sexual-addiction/content/article/10168/55141.

104. American Psychiatric Association, *Diagnostic and Statistical Manual of Mental Disorders,* 4th ed., rev. ed. (Washington, DC: American Psychiatric Association, 2000).

105. C. Scorolli, S. Ghirlanda, M. Enquist, S. Zattoni, and E. A. Jannini, "Relative Prevalence of Different Fetishes," *Int J Impotence Res* 19 (2007): 432–37.

106. J. Ropelato. "Top 10 Internet Pornography Statistics," *TopTenReviews,* 2006.

107. J. S. Carroll, L. M. Padilla-Walker, L. J. Nelson, C. D. Olson, C. McNamara Barry, and S. D. Madsen, "Generation XXX: Pornography Acceptance and Use Among Emerging Adults," *J Adolesc Res* 23 (2008): 6–30.

108. "Nielsen on Internet Porn," 2003, http://www.itfacts.biz/nielsen-on-internet-porn/246.

109. S. Hamann, R. A. Herman, C. L. Nolan, and K. Wallen. "Men and Women Differ in Amygdala Response to Visual Sexual Stimuli," *Nat Neurosci* 7, no. 4 (April 2004): 411–16.

110. J. Ponseti, H. A. Bosinski, S. Wolff, M. Peller, O. Jansen, H. M. Mehdorn, C. Buchel, and H. R. Siebner, "A Functional Endophenotype for Sexual Orientation in Humans," *Neuroimage* 33, no. 3 (November 15, 2006): 825–33.

111. M. Leahy, *Porn Nation: Conquering America's #1 Addiction* (Chicago, IL: Northfield Publishing, 2008).

112. M. P. Kafka, "Hypersexual Disorder: A Proposed Diagnosis for DSM-V," *Arch Sex Behav* 39, no. 2 (April 2010): 377–400.

113. A. N. Gearhardt, S. Yokum, P. T. Orr, E. Stice, W. R. Corbin, and K. D. Brownell, "Neural Correlates of Food Addiction," *Arch Gen Psychiatry* 68, no. 8 (August 2011): 808–16.

114. P. M. Johnson and P. J. Kenny, "Dopamine D2 Receptors in Addiction-like Reward Dysfunction and Compulsive Eating in Obese Rats," *Nat Neurosci* 13, no. 5 (May 2010): 635–41.

115. A. F. Bogaert, "Asexuality: Prevalence and Associated Factors in a National Probability Sample," *J Sex Res* 41, no. 3 (August 2004): 279–87.

116. N. Prause and C. A. Graham, "Asexuality: Classification and Characterization," *Arch Sex Behav* 36, no. 3 (June 2007): 341–56.

第七章：记得忘记

1. H. Cantril, *The Invasion from Mars: A Study in the Psychology of Panic* (Princeton, NJ: Princeton University Press, 2008).
2. B. English, "A Matter of Scales: An Ophidiophobic Tries for a New Perspective," *Boston Globe*, January 6, 2009.
3. H. S. Bracha, "Human Brain Evolution and the 'Neuroevolutionary Time-Depth Principle': Implications for the Reclassification of Fear-Circuitry-Related Traits in DSM-V and for Studying Resilience to Warzone-Related Posttraumatic Stress Disorder," *Prog Neuropsychopharmacol Biol Psychiatry* 30, no. 5 (July 2006): 827–53.
4. D. J. Stein and C. Bouwer, "A Neuro-Evolutionary Approach to the Anxiety Disorders," *J Anxiety Disord* 11, no. 4 (July–August 1997): 409–29.
5. T. Cherones, "The Pilot," *Seinfeld*, May 20, 1993.
6. T. Tully, "Pavlov's Dogs," *Curr Biol* 13 (2003): R117-19.
7. J. B. Watson, "Psychology as the Behaviorist Sees It," *Psychol Rev* 20 (1920): 158–77.
8. J. B. Watson, *Behaviorism* (New Brunswick, NJ: Transaction Publishers, 1998).
9. J. B. Watson and R. Raynor, "Conditioned Emotional Reactions," *J Exper Psychol* 3 (1920): 1–14.
10. J. LeDoux, *The Emotional Brain* (New York: Simon & Schuster, 1996).
11. H. C. Pape and D. Pare, "Plastic Synaptic Networks of the Amygdala for the Acquisition, Expression, and Extinction of Conditioned Fear," *Physiol Rev* 90, no. 2 (April 2010): 419–63.
12. B. Roozendaal, B. S. McEwen, and S. Chattarji, "Stress, Memory and the Amygdala," *Nat Rev Neurosci* 10, no. 6 (June 2009): 423–33.
13. G. J. Quirk and D. Mueller, "Neural Mechanisms of Extinction Learning and Retrieval," *Neuropsychopharmacology* 33, no. 1 (January 2008): 56–72.
14. L. M. Shin and I. Liberzon, "The Neurocircuitry of Fear, Stress, and Anxiety Disorders," *Neuropsychopharmacology* 35, no. 1 (January 2010): 169–91.
15. C. Herry, S. Ciocchi, V. Senn, L. Demmou, C. Muller, and A. Luthi, "Switching On and Off Fear by Distinct Neuronal Circuits," *Nature* 454, no. 7204 (July 31, 2008): 600–606.
16. T. Amano, C. T. Unal, and D. Pare, "Synaptic Correlates of Fear Extinction in the Amygdala," *Nat Neurosci* 13, no. 4 (April 2010): 489–94.
17. M. Davis, D. L. Walker, L. Miles, and C. Grillon, "Phasic Vs Sustained Fear in Rats and Humans: Role of the Extended Amygdala in Fear Vs Anxiety," *Neuropsychopharmacology* 35, no. 1 (January 2010): 105–35.
18. W. B. Cannon, *Bodily Changes in Pain, Hunger, Fear, and Rage* (New York: D. Appleton and Company, 1915).
19. W. B. Cannon, "Voodoo Death," *Psychosom Med* 19, no 3 (May–June 1957): 182–90.
20. M. A. Samuels, " 'Voodoo' Death Revisited: The Modern Lessons of Neurocardiology," *Cleve Clin J Med* 74, suppl. 1 (February 2007): S8–16.
21. C. M. Albert, C. U. Chae, K. M. Rexrode, J. E. Manson, and I. Kawachi, "Phobic Anxiety and Risk of Coronary Heart Disease and Sudden Cardiac Death Among Women," *Circulation* 111, no. 4 (February 1, 2005): 480–87.
22. L. D. Kubzansky, I. Kawachi, A. Spiro III, S. T. Weiss, P. S. Vokonas, and D. Sparrow, "Is Worrying Bad for Your Heart? A Prospective Study of Worry and Coronary Heart Disease in the Normative Aging Study," *Circulation* 95, no. 4 (1997): 818–24.
23. J. W. Smoller, M. H. Pollack, S. Wassertheil-Smoller, R. D. Jackson, A. Oberman, N. D. Wong, and D. Sheps, "Panic Attacks and Risk of Incident Cardiovascular Events Among Postmenopausal Women in the Women's Health Initiative Observational Study," *Arch Gen Psychiatry* 64, no. 10 (October 2007): 1153–60.
24. G. Berrios, "Anxiety Disorders: A Conceptual History," *J Affect Disord* 56, no. 2–3 (December 1999): 83–94.
25. S. Freud, "The Justification for Detaching from Neurasthenia a Particular Syndrome:

The Anxiety-Neurosis (1894)," in *Early Psychoanalytic Writings*, ed. P. Rieff (New York: Macmillan Publishing Company, 1963): 93–117.

26. S. Freud, "Heredity and the Aetiology of the Neuroses (1896)," in *Early Psychoanalytic Writings*, ed. P. Rieff (New York: Macmillan Publishing Company, 1963: 137–50.

27. E. Jones. *The Life and Work of Sigmund Freud*, Vol. 3 (New York: Basic Books, 1957).

28. R. C. Kessler, P. Berglund, O. Demler, R. Jin, K. R. Merikangas, and E. E. Walters. "Lifetime Prevalence and Age-of-Onset Distributions of DSM-IV Disorders in the National Comorbidity Survey Replication," *Arch Gen Psychiatry* 62, no. 6 (June 2005): 593–602.

29. K. R. Merikangas, M. Ames, L. Cui, P. E. Stang, T. B. Ustun, M. Von Korff, and R. C. Kessler, "The Impact of Comorbidity of Mental and Physical Conditions on Role Disability in the US Adult Household Population," *Arch Gen Psychiatry* 64, no. 10 (October 2007): 1180–88.

30. S. Lissek, A. S. Powers, E. B. McClure, E. A. Phelps, G. Woldehawariat, C. Grillon, and D. S. Pine, "Classical Fear Conditioning in the Anxiety Disorders: A Meta-Analysis," *Behav Res Ther* 43, no. 11 (November 2005): 1391–1424.

31. S. Lissek, S. Rabin, R. E. Heller, D. Lukenbaugh, M. Geraci, D. S. Pine, and C. Grillon, "Overgeneralization of Conditioned Fear as a Pathogenic Marker of Panic Disorder," *Am J Psychiatry* 167, no. 1 (January 2010): 47–55.

32. A. Etkin and T. D. Wager, "Functional Neuroimaging of Anxiety: A Meta-Analysis of Emotional Processing in PTSD, Social Anxiety Disorder, and Specific Phobia," *Am J Psychiatry* 164, no. 10 (October 2007): 1476–88.

33. M. R. Milad, B. T. Quinn, R. K. Pitman, S. P. Orr, B. Fischl, and S. L. Rauch, "Thickness of Ventromedial Prefrontal Cortex in Humans Is Correlated with Extinction Memory," *Proc Natl Acad Sci USA* 102, no. 30 (July 26, 2005): 10706–11.

34. M. W. Gilbertson, M. E. Shenton, A. Ciszewski, K. Kasai, N. B. Lasko, S. P. Orr, and R. K. Pitman, "Smaller Hippocampal Volume Predicts Pathologic Vulnerability to Psychological Trauma," *Nat Neurosci* 5, no. 11 (November 2002): 1242–47.

35. S. L. Rauch, L. M. Shin, E. Segal, R. K. Pitman, M. A. Carson, K. McMullin, P. J. Whalen, and N. Makris, "Selectively Reduced Regional Cortical Volumes in Post-Traumatic Stress Disorder," *Neuroreport* 14, no. 7 (May 23, 2003): 913–16.

36. S. Mineka and A. Ohman, "Phobias and Preparedness: The Selective, Automatic, and Encapsulated Nature of Fear," *Biol Psychiatry* 52, no. 10 (November 15, 2002): 927–37.

37. M. Cook and S. Mineka, "Observational Conditioning of Fear to Fear-Relevant Versus Fear-Irrelevant Stimuli in Rhesus Monkeys," *J Abnorm Psychol* 98, no. 4 (November 1989): 448–59.

38. M. Cook and S. Mineka, "Selective Associations in the Observational Conditioning of Fear in Rhesus Monkeys," *J Exp Psychol Anim Behav Process* 16, no. 4 (October 1990): 372–89.

39. J. S. DeLoache and V. LoBue, "The Narrow Fellow in the Grass: Human Infants Associate Snakes with Fear," *Dev Sci* 12 (2009): 201–207.

40. J. Da Costa, "On Irritable Heart: A Clinical Study of a Form of Functional Cardiac Disorder and Its Consequences," *Am J Med Sci* 61 (1871): 17–52.

41. W. H. R. Rivers, "An Address on the Repression of War Experience," *Lancet* 191 (1918): 173–77.

42. B. P. Gersons and I. V. Carlier, "Post-Traumatic Stress Disorder: The History of a Recent Concept," *Br J Psychiatry* 161 (December 1992): 742–48.

43. J. A. Bodkin, H. G. Pope, M. J. Detke, and J. I. Hudson, "Is PTSD Caused by Traumatic Stress?" *J Anxiety Disord* 21, no. 2 (2007): 176–82.

44. R. L. Spitzer, M. B. First, and J. C. Wakefield, "Saving PTSD from Itself in DSM-V," *J Anxiety Disord* 21, no. 2 (2007): 233–41.

45. American Psychiatric Association, *Diagnostic and Statistical Manual of Mental Disorders*, 4th ed., rev. ed. (Washington, DC: American Psychiatric Association, 2000).

46. R. J. McNally, "Progress and Controversy in the Study of Posttraumatic Stress Disorder," *Annu Rev Psychol* 54 (2003): 229–52.

47. T. Jovanovic and K. J. Ressler, "How the Neurocircuitry and Genetics of Fear Inhibition May Inform Our Understanding of PTSD," *Am J Psychiatry* 167, no. 6 (June 2010): 648–662.
48. M. R. Milad and G. J. Quirk, "Neurons in Medial Prefrontal Cortex Signal Memory for Fear Extinction," *Nature* 420, no. 6911 (November 7, 2002): 70–74.
49. M. R. Milad, C. I. Wright, S. P. Orr, R. K. Pitman, G. J. Quirk, and S. L. Rauch, "Recall of Fear Extinction in Humans Activates the Ventromedial Prefrontal Cortex and Hippocampus in Concert," *Biol Psychiatry* 62, no. 5 (September 1, 2007): 446–54.
50. R. C. Kessler, "Posttraumatic Stress Disorder: The Burden to the Individual and to Society," *J Clin Psychiatry* 61, suppl. 5 (2000): 4–12; discussion 13–14.
51. J. W. Smoller, "Genetics of Mood and Anxiety Disorders," in *Psychiatric Genetics: Applications in Clinical Practice,* ed. J. W. Smoller, B. Rosen-Sheidley, and M. T. Tsuang (Washington, DC: American Psychiatric Press, 2008), 131–76.
52. J. W. Smoller, E. Gardner-Schuster, and M. Misiaszek, "Genetics of Anxiety: Would the Genome Recognize the DSM?" *Depress Anxiety* 25, no. 5 (April 14, 2008): 368–77.
53. S. Mineka and R. Zinbarg, "A Contemporary Learning Theory Perspective on the Etiology of Anxiety Disorders: It's Not What You Thought It Was," *Am Psychol* 61, no. 1 (January 2006): 10–26.
54. D. S. Pine, "Research Review: A Neuroscience Framework for Pediatric Anxiety Disorders," *J Child Psychol Psychiatry* 48, no. 7 (July 2007): 631–48.
55. A. Simmons, I. Strigo, S. C. Matthews, M. P. Paulus, and M. B. Stein, "Anticipation of Aversive Visual Stimuli Is Associated with Increased Insula Activation in Anxiety-Prone Subjects," *Biol Psychiatry* 60, no. 4 (August 15, 2006): 402–409.
56. M. B. Stein, A. N. Simmons, J. S. Feinstein, and M. P. Paulus, "Increased Amygdala and Insula Activation During Emotion Processing in Anxiety-Prone Subjects," *Am J Psychiatry* 164, no. 2 (February 2007): 318–27.
57. H. R. Cremers, L. R. Demenescu, A. Aleman, R. Renken, M. J. van Tol, N. J. van der Wee, D. J. Veltman, and K. Roelofs, "Neuroticism Modulates Amygdala-Prefrontal Connectivity in Response to Negative Emotional Facial Expressions," *Neuroimage* 49, no. 1 (January 1, 2010): 963–70.
58. E. M. Drabant, K. McRae, S. B. Manuck, A. R. Hariri, and J. J. Gross, "Individual Differences in Typical Reappraisal Use Predict Amygdala and Prefrontal Responses," *Biol Psychiatry* 65, no. 5 (March 1, 2009): 367–73.
59. B. C. Reeb-Sutherland, R. E. Vanderwert, K. A. Degnan, P. J. Marshall, K. Perez-Edgar, A. Chronis-Tuscano, D. S. Pine, and N. A. Fox, "Attention to Novelty in Behaviorally Inhibited Adolescents Moderates Risk for Anxiety," *J Child Psychol Psychiatry* 50, no. 11 (November 2009): 1365–72.
60. C. E. Schwartz, P. S. Kunwar, D. N. Greve, L. R. Moran, J. C. Viner, J. M. Covino, J. Kagan, S. E. Stewart, N. C. Snidman, M. G. Vangel, and S. R. Wallace, "Structural Differences in Adult Orbital and Ventromedial Prefrontal Cortex Predicted by Infant Temperament at 4 Months of Age," *Arch Gen Psychiatry* 67, no. 1 (January 2010): 78–84.
61. C. E. Schwartz, C. I. Wright, L. M. Shin, J. Kagan, and S. L. Rauch, "Inhibited and Uninhibited Infants 'Grown Up': Adult Amygdalar Response to Novelty," *Science* 300, no. 5627 (June 20, 2003): 1952–53.
62. S. Y. Hill, K. Tessner, S. Wang, H. Carter, and M. McDermott, "Temperament at 5 Years of Age Predicts Amygdala and Orbitofrontal Volume in the Right Hemisphere in Adolescence," *Psychiatry Res* 182, no. 1 (April 30, 2010): 14–21.
63. J. W. Smoller, M. P. Paulus, J. A. Fagerness, S. Purcell, L. Yamaki, D. Hirshfeld-Becker, J. Biederman, J. R. Rosenbaum, J. Gelernter, and M. B. Stein, "Influence of *RGS2* on Anxiety-Related Temperament, Personality, and Brain Function," *Arch Gen Psychiatry* 65 (2008): 298–308.
64. N. H. Kalin, S. E. Shelton, A. S. Fox, J. Rogers, T. R. Oakes, and R. J. Davidson. "The Serotonin Transporter Genotype Is Associated with Intermediate Brain Phenotypes

正常的另一面

That Depend on the Context of Eliciting Stressor," *Mol Psychiatry* 13, no. 11 (November 2008): 1021–27.

65. A. Holmes, Q. Lit, D. L. Murphy, E. Gold, and J. N. Crawley, "Abnormal Anxiety-Related Behavior in Serotonin Transporter Null Mutant Mice: The Influence of Genetic Background," *Genes Brain Behav* 2, no. 6 (December 2003): 365–80.

66. C. S. Barr, T. K. Newman, C. Shannon, C. Parker, R. L. Dvoskin, M. L. Becker, M. Schwandt, M. Champoux, K. P. Lesch, D. Goldman, S. J. Suomi, and J. D. Higley, "Rearing Condition and rh5-HTTLPR Interact to Influence Limbic-Hypothalamic-Pituitary-Adrenal Axis Response to Stress in Infant Macaques," *Biol Psychiatry* 55, no. 7 (April 1, 2004): 733–38.

67. T. Canli and K. P. Lesch. "Long Story Short: The Serotonin Transporter in Emotion Regulation and Social Cognition," *Nat Neurosci* 10, no. 9 (August 28, 2007): 1103–09.

68. M. R. Munafo, S. M. Brown, and A. R. Hariri, "Serotonin Transporter (5-HTTLPR) Genotype and Amygdala Activation: A Meta-Analysis," *Biol Psychiatry* 63, no. 9 (May 1, 2008): 852–57.

69. L. Pezawas, A. Meyer-Lindenberg, E. M. Drabant, B. A. Verchinski, K. E. Munoz, B. S. Kolachana, M. F. Egan, V. S. Mattay, A. R. Hariri, and D. R. Weinberger, "5-HTTLPR Polymorphism Impacts Human Cingulate-Amygdala Interactions: A Genetic Susceptibility Mechanism for Depression," *Nat Neurosci* 8, no. 6 (June 2005): 828–34.

70. V. Krishnan, M. H. Han, D. L. Graham, O. Berton, W. Renthal, S. J. Russo, Q. Laplant, A. Graham, M. Lutter, D. C. Lagace, S. Ghose, R. Reister, P. Tannous, et al., "Molecular Adaptations Underlying Susceptibility and Resistance to Social Defeat in Brain Reward Regions," *Cell* 131, no. 2 (October 19, 2007): 391–404.

71. J. P. Chhatwal, L. Stanek-Rattiner, M. Davis, and K. J. Ressler, "Amygdala BDNF Signaling Is Required for Consolidation But Not Encoding of Extinction," *Nat Neurosci* 9, no. 7 (July 2006): 870–72.

72. D. C. Choi, K. A. Maguschak, K. Ye, S. W. Jang, K. M. Myers, and K. J. Ressler, "Prelimbic Cortical BDNF Is Required for Memory of Learned Fear But Not Extinction or Innate Fear," *Proc Natl Acad Sci USA* 107, no. 6 (February 9, 2010): 2675–80.

73. M. F. Egan, M. Kojima, J. H. Callicott, T. E. Goldberg, B. S. Kolachana, A. Bertolino, E. Zaitsev, B. Gold, D. Goldman, M. Dean, B. Lu, D. R. Weinberger, "The BDNF val66met Polymorphism Affects Activity-Dependent Secretion of BDNF and Human Memory and Hippocampal Function," *Cell* 112, no. 2 (January 24, 2003): 257–69.

74. J. Peters, L. M. Dieppa-Perea, L. M. Melendez, and G. J. Quirk, "Induction of Fear Extinction with Hippocampal-Infralimbic BDNF," *Science* 328, no. 5983 (June 4, 2010): 1288–90.

75. Z. Y. Chen, D. Jing, K. G. Bath, A. Ieraci, T. Khan, C. J. Siao, D. G. Herrera, M. Toth, C. Yang, B. S. McEwen, B. L. Hempstead, and F. S. Lee,"Genetic Variant BDNF (Val66Met) Polymorphism Alters Anxiety-Related Behavior," *Science* 314, no. 5796 (October 6, 2006): 140–43.

76. F. Soliman, C. E. Glatt, K. G. Bath, L. Levita, R. M. Jones, S. S. Pattwell, D. Jing, N. Tottenham, D. Amso, L. H. Somerville, H. U. Voss, G. Glover, D. J. Ballon, et al., "A Genetic Variant BDNF Polymorphism Alters Extinction Learning in Both Mouse and Human," *Science* 327, no. 5967 (February 12, 2010): 863–66.

77. T. W. Bredy, H. Wu, C. Crego, J. Zellhoefer, Y. E. Sun, and M. Barad, "Histone Modifications Around Individual BDNF Gene Promoters in Prefrontal Cortex Are Associated with Extinction of Conditioned Fear," *Learn Mem* 14, no. 4 (April 2007): 268–76.

78. M. Lyons, J. Goldberg, S. Eisen, W. True, M. Tsuang, J. Meyer, and W. Henderson, "Do Genes Influence Exposure to Trauma? A Twin Study of Combat," *Am J Med Genet* 48 (1993): 22–27.

79. M. B. Stein, K. L. Jang, S. Taylor, P. A. Vernon, and W. J. Livesley, "Genetic and Environmental Influences on Trauma Exposure and Posttraumatic Stress Disorder Symptoms: A Twin Study," *Am J Psychiatry* 159, no. 10 (October 2002): 1675–81.

80. K. L. Jang, M. B. Stein, S. Taylor, G. J. Asmundson, and W. J. Livesley, "Exposure to

Traumatic Events and Experiences: Aetiological Relationships with Personality Function," *Psychiatry Res* 120, no. 1 (August 30, 2003): 61–69.

81. J. M. Hettema, M. C. Neale, J. M. Myers, C. A. Prescott, and K. S. Kendler, "A Population-Based Twin Study of the Relationship Between Neuroticism and Internalizing Disorders," *Am J Psychiatry* 163, no. 5 (May 2006): 857–64.

82. K. Tambs, N. Czajkowsky, E. Roysamb, M. C. Neale, T. Reichborn-Kjennerud, S. H. Aggen, J. R. Harris, R. E. Orstavik, and K. S. Kendler, "Structure of Genetic and Environmental Risk Factors for Dimensional Representations of DSM-IV Anxiety Disorders," *Br J Psychiatry* 195, no. 4 (October 2009): 301–307.

83. O. J. Bienvenu, J. M. Hettema, M. C. Neale, C. A. Prescott, and K. S. Kendler, "Low Extraversion and High Neuroticism as Indices of Genetic and Environmental Risk for Social Phobia, Agoraphobia, and Animal Phobia," *Am J Psychiatry* 164, no. 11 (November 2007): 1714–21.

84. C. E. Schwartz, C. I. Wright, L. M. Shin, J. Kagan, P. J. Whalen, K. G. McMullin, and S. L. Rauch, "Differential Amygdalar Response to Novel Versus Newly Familiar Neutral Faces: A Functional MRI Probe Developed for Studying Inhibited Temperament," *Biol Psychiatry* 53, no. 10 (May 15, 2003): 854–62.

85. H. Hu, E. Real, K. Takamiya, M. G. Kang, J. Ledoux, R. L. Huganir, and R. Malinow, "Emotion Enhances Learning Via Norepinephrine Regulation of AMPA-Receptor Trafficking," *Cell* 131, no. 1 (October 5, 2007): 160–73.

86. J. L. McGaugh and B. Roozendaal, "Drug Enhancement of Memory Consolidation: Historical Perspective and Neurobiological Implications," *Psychopharmacology (Berl)* 202, no. 1–3 (January 2009): 3–14.

87. R. Hurlemann, H. Walter, A. K. Rehme, J. Kukolja, S. C. Santoro, C. Schmidt, K. Schnell, F. Musshoff, C. Keysers, W. Maier, K. M. Kendrick, and O. A. Onur, "Human Amygdala Reactivity Is Diminished by the Beta-Noradrenergic Antagonist Propranolol," *Psychol Med* 40, no. 11 (November 2010): 1839–48.

88. O. A. Onur, H. Walter, T. E. Schlaepfer, A. K. Rehme, C. Schmidt, C. Keysers, W. Maier, and R. Hurlemann, "Noradrenergic Enhancement of Amygdala Responses to Fear," *Soc Cogn Affect Neurosci* 4, no. 2 (June 2009): 119–26.

89. L. Cahill, B. Prins, M. Weber, and J. L. McGaugh, "Beta-Adrenergic Activation and Memory for Emotional Events," *Nature* 371, no. 6499 (October 20, 1994): 702–704.

90. R. K. Pitman, K. M. Sanders, R. M. Zusman, A. R. Healy, F. Cheema, N. B. Lasko, L. Cahill, and S. P. Orr, "Pilot Study of Secondary Prevention of Posttraumatic Stress Disorder with Propranolol," *Biol Psychiatry* 51, no. 2 (January 15, 2002): 189–92.

91. T. L. Holbrook, M. R. Galarneau, J. L. Dye, K. Quinn, and A. L. Dougherty, "Morphine Use After Combat Injury in Iraq and Post-Traumatic Stress Disorder," *N Engl J Med* 362, no. 2 (January 14, 2010): 110–17.

92. M. C. Jones, "A Laboratory Study of Fear: The Case of Peter," *Pedagog Sem* 31 (1924): 308–15.

93. L. Goossens, S. Sunaert, R. Peeters, E. J. Griez, and K. R. Schruers, "Amygdala Hyperfunction in Phobic Fear Normalizes After Exposure," *Biol Psychiatry* 62, no. 10 (November 15, 2007): 1119–25.

94. D. L. Walker, K. J. Ressler, K. T. Lu, and M. Davis, "Facilitation of Conditioned Fear Extinction by Systemic Administration or Intra-Amygdala Infusions of D-Cycloserine as Assessed with Fear-Potentiated Startle in Rats," *J Neurosci* 22, no. 6 (March 15, 2002): 2343–51.

95. K. J. Ressler, B. O. Rothbaum, L. Tannenbaum, P. Anderson, K. Graap, E. Zimand, L. Hodges, and M. Davis, "Cognitive Enhancers as Adjuncts to Psychotherapy: Use of D-Cycloserine in Phobic Individuals to Facilitate Extinction of Fear," *Arch Gen Psychiatry* 61, no. 11 (November 2004): 1136–44.

96. A. J. Guastella, M. R. Dadds, P. F. Lovibond, P. Mitchell, and R. Richardson, "A Randomized Controlled Trial of the Effect of D-Cycloserine on Exposure Therapy for Spider Fear," *J Psychiatr Res* 41, no. 6 (September 2007): 466–71.

正常的另一面

97. A. J. Guastella, R. Richardson, P. F. Lovibond, R. M. Rapee, J. E. Gaston, P. Mitchell, and M. R. Dadds, "A Randomized Controlled Trial of D-Cycloserine Enhancement of Exposure Therapy for Social Anxiety Disorder," *Biol Psychiatry* 63, no. 6 (March 15, 2008): 544–49.

98. S. G. Hofmann, A. E. Meuret, J. A. Smits, N. M. Simon, M. H. Pollack, K. Eisenmenger, M. Shiekh, and M. W. Otto, "Augmentation of Exposure Therapy with D-Cycloserine for Social Anxiety Disorder," *Arch Gen Psychiatry* 63, no. 3 (March 2006): 298–304.

99. M. G. Kushner, S. W. Kim, C. Donahue, P. Thuras, D Adson, M. Kotlyar, J. McCabe, J. Peterson, and E. B. Foa, "D-Cycloserine Augmented Exposure Therapy for Obsessive-Compulsive Disorder," *Biol Psychiatry* 62, no. 8 (October 15, 2007): 835–38.

100. M. M. Norberg, J. H. Krystal, and D. F. Tolin, "A Meta-Analysis of D-Cycloserine and the Facilitation of Fear Extinction and Exposure Therapy," *Biol Psychiatry* 63, no. 12 (June 15, 2008): 1118–26.

101. M. W. Otto, D. F. Tolin, N. M. Simon, G. D. Pearlson, S. Basden, S. A. Meunier, S. G. Hofmann, K. Eisenmenger, J. H. Krystal, and M. H. Pollack, "Efficacy of D-Cycloserine for Enhancing Response to Cognitive-Behavior Therapy for Panic Disorder," *Biol Psychiatry* 67, no. 4 (February 15, 2010): 365–70.

102. S. Wilhelm, U. Buhlmann, D. F. Tolin, S. A. Meunier, G. D. Pearlson, H. E. Reese, P. Cannistraro, M. A. Jenike, and S. L. Rauch, "Augmentation of Behavior Therapy with D-Cycloserine for Obsessive-Compulsive Disorder," *Am J Psychiatry* 165, no. 3 (March 2008): 335–41; quiz 409.

103. J. H. Han, S. A. Kushner, A. P. Yiu, H. L. Hsiang, T. Buch, A. Waisman, B. Bontempi, R. L. Neve, P. W. Frankland, and S. A. Josselyn, "Selective Erasure of a Fear Memory," *Science* 323, no. 5920 (March 13, 2009): 1492–96.

104. M. H. Monfils, K. K. Cowansage, E. Klann, and J. E. LeDoux, "Extinction-Reconsolidation Boundaries: Key to Persistent Attenuation of Fear Memories," *Science* 324, no. 5929 (May 15, 2009): 951–55.

105. D. Schiller, M. H. Monfils, C. M. Raio, D. C. Johnson, J. E. Ledoux, and E. A. Phelps, "Preventing the Return of Fear in Humans Using Reconsolidation Update Mechanisms," *Nature* 463, no. 7277 (January 7, 2010): 49–53.

106. M. Kindt, M. Soeter, and B. Vervliet, "Beyond Extinction: Erasing Human Fear Responses and Preventing the Return of Fear," *Nat Neurosci* 12, no. 3 (March 2009): 256–58.

107. M. Soeter and M. Kindt, "Dissociating Response Systems: Erasing Fear from Memory," *Neurobiol Learn Mem* 94, no. 1 (July 2010): 30–41.

108. H. P. Beck, S. Levinson, and G. Irons, "Finding Little Albert: A Journey to John B. Watson's Infant Laboratory," *Am Psychol* 64, no. 7 (October 2009): 605–14.

第八章：一种新的"正常"

1. M. Ridley, *Nature via Nurture* (New York: HarperCollins Publishers, 2003).
2. A. Petronis, "Epigenetics as a Unifying Principle in the Aetiology of Complex Traits and Diseases," *Nature* 465, no. 7299 (June 10, 2010): 721–27.
3. A. Raj, S. A. Rifkin, E. Andersen, and A. van Oudenaarden, "Variability in Gene Expression Underlies Incomplete Penetrance," *Nature* 463, no. 7283 (February 18, 2010): 913–18.
4. G. Will, "Handbook Suggests That Deviations from 'Normality' Are Disorders," *Washington Post*, February 28, 2010.
5. E. Shorter, "Why Psychiatry Needs Therapy," *Wall Street Journal*, February 27, 2010.
6. C. A. Boyle, S. Boulet, L. A. Schieve, R. A. Cohen, S. J. Blumberg, M. Yeargin-Allsopp, S. Visser, and M. D. Kogan, "Trends in the Prevalence of Developmental Disabilities in US Children, 1997–2008," *Pediatrics* 127, no 6 (June 2011): 1034–42.
7. Cross-National Collaborative Group, "The Changing Rate of Major Depression. Cross-National Comparisons," *JAMA* 268, no. 21 (December 2, 1992): 3098–3105.

8. CDC, "Prevalence of Autism Spectrum Disorders: Autism and Developmental Disabilities Monitoring Network, United States, 2006," *MMWR* 58, SS–10 (2009).

9. R. Mojtabai. "Increase in Antidepressant Medication in the US Adult Population Between 1990 and 2003," *Psychother Psychosom* 77, no. 2 (2008): 83–92.

10. World Health Organization, *The World Health Report 2001: Mental Health: New Understanding, New Hope* (Geneva, Switzerland: The World Health Organization, 2001).

11. International Schizophrenia Consortium, "Rare Chromosomal Deletions and Duplications Increase Risk of Schizophrenia," *Nature* 455, no. 7210 (September 11, 2008): 237–41.

12. International Schizophrenia Consortium, S. M. Purcell, N. R. Wray, J. L. Stone, P. M. Visscher, M. C. O'Donovan, P. F. Sullivan, and P. Sklar, "Common Polygenic Variation Contributes to Risk of Schizophrenia and Bipolar Disorder," *Nature* 460, no 7256 (August 6, 2009): 748–52.

13. M. A. Ferreira, M. C. O'Donovan, Y. A. Meng, I. R. Jones, D. M. Ruderfer, L. Jones, J. Fan, G. Kirov, R. H. Perlis, E. K. Green, J. W. Smoller, D. Grozeva, J. Stone, et al., "Collaborative Genome-Wide Association Analysis Supports a Role for ANK3 and CACNA1C in Bipolar Disorder," *Nat Genet* 40, no. 9 (September 2008): 1056–1058.

14. D. Pinto, A. T. Pagnamenta, L. Klei, R. Anney, D. Merico, R. Regan, J. Conroy, T. R. Magalhaes, C. Correia, B. S. Abrahams, J. Almeida, E. Bacchelli, G. D. Bader, et al., "Functional Impact of Global Rare Copy Number Variation in Autism Spectrum Disorders," *Nature* 466, no. 7304 (July 15, 2010): 368–72.

15. K. S. Kendler, P. Zachar, and C. Craver, "What Kinds of Things Are Psychiatric Disorders?" *Psychol Med* (September 22, 2010): 1–8.

16. P. Zachar, "The Practical Kinds Model as a Pragmatist Theory of Classification," *Philosophy, Psychiatry, and Psychology* 9 (2002): 219–27.

17. P. Zachar and K. S. Kendler, "Psychiatric Disorders: A Conceptual Taxonomy," *Am J Psychiatry* 164, no. 4 (April 2007): 557–65.

18. E. E. Southard, "Psychopathology and Neuropathology: The Problems of Teaching and Research Contrasted," *JAMA* 58 (1912): 914–16.

19. J. C. Wakefield, "The Concept of Mental Disorder: Diagnostic Implications of the Harmful Dysfunction Analysis," *World Psychiatry* 6, no. 3 (October 2007): 149–56.

20. N. Craddock, K. Kendler, M. Neale, J. Nurnberger, S. Purcell, M. Rietschel, R. Perlis, S. L. Santangelo, T. Schulze, J. W. Smoller, and A. Thapar, "Dissecting the Phenotype in Genome-Wide Association Studies of Psychiatric Illness," *Br J Psychiatry* 195, no. 2 (August 2009): 97–99.

21. J. W. Smoller, E. Gardner-Schuster, and M. Misiaszek, "Genetics of Anxiety: Would the Genome Recognize the DSM?" *Depress Anxiety* 25, no. 4 (April 14, 2008): 368–77.

22. J. Huang, R. H. Perlis, P. H. Lee, A. J. Rush, M. Fava, G. S. Sachs, J. Lieberman, S. P. Hamilton, P. Sullivan, P. Sklar, S. Purcell, and J. W. Smoller, "Cross-Disorder Genomewide Analysis of Schizophrenia, Bipolar Disorder, and Depression," *Am J Psychiatry*, 167, no. 10 (October 2010): 1254–63.

23. S. E. McCarthy, V. Makarov, G. Kirov, A. M. Addington, J. McClellan, S. Yoon, D. O. Perkins, D. E. Dickel, M. Kusenda, O. Krastoshevsky, V. Krause, R. A. Kumar, D. Grozeva, et al., "Microduplications of 16p11.2 Are Associated with Schizophrenia," *Nat Genet* 41, no. 11 (November 2009): 1223–27.

24. F. J. McMahon, N. Akula, T. G. Schulze, P. Muglia, F. Tozzi, S. D. Detera-Wadleigh, C. J. Steele, R. Breuer, J. Strohmaier, J. R. Wendland, M. Mattheisen, T. W. Muhleisen, W. Maier, et al., "Meta-Analysis of Genome-Wide Association Data Identifies a Risk Locus for Major Mood Disorders on 3p21.1," *Nat Genet* 42, no. 2 (February 2010): 128–31.

25. A. Guilmatre, C. Dubourg, A. L. Mosca, S. Legallic, A. Goldenberg, V. Drouin-Garraud, V. Layet, A. Rosier, S. Briault, F. Bonnet-Brilhault, F. Laumonnier, S. Odent, G. Le Vacon, et al., "Recurrent Rearrangements in Synaptic and Neurodevelopmental Genes and Shared Biologic Pathways in Schizophrenia, Autism, and Mental Retardation," *Arch Gen Psychiatry* 66, no. 9 (September 2009): 947–56.

正常的另一面

26. J. Sebat, D. L. Levy, and S. E. McCarthy, "Rare Structural Variants in Schizophrenia: One Disorder, Multiple Mutations; One Mutation, Multiple Disorders," *Trends Genet* 25, no. 12 (December 2009): 528–35.

27. N. M. Williams, I. Zaharieva, A. Martin, K. Langley, K. Mantripragada, R. Fossdal, H. Stefansson, K. Stefansson, P. Magnusson, O. O. Gudmundsson, O. Gustafsson, P. Holmans, M. J. Owen, et al., "Rare Chromosomal Deletions and Duplications in Attention-Deficit Hyperactivity Disorder: A Genome-Wide Analysis," *Lancet* 376, no. 9750 (October 23, 2010): 1401–1408.

28. D. F. Levinson, J. Duan, S. Oh, K. Wang, A. R. Sanders, J. Shi, N. Zhang, B. J. Mowry, A. Olincy, F. Amin, C. R. Cloninger, J. M. Silverman, N. G. Buccola, et al., "Copy Number Variants in Schizophrenia: Confirmation of Five Previous Findings and New Evidence for 3q29 Microdeletions and VIPR2 Duplications," *Am J Psychiatry* 168, no. 3 (March 2011): 302–16.

29. V. Vacic, S. McCarthy, D. Malhotra, F. Murray, H. H. Chou, A. Peoples, V. Makarov, S. Yoon, A. Bhandari, R. Corominas, L. M. Iakoucheva, O. Krastoshevsky, V. Krause, et al., "Duplications of the Neuropeptide Receptor Gene VIPR2 Confer Significant Risk for Schizophrenia," *Nature* 471, no. 7339 (March 24, 2011): 499–503.

30. R. Plomin, C. M. Haworth, and O. S. Davis, "Common Disorders Are Quantitative Traits," *Nat Rev Genet* 10, no. 12 (December 2009): 872–78.

31. R. Poulton, A. Caspi, T. E. Moffitt, M. Cannon, R. Murray, and H. Harrington, "Children's Self-Reported Psychotic Symptoms and Adult Schizophreniform Disorder: A 15-Year Longitudinal Study," *Arch Gen Psychiatry* 57, no. 11 (November 2000): 1053–58.

32. R. J. Linscott and J. van Os, "Systematic Reviews of Categorical Versus Continuum Models in Psychosis: Evidence for Discontinuous Subpopulations Underlying a Psychometric Continuum. Implications for DSM-V, DSM-VI, and DSM-VII," *Annu Rev Clin Psychol* 6 (April 27, 2010): 391–419.

33. T. Insel, "Research Domain Criteria (RDoC)," http://www.nimh.nih.gov/research-funding/rdoc.shtml. Accessed May 1, 2010.

34. T. R. Insel and B. N. Cuthbert, "Endophenotypes: Bridging Genomic Complexity and Disorder Heterogeneity," *Biol Psychiatry* 66, no. 11 (December 1, 2009): 988–89.

新知
文库